U0207271

微创与机器人结直肠外科技术

Advanced Techniques in Minimally Invasive
and Robotic Colorectal Surgery

（中文翻译版）

主　编　Ovunc Bardakcioglu

主　译　杜晓辉　张忠涛

科学出版社

北　京

图字：01-2018-2377

内 容 简 介

本书由来自美国、德国及韩国的54名结直肠外科专家执笔，全面系统地阐述了结直肠外科的全部微创术式，包括手辅助腹腔镜、完全腹腔镜、单孔腹腔镜、混合式机器人手术、完全机器人手术等在左半结肠切除术、右半结肠切除术、回盲部切除术、乙状结肠切除术、低位直肠前切除术、腹会阴联合切除术、全结肠切除术等术式中的应用及技巧，书中既详细解析了各种微创术式的操作流程，同时又结合作者的实践经验毫无保留地介绍了实际操作过程中的技巧。

本书适合结直肠外科各级临床医师、进修医师和研究生参考学习，可以帮助临床医师尽快掌握结直肠微创外科技术，缩短学习曲线，提升手术技巧，降低手术相关并发症。

图书在版编目(CIP)数据

微创与机器人结直肠外科技术 /（美）奥文克·巴尔达克西奥格卢 (Ovunc Bardakciogle) 主编；杜晓辉，张忠涛主译. —北京：科学出版社，2018.7
书名原文：Advanced Techniques in Minimally Invasive and Robotic Colorectal Surgery
ISBN 978-7-03-058176-1

Ⅰ.微… Ⅱ.①奥… ②杜… ③张… Ⅲ.①腹腔镜检－应用－结肠疾病－外科手术 ②腹腔镜检－应用－直肠疾病－外科手术 ③机器人技术－应用－结肠疾病－外科手术 ④机器人技术－应用－直肠疾病－外科手术 Ⅳ.①R656.9 ②R657.1

中国版本图书馆CIP数据核字（2018）第140787号

责任编辑：肖　芳 / 责任校对：严　娜
责任印制：肖　兴 / 封面设计：吴朝洪

Translation from the English language edition :
Advanced Techniques in Minimally Invasive and Robotic Colorectal Surgery
Edited by Ovunc Bardakcioglu
Copyright © Springer Science+Business Media New York 2015
This Springer imprint is published by Springer Nature
The registered company is Springer Science+Business Media, LLC
All Rights Reserved

科 学 出 版 社 出版
北京东黄城根北街 16 号
邮政编码：100717
http://www.sciencep.com

北京汇瑞嘉合文化发展有限公司 印刷
科学出版社发行　各地新华书店经销
*
2018 年 7 月第 一 版　开本：787×1092　1/16
2018 年 7 月第一次印刷　印张：18
字数：386 000
定价：158.00 元
（如有印装质量问题，我社负责调换）

译者名单

主　　编　Ovunc Bardakcioglu

主　　译　杜晓辉　张忠涛

副 主 译　李松岩　夏绍友

译者名单　（按姓氏汉语拼音排序）

杜晓辉　解放军总医院

何长征　解放军总医院

胡时栋　解放军总医院

胡子龙　首都医科大学附属北京朝阳医院

李　浩　空军总医院

李松岩　解放军总医院

马　冰　解放军总医院

马　跃　解放军总医院

孙培鸣　解放军第 306 医院

滕　达　解放军总医院

王玲的　解放军总医院

夏绍友　解放军总医院

肖春红　解放军福州总医院

邢晓伟　解放军总医院

徐　建　解放军总医院

晏　阳　解放军总医院

杨华夏　解放军总医院

张维涛　解放军总医院

张忠涛　首都医科大学附属北京友谊医院

赵允杉　解放军总医院

邹博远　北京大学国际医院

邹贵军　海军总医院

邹振玉　首都医科大学附属北京朝阳医院

致我的父亲——我的人生导师及我心目中最有才华的外科医生。

O.B.

编者名单

Marco Ettore Allaix, MD
Department of Surgery, University of Chicago Medicine, Chicago, IL, USA

Inanc Bardakcioglu, MD
Department of Surgery, Ambulantes OP Zentrum, Pulheim, Germany

Danielle M. Bertoni, MD, MPH
Colon and Rectal Surgery, The Ochsner Clinic Foundation, New Orleans, LA, USA

Jai Bikhchandani, MD Division of Colon and Rectal Surgery, Mayo Clinic, Rochester, MN, USA

Joseph E. Bornstein, MD, MBA
Department of Surgery, Massachusetts General Hospital, Boston, MA, USA

Joseph C. Carmichael, MD
Department of Surgery, University of California, Irvine, Orange, CA, USA

Kyle G. Cologne, MD
Division of Colorectal Surgery, Keck Hospital of the University of Southern California, Los Angeles, CA, USA

Margaret De Guzman, MD
Department of Surgery, University of Nevada School of Medicine, Las Vegas, NV, USA

Chadi Faraj, DO
Division of Minimally Invasive Colon and Rectal Surgery, Department of Surgery, The University of Texas Medical School at Houston, Houston, TX, USA

Seth Felder, MD
Department of Surgery, Cedars-Sinai Medical Center, Los Angeles, CA, USA

Alessandro Fichera, MD
Department of Surgery, University of Washington, Seattle, WA, USA

Anthony Firilas, MD
Division Colon and Rectal Surgery, Department of Surgery, Charleston Colorectal Surgery, Roper Hospital, Charleston, SC, USA

Phillip Fleshner, MD
Colorectal Surgery, Cedars-Sinai Medical Center, Los Angeles, CA, USA

Morris E. Franklin Jr, MD, FACS
Department of Surgery, Mission Trail Baptist Hospital, San Antonio, TX, USA

Saif A. Ghole, MD
Division of Colon and Rectal Surgery, Department of Surgery, UC Irvine Medical Center, Orange, CA, USA

Eric M. Haas, MD, FACS, FASCRS
Division of Minimally Invasive Colon and Rectal Surgery, Department of Surgery, The University of Texas Medical School at Houston, Houston, TX, USA

Cristina R. Harnsberger, MD
Department of General Surgery, University of California, San Diego, San Diego, CA, USA

Lisa M. Haubert, MD, MS
Department of Surgery, Cleveland Clinic Florida, Weston, FL, USA

Luis O. Hernandez, MD
Department of Surgery, Jackson Memorial Hospital, Miami, FL, USA

Charles B. Kim, MD
Division of Colon and Rectal Surgery, Department of Surgery, University of Nevada School of Medicine, Las Vegas, NV, USA

Jean A. Knapps, MD
Department of Surgery, Central Michigan University, Saginaw, MI, USA

Mukta Katdare Krane, MD
Department of Surgery, University of Chicago Medicine, Chicago, IL, USA

Jorge Alberto Lagares–Garcia, MD, FACS, FASCRS
Division Colon and Rectal Surgery, Department of Surgery, Charleston Colorectal Surgery, Roper Hospital, Charleston, SC, USA

M. Nicole Lamb, MD
Division of Colon and Rectal Surgery, Department of Surgery, University of Nevada School of Medicine, Las Vegas, NV, USA

Sergio W. Larach, MD, FASCRS, FACS
Department of Colon and Rectal Surgery, Florida Hospital, Orlando, FL, USA

Song Liang, MD
Department of Surgery, Mission Trail Baptist Hospital, San Antonio, TX, USA

David A. Margolin, MD, FACS, FASCRS
Colon and Rectal Surgery, The Ochsner Clinic Foundation, New Orleans, LA, USA

David J. Maron, MD, MBA
Department of Colorectal Surgery, Cleveland Clinic Florida, Weston, FL, USA

Steven Mills, MD
Department of Surgery, UC Irvine Medical Center, Orange, CA, USA

Miguel Angel Hernandez Moreno, MD
Department of Surgery, Mission Trail Baptist Hospital, San Antonio, TX, USA

Vincent Obias, MD
Division of Colon and Rectal Surgery, George Washington University Hospital, Washington, DC, USA

Steven J. Ognibene, MD, FACS, FASCRS
Department of Surgery, Rochester General Hospital, University of Rochester, Rochester, NY, USA

Seung Yeop Oh, MD
Department of Surgery, Ajou University School of Medicine, Suwon, South Korea

Rodrigo Pedraza, MD
Division of Minimally Invasive Colon and Rectal Surgery, Department of Surgery, The University of Texas Medical School at Houston, Houston, TX, USA

Alessio Pigazzi, MD, PhD
Division of Colorectal Surgery, Department of Surgery, University of California, Irvine School of Medicine, Orange, CA, USA

Harsha V. Polavarapu, MD
Department of Colon and Rectal Surgery, Florida Hospital, Orlando, FL, USA

Leela M. Prasad, MD, FACS, FASCRS, FRCS
Division of Colon and Rectal Surgery, Department of Surgery, Advocate Lutheran General Hospital, UIC College of Medicine, Chicago, IL, USA

Federico Perez Quirante, MD
Division of Colon and Rectal Surgery, Department of Surgery, Roper Hospital, Charleston, SC, USA

Sonia Ramamoorthy, MD, FACS, FASCRS
UC San Diego Health System, Rebecca and John Moores Cancer Center, Sand Diego, CA, USA

Stephen M. Rauh, MD
Division of Colon and Rectal Surgery, Department of Surgery, Rochester General Hospital, University of Rochester School of Medicine, Rochester, NY, USA

David E. Rivadeneira, MD, MBA, FACS, FASCRS
Suffolk County Surgical Strategic Initiatives, North Shore LIJ Health System, Huntington, NY, USA
Surgical Services, Huntington Hospital, Huntington, NY, USA
Colon and Rectal Surgery, Huntington Hospital, Huntington, NY, USA

Laurence R. Sands, MD, MBA
Division of Colon and Rectal Surgery, University of Miami Miller School of Medicine, Miami, FL, USA

Anthony J. Senagore, MD, MS, MBA
Department of Surgery, Central Michigan University, School of Medicine, Saginaw, MI, USA

Scott Sexton, BS
Department of Surgery, George Washington University Hospital, Washington, DC, USA

Eran Shlomovitz, MD, FRCSC, FRCPC
Minimally Invasive Surgery Division, Providence Portland Medical Center, The Oregon Clinic, Portland, OR, USA

Michael J. Stamos, MD
Department of Surgery, University of California, Irvine, Orange, CA, USA

Scott R. Steele, MD, FACS, FASCRS
Department of Surgery, Colon and Rectal Surgery, Madigan Army Medical Center, Fort Lewis, WA, USA
University of Washington, Seattle, WA, USA

Lee L. Swanstrom, MD, FACS
Minimally Invasive Surgery Division, Providence Portland Medical Center, The Oregon Clinic, Portland, OR, USA

Patricia Sylla, MD
Division of Gastrointestinal Surgery, Department of Surgery, Massachusetts General Hospital, Harvard Medical School, Boston, MA, USA

Julie Ann M. Van Koughnett, MD, MEd
Department of Colorectal Surgery, Cleveland Clinic Florida, Weston, FL, USA

Vamsi Ramana Velchuru, MRCS, FRCS
Department of Surgery, James Paget University Hospitals, Gorleston, Great Yarmouth, Norfolk, UK

Monica T. Young, MD
Department of Surgery, University of California, Irvine School of Medicine, Orange, CA, USA

Eric G. Weiss, MD
Department of Colorectal Surgery, Cleveland Clinic Florida, Weston, FL, USA
Division of Education, Department of Colorectal Surgery, Colorectal Surgery Residency Program, Weston, FL, USA

Ovunc Bardakcioglu, MD, FACS, FASCRS
Division of Colon and Rectal Surgery, Department of Surgery, University of Nevada School of Medicine, Las Vegas, NV, USA

原书序

目前已出版了许多开放与微创结直肠手术的教科书。《微创与机器人结直肠外科技术》这本书是与众不同的，在书中，Bardakcioglu 博士巧妙地融合了众多知名专家的成功经验，详细阐述了结直肠疾病的完整微创手术方法。本书是我到目前为止看到的最彻底全面阐述这一领域的著作。读者可以通过本书获得众多专家所分享的数据和信息。Bardakcioglu 博士的书内容丰富，重点突出而毫无冗余。书中含有插图的详细手术步骤描述，有助于读者对内容的理解。我强烈推荐外科医生和外科医学生阅读《微创与机器人结直肠外科技术》。这本书是更新读者知识的重要资源。我要祝贺 Bardakcioglu 博士在编辑内容和模式上所取得的成就。当个人的编著是基于无数人不同风格的文字和绘图进行整合时，这一壮举实属不易。他成就了这本令人印象深刻的书，我强烈推荐给所需要的读者。

Steven D. Wexner
医学博士，哲学博士
美国外科医师协会会员，英国皇家外科医师协会会员
佛罗里达州韦斯顿

译者前言

 以腹腔镜技术为代表的微创外科技术历经近 30 年的发展，已经逐渐被广大国内外外科医师所重视和接受。在结直肠外科领域，其发展亦是突飞猛进，目前国际、国内均有多中心及单中心临床研究，深入探讨腹腔镜技术在结直肠外科的应用。美国国立综合癌症网络（NCCN）指南也在不断提升腹腔镜技术在结直肠肿瘤外科中应用的证据级别。2000 年问世的机器人手术系统是微创外科技术进步的一个里程碑。机器人辅助微创外科手术不仅是技术的进步，更是视野、理念的突破。国内外机器人结直肠外科领域的探讨正在蓬勃发展。目前，国内仅安装了 60 余台机器人手术系统，能够开展机器人结直肠外科手术的医生亦十分有限，尚无机器人结直肠外科方面的专著问世，故可借鉴的临床经验尚不丰富，但是"他山之石，可以攻玉"，国外机器人领域专家的专著为我们尽快掌握此项技术提供了可以借鉴的宝贵资料。

 本书是由美国内华达医学院结直肠外科专家 Ovunc Bardakcioglu 博士编著的 *Advanced Techniques in Minimally Invasive and Robotic Colorectal Surgery* 的中文翻译版，书中由来自全美的 52 名及德国、韩国各 1 名结直肠外科专家全面系统地阐述了结直肠外科的全部微创术式，包括手辅助腹腔镜、完全腹腔镜、单孔腹腔镜、混合式机器人手术、完全机器人手术等，在左右半结肠切除术、回盲部切除术、乙状结肠切除术、低位直肠前切除术、腹会阴联合切除术、全结肠切除术等术式中的应用及技巧。作者将微创手术的具体实施方案以图文并茂的形式细化到每一个章节，对于住院医师、主治医师而言，本书可以作为结直肠微创外科的入门教材。对于高级职称医师同样具有借鉴和指导作用，尤其机器人外科与经肛门微创外科（TAMIS）在国内尚处于起步阶段，相信刚刚开展这些新技术新业务的同道可以充分借鉴、迅速掌握，进而为广大患者服务。本书可以作为结直肠外科医师培训及教学参考用书。

解放军总医院普通外科行政副主任
微创胃肠外科主任，医学博士　　　杜晓辉

原书前言

在近十年来，结直肠外科领域涌现了大量新的微创技术以治疗各种良恶性疾病。

高清腹腔镜，3D 腹腔镜，机器人手术，单孔腹腔镜（SPL），经肛门内镜手术（TES）和经自然腔道内镜手术（NOTES）都是不断发展的结直肠外科领域中涌现的新技术。这些新设备可能在其他领域刚刚崭露头角，但在结直肠外科领域已经广泛应用。

让所有患者实现"无瘢痕"手术，实现更多更小的微创手术是我们外科手术的主要目标吗？这一目标使得外科医生处置具体疾病和患者时有更多的手术方式和手术器械进行选择。

市面上有很多关于外科手术的图书。但是，这些图书的缺点之一是没有对不同外科医生所采用的手术技术的差异和细节进行描述。作者多基于个人经验和技术描述某一特定手术操作，这样存在一定的偏差。

在我的职业生涯早期，我向外科医师学习，通过与同事讨论，学习教科书、网络和会议演讲等方式来提高自己的专业技能，对自己的手术进行记录和总结，最终建立了自己的手术方法。这使得我在写作本书时萌生了这一想法，即针对某一手术操作尽可能进行细节描述并介绍实用的操作技巧。因此，我鼓励所有章节的作者超越他们手术操作的常规方法，并将所有章节规范化来实现这一总体目标。

各章节均将手术分解成了标准手术操作步骤，并按照技术难度进行分级。这样的分级可以指导经验不足的外科医师、住院医师、主治医师及他们的指导老师逐步熟悉和掌握结直肠外科微创技术。我还在整本书中列入很多技术提示、技巧和注意事项，以帮助外科医师解决可能遇到的困难。

我希望本书能够鼓励不熟悉微创外科的外科医师越来越多地在患者中应用这些方法，我也希望精通微创外科的外科医师能够享受在结直肠外科手术中不断创新、不断改进的乐趣。

Ovunc Bardakcioglu
医学博士
美国外科医师协会会员，美国结直肠外科医生协会会员
内华达州拉斯维加斯

目　录

第 1 部分

绪　论

第 1 章　微创结直肠外科的发展：历史、证据、学习曲线和目前应用

Kyle G. Cologne，Anthony J. Senagore

一、简介

　　微创外科手术彻底改变了外科医生进行直结肠手术的方式。与开放手术相比，微创手术不仅大大缩短了住院时间，还明显降低了切口感染等手术并发症的发生率。本章将概述结直肠微创手术史，详细说明其与开放手术相比具有的更高的安全性，讨论达到娴熟掌握微创技术所需的学习曲线，并概述其当前临床应用的现状。

二、历史

　　腹腔镜并不是一项新发明，在现代外科兴起很久以前就被描述过。事实上，Aulus Cornelius Celsus（公元前 25 年至公元 50 年）第一次描述了使用经皮装置（现在称套管针）来"排泄湿邪"。"套管针"一词最早出现于 1706 年，通常认为其来源于"trochartortroise-quarts"一词，一个由密封在金属套管内的穿孔器组成的三面仪器。1901 年，德国医生 George Kelling 第一次使用了类似腹腔镜的设备进行了腹腔内操作，他在狗的腹腔内充气后用膀胱镜观察了腹腔脏器。1910 年，Jacobeus 在瑞典第一次使用腹腔镜对一位腹水患者实施了排放腹水的操作。1911 年，Bertram Bernheim 发表了题为"内脏检查：膀胱镜在腹腔内的应用"的系列报道。随着技术的提高，腹腔镜手术的适用范围也逐步发展。1929 年，德国胃肠病专家 Heinz Kalk 发明了 135° 的透镜系统和双套管的方法。十年后，他发表了 2000 例使用局部麻醉进行肝活检的报道，没有一例患者死亡。

　　早期腹腔镜手术并非没有问题。套管针损伤肠道的发生率较高，缺乏替代单极烧灼电极的方法（电极会造成肠道和其他器官的损伤），缺少有效的调节器防止注入压力过高，这些弊端使许多外科医生认为腹腔镜手术风险太高。此外，实施腹腔镜手术时视野非常差，因为当时没有好的腹腔照明方法照亮腹腔，且目镜技术的落后使视野只能局限于很小的区域。直到 1952 年，Fourestier、Gladu 和 Valmiere 开发了一种新的照明系统，使内镜技术发生彻底变革。他们利用石英棒传递强光束，光束可以传递很远距离，这样光束足够集中照亮腹腔内器官。1960 年，德国妇科医生 Kurt Semm 发明了一种自动注气设备解决了注入气压问题。最终，在 20 世纪 80 年代早期，第一台能够实现视频腹腔镜手术的实体相机得到应用。在此之前，只有操作者一人可以使用目镜观察到腹腔。

尽管取得了这些进展，更复杂的腹腔镜手术仍未得到广泛应用。在 20 世纪 80 年代中期，也就是视频腹腔镜发展几年后，Mühe 完成了第一例腹腔镜胆囊切除术。腹腔镜切割闭合器的发明使腹腔镜结直肠癌手术成为可能，之后完成了第一台腹腔镜结直肠手术。

1990 年 6 月，Moises Jacobs 在佛罗里达州迈阿密进行的腹腔镜右半结肠切除术是第一例腹腔镜下结肠切除术。1990 年 10 月，Dennis Fowler 完成了第一例腹腔镜乙状结肠切除术。1990 年 11 月 14 日，Joseph Uddo 完成了腹腔镜造口闭合术（采用圆形吻合器进行吻合）。此后不久，Patrick Leahy 完成了低位吻合的直肠癌切除术。1991 年 7 月 26 日，Joseph Uddo 又完成了完全腹腔镜下的右半结肠切除术，同时在体内进行了回肠结肠吻合。此后，世界各地越来越多外科医生开始进行腹腔镜手术。

三、安全证据

任何新技术刚开始应用的时候都会遭到人们的质疑。针对恶性肿瘤的一个重要的问题是，腹腔镜手术与传统开放手术是否同样有效。一些早期腹腔镜术后 Trocar 孔部位肿瘤复发的病案报告引起了很多人的担忧。此外，早期腹腔镜治疗直肠癌研究结果报道的环周切缘阳性率较常规手术更高，同时有高达 34% 的中转开腹率。然而，长期的随访表明这些结论是不准确的。

目前多个随机试验已经表明，针对恶性肿瘤腹腔镜手术与开放手术在术后生存率和局部复发率方面没有差异。事实上，与开放手术相比，腹腔镜手术甚至具有一些优势。COST、COLOR、CLASICC 等临床研究表明腹腔镜手术和开放手术具有相似的安全性。腹腔镜手术潜在的优势逐渐被认可，比如失血更少、恢复饮食更快、疼痛更轻（通过对麻醉药品的使用量观察）以及较开放手术更低的伤口并发症发生率。这些优势得到公认。在环周切缘或淋巴结检出率上没有差异，并且死亡率和吻合口瘘发生率上和开放手术相近。一项 402 家医院参与的全国研究结果进一步证实了这些结论。腹腔镜结肠切除术手术时间相对延长（195 分钟 vs. 80 分钟），平均住院时间更短（7 天 vs. 8.1 天），减少输血（OR=0.68），院内并发症少，30 天内返院率减少（OR=0.89）。快速康复理论的临床应用进一步降低了住院时间和并发症的发生率，但腹腔镜手术的方法和快速康复外科各发挥多大作用很难区分开。

四、学习曲线

腹腔镜结肠手术比较复杂。它需要在腹腔内多维度进行手术、结扎大血管、切开肠管及吻合。在没有触觉感受和各种开放拉钩的情况下，完成这些操作需要十分过硬的腹腔镜操作技术。此外，腹腔镜手术需要正确地识别开放手术中不常涉及的解剖层面。因为这些技术原因及较长的手术时间，腹腔镜结肠切除术不适合心理素质不过硬的外科医生。尽管腹腔镜全结直肠切除术手术难度较大，但在完成了这样一台手术后，Theodore Saclarides 医生曾经说过："术后第二天患者看起来比医生的状态还好。"任何对肥胖患者进行过腹腔镜手术的医生都可以理解这句话的含义。

某些重视临床结果质量的随机试验要求参与研究的手术医生须至少有 20 例成功的腹

腔镜操作经验，因为最初这被认为是腹腔镜手术的学习曲线，后来认为这些学习例数是不够的。后续研究表明，右半结肠切除术的学习曲线是 55 例，左半结肠切除术的学习曲线是 62 例，而问题在于一般的外科医生平均每年只进行 10 例结肠切除手术，以这个速度，需要 5 ～ 6 年来掌握学习曲线。结直肠手术的专科培训有助于解决这一问题，并有建议结直肠专科专家只进行腹腔镜结肠手术。

科技的进步有助于腹腔镜技术的发展。高清腹腔镜提高了第一代腔镜设备的可视化程度。专用的切割闭合器可以让外科医生在横断直径 5 ～ 7mm 的血管时更加得心应手，比如 Harmonic® ACE (Ethicon Endo-Surgery 公司，美国)，LigaSure ™ (Covidien 公司，美国) 及 ENSEAL® (爱惜康)。此外切割闭合器的应用使在盆腔更深的位置切断肠管成为可能。

单孔腹腔镜使腔镜技术难度再次提高。即使对于熟练掌握传统腹腔镜技术的医生来说，仍需要 10 ～ 20 例操作才可以掌握学习曲线。

机器人的应用将结直肠外科医生置于一个有趣的两难境地。已经发表文章报道的机器人的手术学习曲线平均为 20 例，但这个数据是针对熟练掌握腹腔镜的外科医生而言。截至目前的临床研究都认为机器人手术要比腹腔镜手术需要更多的时间，虽然手术经验丰富后差异会缩小。时间上的差异主要来自术前安装和连接操作机器人。机器人及腹腔镜手术的临床疗效总体上相似。机器人手术的支持者指出，这项技术更加适合在盆腔手术中的应用。进一步的研究将有助于明确机器人结直肠手术的优势。

与机器人手术平台相似，3D 腹腔镜已经进入临床应用阶段，早期的证据表明，3D 腹腔镜可以缩短初学者的学习周期。这种情况在腔镜专家中是不存在的。与 2D 腹腔镜相比，由于 3D 腹腔镜视野画面的改进，无经验的外科医生可以完成更加复杂的操作，比如更有效的缝合以及更少的失误。已经适应 2D 图像的腹腔镜手术专家中没有发现这种情况。目前正在进行的研究可能会进一步明确 3D 腹腔镜的作用。

五、目前应用

在 20 世纪 90 年代，全美范围内腹腔镜结直肠癌切除术只占结直肠手术的一小部分。在 2005 年，只有 26% 手术使用微创方法。到 2011 年，在专业学术中心进行腹腔镜手术的比例显著增加至 42.2%。一项来自全美学术中心调查的数据显示，早期 15.8% 的腹腔镜手术要中转为开放式手术。自 2008 年以来，美国增加腹腔镜的临床应用是一个整体的趋势。中转手术的可能因素已经被详细阐明，包括外科医生的经验、肥胖、男性和较高 ASA 评分。随着腹腔镜设备的不断改进，学习曲线会逐渐缩短，从而使更多的外科医生能进行微创手术操作。此外，加速康复外科进一步降低患者住院时间及结肠切除后并发症的发生率。随着腹腔镜结肠切除术和加速康复外科技术经验的积累，住院时间有望进一步缩短。

六、总结

自从第一例微创手术实施以来，我们已经走了很长的路。许多研究表明，腹腔镜治疗肿瘤至少具有与开放手术相同的治疗效果，同时还有一些显著的优点，如疼痛反应轻、住院时间缩短、并发症发生率低等。

当今科学技术不断发展。我们期待着最新变革将带来的影响。NOTES（经自然腔道内镜手术）技术的应用将给腹腔镜手术领域带来技术上的进步。20 年后微创手术很可能与现在完全不同。这一领域将继续需要人们来研究和验证新的技术。

七、参考文献

1. Delaney CP, Chang E, Senagore AJ, Broder M. Clinical outcomes and resource utilization associated with laparoscopic and open colectomy using a large national database. Ann Surg. 2008;247(5):819-24.

2. Celsus De Medicina. With an english translation by W. G. Spencer. Cambridge, Harvard University Press; London, Wm. Heinemann, 1335-1938, 3 vol.

3. Spaner SJ, Warnock GL. J. A brief history of endoscopy, laparoscopy and laparoscopic surgery. J Laparoendosc Adv Surg Tech A. 1997;7(6):369-73.

4. Bernheim BM. Organoscopy: cystoscopy of the abdominal cavity. Ann Surg. 1911;53(6):764-7.

5. Litynski G, Schaeff B, Paolucci V. The 100th birthday of Heinz Kalk. A breakthrough in laparoscopy. Z Gastroenterol. 1995; 33(10):594-7.

6. Fourestier M, Gladu A, Valmiere J. Presentation of a new type of bronchoscopic material; projection of films. J Fr Med Chir Thorac. 1952;6(1):67-72.

7. Litynski GS. Kurt Semm and an automatic insufflator. JSLS. 1998;2(2):197-200.

8. Reynolds Jr W. The first laparoscopic cholecystectomy. JSLS. 2001;5(1):89-94.

9. Modlin IM, Kidd M, Lye KD. From the lumen to the laparoscope. Arch Surg. 2004;139(10):1110-26.

10. Himal HS. Minimally invasive (laparoscopic) surgery. Surg Endosc. 2002;16(12):1647-52.

11. Lau WY, Leow CK, Arthur KC, Li AKC. History of endoscopic and laparoscopic surgery. World J Surg. 1997;21:444-53.

12. Mirow L. Trochar site recurrence in laparoscopic surgery for colorectal cancer. Tech Coloproctol. 2002;6(3):197-8.

13. Jayne DG, Guillou PJ, Thorpe H, Quirke P, Copeland J, Smith AM, Heath RM, Brown JM. Randomized trial of laparoscopic-assisted resection of colorectal carcinoma: 3-year results of the UK MRC CLASICC trial group. J Clin Oncol. 2007;25:3061-8.

14. Clinical Outcomes of Surgical Therapy Study G. A comparison of laparoscopically assisted and open colectomy for colon cancer. N Engl J Med. 2004;350:2050-9.

15. COLOR study group. Survival after laparoscopic surgery versus open surgery for colon cancer: long-term outcome of a randomized clinical trial. Lancet Oncol. 2009;10(1):44-52.

16. Jayne DG, Thorpe HC, Copeland J, Quirke P, Brown JM, Guillou PJ. Five year follow up of MRC CLASSICC trial of laparoscopically assisted verses open surgery for colorectal cancer. Br J Surg. 2010;97:1638-45.

17. Breukink S, Pierie J, Wiggers T. Laparoscopic versus open total mesorectal excision for rectal cancer. Cochrane Database Syst Rev. 2006;18(4):CD005200.

18. Teeuwen PH, Bleichrodt RP, Strik C, Groenewoud JJ, Brinkert W, van Laarhoven CJ, van Goor H, Bremers AJ. Enhanced recovery after surgery (ERAS) versus conventional postoperative care in colorectal surgery. J Gastrointest Surg. 2010;14:88-95.

19. Tekkis PP, Senagore AJ, Delaney CP, Fazio VW. Evaluation of the learning curve in laparoscopic colorectal surgery: a comparison of right sided and left sided resections. Ann Surg. 2005;242(1):83-91.

20. Person B, Vivas DA, Ruiz D, Talcott M, Coad JE, Wexner SD. Comparison of four energy-based vascular sealing and cutting instruments: a porcine model. Surg Endosc. 2008;22(2):534-8.

21. Hopping JR, Bardakcioglu O. Single-port laparoscopic right hemicolectomy: the learning curve. JSLS. 2013;17(2):194-7.

22. Kim YW, Lee HM, Kim NK, Min BS, Lee KY. The learning curve for robot-assisted total mesorectal excision for rectal cancer. Surg Laparosc Endosc Percutan Tech. 2012;22(5):400-5.

23. Park JS, Choi GS, Kim LH, Jang YS, Jun SH. Robotic-assisted versus laparoscopic surgery for low rectal cancer: case-matched analysis of short term outcomes. Ann Surg Oncol. 2010;17:3195-202.

24. Hu JC, Gu X, Lipsitz SR, Barry MJ, D' Amico AV, Weinberg AC, Keating NL. Comparative effectiveness of minimally invasive vs open radical prostatectomy. JAMA. 2009;302(14):1557-64.

25. Storz P, Buess GF, Kunert W, Kirschniak A. 3D HD vs 2D HD surgical task effi ciency in standardized phantom tasks. Surg Endosc. 2012;26:1454-60.

26. Ozhathil DK, Li Y, Witkowski E, Coyne ER, Alavi K, Tseng JF, Shah SA. Colectomy performance improvement within NSQIP 2005-2008. J Surg Res. 2011;171(1):e9-13.

27. Simorov A, Shaligram A, Shostrom V, Boilesen E, Thompson J, Oleynikov D. Laparoscopic colon resection trends in utilization and rate of conversion to open procedure: a national database review of academic medical centers. Ann Surg. 2012;256(3): 462-8.

28. Bardakcioglu O, Khan A, Aldridge C, Chen J. Growth of laparoscopic colectomy in the United States: analysis of regional and socioeconomic factors over time. Ann Surg. 2013;258(2): 270-4.

29. Tan PY, Stephens JH, Rieger NA, Hewett PJ. Laparoscopically assisted colectomy: a study of risk factors and predictors for open conversion. Surg Endosc. 2008;22(7):1708-14.

30. Rawlinson A, Kang P, Evans J, Khanna A. A systematic review of enhanced recovery protocols in colorectal surgery. Ann R Coll Surg Engl. 2011;93:583-8.

31. Adamina M, Kehlet H, Tomlinson GA, Senagore AJ, Senagore AJ, Delaney CP. Enhanced recovery pathways optimize health outcomes and resource utilization: a meta-analysis of randomized controlled trials in colorectal surgery. Surgery. 2011;149(6):830-40.

32. Delaney C, Senagore AJ, Gerkin TM, Beard TL, Zingaro WM, Tomaszewski KJ, Walton LK, Poston SA. Association of surgical care practices with length of stay and use of clinical protocols after elective bowel resection: results of a national survey. Am J Surg. 2010;199:299-304.

第 2 章 微创结直肠手术的术前准备和术后护理

David J. Maron，Lisa M. Haubert

一、术前准备

（一）术前工作

开放结直肠手术中的一般原则也可以应用到腹腔镜和机器人手术中。对于拟进行微创结直肠手术的患者要详细询问病史并进行体格检查，特别要注意既往腹部手术史，以及是否有过严重的腹部感染病史。还需要进行适当的血液检查、心电图、胸部 X 线片以及与患者年龄及合并症相关的检查。对于结直肠癌患者，常规术前评估包括术前分期和可切除性评估，还要进行全结肠镜检查以排除结肠多发原发肿瘤的可能。

在微创结直肠手术中，肿瘤定位是术前检查的关键组成部分。与开腹或手辅助腹腔镜的情况不同，在全腹腔镜手术过程中医生不能靠触诊定位肿瘤，有时肿瘤在腹腔镜下很难观察到全貌。如果在术前没能进行准确的肿瘤定位，术中就有可能因定位错误而切掉非病变的肠段。事实上，一项针对美国结直肠外科协会成员的调查显示，6.5% 的受访者曾在手术中错误地切除过肠段。

可用于术前进行肿瘤定位的方法包括钡灌肠、电子计算机断层扫描（CT）结肠成像、结肠镜检查（注射墨汁或放置金属夹）以及术中内镜检查。钡灌肠检查结直肠肿瘤特异性高（0.82～0.86），但灵敏度较差（0.35～0.41），病变越小其可靠性越差。与钡灌肠相比，CT 结肠成像被证明具有更高的灵敏度（0.49～0.73）和更高的特异性（0.84～0.89）。钡灌肠发现病变的敏感程度随病灶减小而降低。虽然术前影像学可以充分显示肿瘤的位置，但并不意味着肿瘤能在术中被准确的定位和切除。

结肠镜检查是检测病变的金标准，具有最高的敏感性（0.97～0.987）和特异性（0.999～0.996）。虽然结肠镜仍是目前最好的检测手段，但在定位上依然会出现偏差。资料显示结肠镜在进行结肠病变的精确定位时错误发生率在 3%～21%。当病变难以定位时也可以采用术中结肠镜检查，不过这需要对肠管充气，会使未完成的手术操作更加烦琐。CO_2 充气的方法可以显著减少这一问题。术中结肠镜检查时可以采用浆膜夹或者缝线的方法定位病变位置，不过浆膜夹在安置之后可能因为脱落或太小而不容易被找到。

另一个选择是术前在内镜下放置金属夹标记病变部位。然后术中用透视或超声的方法来定位夹于黏膜的金属夹（框 2.1）。这项技术的缺点包括金属夹移位或脱落、延长手术时间和增加患者的辐射暴露可能性。

> **框 2.1 提示**
> 术前腹部 X 线片显示金属夹与结肠的大致位置，有助于指导正确的肠段切除和随后戳卡位置的选择。

黏膜下注射墨水标记病变部位的方法越来越普及，这也是内镜下结肠病变定位最可靠的方法（框 2.2）。在病灶周围 3 ～ 4 个部位进行注射可以提高病变定位的准确率，因为如果注射点在结肠接近腹膜后或者大网膜一侧，那么只标记一个位置可能会使病变位置不易识别。总的来说，用墨水标记的方法定位病灶的准确率很高（97.9%），同时引起相关并发症的发生率很低（0.22%）。

> **框 2.2 提示**
> 需要注意鉴别患者是否曾在别处做过多点注射，因为这可能影响正确切缘的选择。

（二）肠道准备

关于结肠和直肠手术术前肠道准备的应用存在争议（框 2.3）。虽然一些随机试验和荟萃分析（meta-analyses）结果表明，没有明确证据支持机械性清肠肠道准备有获益，但目前临床实践中仍然广泛使用。由于尚缺乏具体的循证医学指南，这些研究结果不能被推广到微创手术。一些学者支持在腹腔镜手术前进行机械性肠道准备，因为清洁的肠管可以使肠道操作更容易进行，同时使手术野更清晰。也有术者认为没有进行肠道准备的手术可视性更好，因为小肠不会扩张，且肠道中的固体物质由于重力作用更利于暴露手术视野。为了避免肠管扩张，一些外科医生使用 2 ～ 3 天小剂量的肠道准备。

> **框 2.3 提示**
> 如果使用结肠镜检查进行术中定位或病理确诊检查，则需进行肠道准备。

（三）具体操作问题

微创手术的主要问题之一是相关的学习曲线较长。研究报道的掌握学习曲线所需操作例数从 11 至 152 不等，并且在早期的训练过程中会有相对较高的不良事件发生率。这个结论是非常有意义的，因为数个研究结果表明接受微创手术中转开腹的患者手术并发症的发生率更高。如果中转开腹在手术早期进行，那么患者的预后情况与传统手术患者相似。中转手术的危险因素包括高龄、体重指数、体表面积、美国麻醉学会分级（ASAC）、手术时脓肿的存在、盆腔解剖、有腹部手术史以及炎症性肠病和癌症的患者。在学习曲线的早期阶段仔细地筛选患者可以有效减少并发症的发生。

在用微创外科手术治疗癌症的早期阶段，切口植入是人们广泛关注的问题。多个试验研究结果表明，与标准的开放手术相比，腹腔镜下结肠切除术可以完成同样的肿瘤切除操作。多个单独中心研究证明腹腔镜直肠癌切除术是安全的，并和开放手术具有相似的复发率和无病生存期。机器人结直肠手术在短期随访中也具有相似的复发率和无病生存期，但长期效果尚需进一步确认。

（四）腹腔镜和机器人手术的禁忌证

微创有禁忌证。之前人们认为可能成为腹腔镜结直肠癌手术禁忌的因素包括高龄、肥胖、癌症、瘘、既往腹部手术史、严重的肺部疾病或充血性心力衰竭等。最近有些研究排除了部分因素为禁忌证。ASA 评分Ⅲ～Ⅳ级的患者被推荐做侵入性监测。即使在如乙状结肠扭转、肠梗阻等急诊处理中同样可以应用腹腔镜技术。大部分学者认为粪性腹膜炎、中毒性巨结肠和全身情况不稳定的患者应选择开放手术。

二、术后护理

（一）加速康复

正常情况下结直肠手术后患者在胃肠道功能恢复之前要保持禁食（NPO）。这期间要依靠经鼻胃管进行胃肠减压。目前研究结果支持结直肠手术后去除胃管且尚未发现患者术后保持禁食可以明显受益。加速康复外科（ERAS）通常包括术后当天饮水。其主要内容包括患者的术前教育、避免术前机械性肠道准备、早期营养支持、避免使用鼻胃管、早期下床活动和多模式镇痛。加速康复外科可以加速恢复肠功能，减少术后并发症，降低死亡率和平均住院时间。

Scatizzi 等的研究认为在腹腔镜结直肠癌手术后进行 ERAS 是安全的，同时能够减少住院时间。

（二）术后恶心呕吐

术后恶心呕吐（PONV）是手术后常见的并发症。20%～30% 的患者会出现术后恶心呕吐，在高危患者术后恶心呕吐的发生率可高达 70%～80%。PONV 的危险因素包括手术类型、女性、不吸烟者、既往 PONV 史、晕动症以及年轻患者等。腹腔镜手术是引起PONV 的第二常见的手术类型。研究表明，麻醉时间延长、术后阿片类药物的应用、挥发性麻醉药和一氧化氮的使用也是 PONV 发生的危险因素。进行丙泊酚的诱导，围手术期补充氧气，增加水化，回避挥发性麻醉药和氧化亚氮，减少术中及术后使用阿片类药物都可以降低 PONV 的发生率。预防性止吐药物的共识指南建议，风险评分分层达到中高度风险的患者应接受预防性处理。研究表明，遵循这些原则后，PONV 发生率显著降低，从8.36% 降到 3.01%。

许多药物可用于预防术后恶心和呕吐。在手术结束时应用 5-HT₃ 受体拮抗剂是目前最有效的方法。在麻醉诱导前给予地塞米松可以有效预防 PONV 的发生。在手术结束时给予氟哌利多预防 PONV 和应用 5-HT₃ 受体拮抗剂具有同样的效果，然而，出于安全考虑美国食品药品监督管理局（FDA）限制氟哌利多的使用。其他可以应用的药物还包括茶苯海明、东莨菪碱、异丙嗪、丙氯拉嗪和麻黄碱。治疗 PONV 的非常规方法包括针灸、经皮神经电刺激、刺激穴位、穴位按摩以及催眠等。

（三）肠梗阻表现

术后肠梗阻(POI)是指在术后出现的胃肠道蠕动减弱。可以出现恶心、呕吐、腹痛、腹胀、肛门停止排气和排便。POI 的发生率为 3% ~ 32%，会对患者造成相当大的困扰，还会增加患者住院时间，同时增加医院获得性感染和医疗费用。

POI 的原因是多方面的。阿片类药物的应用与 POI 发生显著相关，而硬膜外镇痛尚未发现有类似的副作用。由于阿片类药物可以减少胃肠蠕动，最近的研究也集中在相关药物上，比如具有外周作用的 μ 阿片受体拮抗剂爱维莫潘。使用爱维莫潘可以减少肠道功能恢复所需的时间，但腹腔镜结直肠手术后使用这种药物的研究尚未开展。目前还没有标准的药物治疗方法或 POI 管理共识。

咀嚼口香糖是一种假饲行为，可以在头期促进消化，这可能是某些报道咀嚼口香糖可以缩短术后首次排气排便所需时间的原因。然而，Zaghiyan 等的研究认为咀嚼口香糖并没有给结直肠癌患者带来额外的受益。其他能够减少肠梗阻发生的因素包括早期进食、拔出鼻胃管和早期下床活动。

微创技术与胃肠功能早期恢复以及减少 POI 的发生有关。据报道腹腔镜术后肠梗阻的发生率为 10%。van Bree 等报道了腹腔镜手术是改善结肠蠕动功能的一个显著的独立预测因素。Delaney 等的研究表明腹腔镜结肠切除术与开放手术相比能够促进肠道功能的恢复，缩短住院时间。

（四）镇痛药选择

术后疼痛的有效控制对结直肠手术具有重要意义，因为它可以使患者早期下床活动，同时可以提高患者的满意程度。没有任何证据表明，微创结直肠手术后某种特定的镇痛选择是最佳的。止痛药可以适当地控制疼痛，止痛药也可以通过刺激 μ-阿片受体减少胃肠功能，从而有可能延长患者术后肠梗阻的时间。与静脉给予止痛药相比，硬膜外镇痛能有效减少疼痛评分，而对肠功能恢复及住院时间无显著影响。与仅含阿片类药物或联合阿片类药物和布比卡因的硬膜外麻醉相比，仅含局麻药（布比卡因）的硬膜外麻醉能缩短肠梗阻的持续时间。

止痛药品的其他替代品可用于治疗术后疼痛。非甾体抗炎药和对乙酰氨基酚广泛用于术后镇痛。但是，非甾体抗炎药可能会增加吻合口瘘发生的风险。研究表明，酮洛酸的应用可以减轻术后疼痛，减少麻醉药品用量，缩短肠功能恢复时间，但对住院时间没有影响。曲马多和加巴喷丁在结直肠手术患者中的应用尚未进行深入的研究。腹腔镜手术治疗后，成人患者静脉注射对乙酰氨基酚安全性高、耐受性好，与安慰剂相比具有显著的镇痛效果。在切口关闭前将布比卡因脂质体注射到切口部位能够使术后阿片类药物用量减半，同时缩短住院时间。

（五）肺损伤

结直肠手术后的肺部并发症是一个众所周知的难题。腹部手术后所有患者均存在不同程度的肺损伤。研究表明，与开放手术相比，腹腔镜手术后用力呼气容积恢复较早，术后肺部并发症的发生率降低。锻炼肺活量的目的是使患者采取长而缓慢的深呼吸，从而降低胸膜压力，增加肺的扩张，以便更好地进行气体交换，这种方法已经在大多数医院广泛采用，但相关研究却得出了不确定的结论。延迟下床活动和难以控制的疼痛与肺功能恶化相关。

（六）早期下床活动

早在 1817 年，就有学者提出了术后早期下床活动的概念。Leithauser 发表了数篇文章，推广早期下床活动以减少呼吸、循环和胃肠道并发症。结直肠手术后早期下床活动与降低肺部并发症、缩短恢复时间和住院时间相关，同时不会增加并发症的发生。早期下床活动对胃肠功能的益处目前仍不确定，有研究表明早期下床活动可以减少住院时间，但是恢复排气或排便的时间没有改变。

（七）静脉血栓栓塞预防

住院增加了患者静脉血栓栓塞（VTE）的风险，主要是深静脉血栓形成（DVT）以及肺栓塞（PE）两种形式。不进行血栓预防的情况下，医院获得性深静脉血栓形成的发生率在 10% ~ 40%。危险因素包括外科手术类型、炎症性肠道疾病、恶性肿瘤、行动不便、高龄及静脉压迫等。与开放手术相比，腹腔镜手术可以减少静脉血栓栓塞的风险。

VTE 的预防是结直肠疾病患者术后护理的基本内容。美国结直肠外科医师协会发布了预防静脉血栓栓塞的实践指南。术前将患者分为低、中、高、极高风险四个等级，在此分级基础上进行术后预防。低风险患者除了早期下床活动不需要特别的处理措施。中度风险的患者需要机械连续压迫装置或每 8 ~ 12 小时一次的低剂量普通肝素（LDUH）。高风险和极高风险的患者应给予低剂量普通肝素或低分子肝素（LMWH）。低分子肝素的使用存在争议，一项研究表明，用低分子肝素进行预防性治疗对于炎症性肠病患者术后 VTE 的发生并不是完全有效的。

（八）术后并发症

创口感染是患者外科手术后最常见的并发症之一。外科手术部位感染（SSIs）是院内感染的第二大原因。在接受肠道手术的患者中 SSIs 发生率可以达到 13.5%。外科医疗改良项目（SCIP）采用循证医学方法建立了外科实践指南。SCIP 中减少 SSIs 的措施包括在术前 60 分钟预防性应用抗生素、合理选择抗生素、术后 24 小时内停用抗生素、围手术期保持正常体温、充分备皮（去除毛发）等。有一些证据表明遵守 SCIP 指南减少了 SSIs 的发生，但该结论目前没有被大规模的全国性研究证实。与开放手术相比，腹腔镜手术能显著降低 SSIs 发生率。腹腔镜手术后出现的创口并发症往往没有开腹手术后那么严重。

吻合口瘘是结直肠术后最严重的并发症之一，发生率为 0.5% ~ 21%，吻合口瘘发生后死亡率都会显著增加。吻合口瘘发生后的死亡率为 12% ~ 27% 。吻合口瘘也会延长住院时间并增加医疗费用。吻合口并发症发生的继发性危险因素包括局部缺血、张力、吻合器故障、营养不良、免疫抑制、病理性肥胖、辐射暴露以及吻合口距肛缘小于 10cm 等。虽然既往大多数研究显示，与开放手术相比，腹腔镜手术瘘发生率相似，但最近的一项研究发现腹腔镜手术可以减少吻合口瘘的发生。Ricciardi 等的研究认为，如果术中发现吻合口有气体漏出，与预防性造瘘（0）或重建吻合（0）相比，仅仅进行缝合修补往往导致最高的术后瘘的发生率（12.2%）。

结直肠手术时使用吻合器吻合或手工吻合出现吻合口出血的发生率分别为 5.4% 和 3.1%。大多数情况下进行保守治疗可恢复。除了输血以外仍需进行治疗的比例为 0.8%。对于这些需要治疗的病例，可供选择的措施包括内镜下注射药物或使用夹子以及二次手术进行吻合口重建。应避免进行血管造影栓塞或注射血管加压素，因为这些方法可能会导致吻合部位缺血进而引起吻合口瘘发生或吻合口狭窄。

腹腔脓肿形成的原因包括吻合口瘘、术中粪便溢出、术后血肿等。有局部性腹膜炎、发热、白细胞计数增高等感染征象的患者，应在口服和静脉注射造影剂后做腹部和骨盆 CT 扫描进行评估检查。直肠内造影剂外溢是吻合口瘘最可靠的标志。一些学者因此认为，所有病例都应该做这项检查来评估吻合口的情况。CT 引导下穿刺脓肿引流是有效的治疗措施，一次穿刺治疗的成功率为 65%，两次成功率为 85%。CT 导引下穿刺排脓适合脓肿直径超过 3cm 的患者，但伴有腹膜炎的患者如果不能进行穿刺抽脓或者治疗后病情没有改善或继续恶化，就应该进行手术治疗。脓肿直径小于 3cm 时，也可以进行 CT 引导下穿刺引出。同时早期静脉注射广谱抗生素。

腹部手术后粘连性小肠梗阻（SBO）是常见的并发症，也是再次住院的主要原因。据报道，结肠切除术后小肠梗阻发生率高达 10%。有研究认为，与开放手术相比，腹腔镜结直肠手术后再住院率显著降低，而其他研究认为两者小肠梗阻发生率并无差异。

三、总结

术前准备是微创结直肠手术的重要组成部分。结肠镜检查依然是手术定位的金标准。虽然目前尚缺乏循证医学指南，大多数外科医生仍继续使用机械性肠道准备。微创外科手术可以成功进行术后快速康复实践。腹腔镜手术可以减少术后肠梗阻、肺部并发症，并减少住院天数。

四、参考文献

1. Larach SW, Patankar SK, Ferrara A, Williamson PR, Perozo SE, Lord AS. Complications of laparoscopic colorectal surgery. Analysis and comparison of early vs. latter experience. Dis Colon Rectum. 1997;40:592-6.

2. Wexner SD, Cohen SM, Ulrich A, Reissman P. Laparoscopic colorectal surgery - are we being honest with our patients? Dis Colon Rectum. 1995;38:723-7.

3. Rockey DC, Paulson E, Niedzwiecki D, Davis W, Bosworth HB, Sanders L, Yee J, Henderson J, Hatten P, Burdick S, Sanyal A, Rubin DT, Sterling M, Akerkar G, Bhutani MS, Binmoeller K, Garvie J, Bini EJ, McQuaid K, Foster WL, Thompson WM, Dachman A, Halvorsen R. Analysis of air contrast barium enema, computed tomographic colonography, and colonoscopy: prospective comparison. Lancet. 2005;365:305-11.

4. Rosman AS, Korsten MA. Meta-analysis comparing CT colonography, air contrast barium enema, and colonoscopy. Am J Med. 2007;120:203-10. e4.

5. Piscatelli N, Hyman N, Osler T. Localizing colorectal cancer by colonoscopy. Arch Surg. 2005;140:932-5.

6. Stanciu C, Trifan A, Khder SA. Accuracy of colonoscopy in localizing colonic cancer. Rev Med Chir Soc Med Nat Iasi. 2007;111:39-43.

7. Louis MA, Nandipati K, Astorga R, Mandava A, Rousseau CP, Mandava N. Correlation between preoperative endoscopic and intraoperative findings in localizing colorectal lesions. World J Surg. 2010;34:1587-91.

8. Vignati P, Welch JP, Cohen JL. Endoscopic localization of colon cancers. Surg Endosc. 1994;8:1085-7.

9. Yeung JM, Maxwell-Armstrong C, Acheson AG. Colonic tattooing in laparoscopic surgery - making the mark? Colorectal Dis. 2009; 11:527-30.

10. Nguyen MH, Mori K. Localization of a colonic lesion in the era of laparoscopic colectomy. ANZ J Surg. 2011;81:584-6.

11. Nakajima K, Lee SW, Sonoda T, Milsom JW. Intraoperative carbon dioxide colonoscopy: a safe insufflation alternative for locating colonic lesions during laparoscopic surgery. Surg Endosc. 2005;19:321-5.

12. Kim SH, Milsom JW, Church JM, Ludwig KA, Garcia-Ruiz A, Okuda J, Fazio VW. Perioperative tumor localization for laparoscopic colorectal surgery. Surg Endosc. 1997;11:1013-6.

13. Ellis KK, Fennerty MB. Marking and identifying colon lesions. Tattoos, clips, and radiology in imaging the colon. Gastrointest Endosc Clin N Am. 1997;7:401-11.

14. Nizam R, Siddiqi N, Landas SK, Kaplan DS, Holtzapple PG. Colonic tattooing with India ink: benefits, risks, and alternatives. Am J Gastroenterol. 1996;91:1804-8.

15. Cho YB, Lee WY, Yun HR, Lee WS, Yun SH, Chun HK. Tumor localization for laparoscopic colorectal surgery. World J Surg. 2007;31:1491-5.

16. Platell C, Hall J. What is the role of mechanical bowel preparation in patients undergoing colorectal surgery? Dis Colon Rectum. 1998;41:875-82; discussion 82-3.

17. Guenaga KK, Matos D, Wille-Jorgensen P. Mechanical bowel preparation for elective colorectal surgery. Cochrane Database Syst Rev. 2009;(1):CD001544.

18. Cao F, Li J, Li F. Mechanical bowel preparation for elective colorectal surgery: updated systematic review and meta-analysis. Int J Colorectal Dis. 2012;27:803-10.

19. Van' t Sant HP, Weidema WF, Hop WC, Oostvogel HJ, Contant CM. The infl uence of mechanical bowel preparation in elective lower colorectal surgery. Ann Surg. 2010;251:59-63.

20. Slim K, Vicaut E, Launay-Savary MV, Contant C, Chipponi J. Updated systematic review and meta-analysis of randomized clinical trials on the role of mechanical bowel preparation before colorectal surgery. Ann Surg. 2009;249:203-9.

21. Andersen J, Thorup J, Wille-Jorgensen P. Use of preoperative bowel preparation in elective colorectal surgery in Denmark remains high. Dan Med Bull. 2011;58:A4313.

22. Slieker JC, van't Sant HP, Vlot J, Daams F, Jansen FW, Lange JF. Bowel preparation prior to laparoscopic colorectal resection: what is the current practice? J Laparoendosc Adv Surg Tech A. 2011;21:899-903.

23. Cheung YM, Lange MM, Buunen M, Lange JF. Current technique of laparoscopic total mesorectal excision (TME): an international questionnaire among 368 surgeons. Surg Endosc. 2009;23:2796-801.

24. Slim K, Vicaut E, Panis Y, Chipponi J. Meta-analysis of randomized clinical trials of colorectal surgery with or without mechanical bowel preparation. Br J Surg. 2004;91:1125-30.

25. Young-Fadok T. Advanced laparoscopic colorectal surgery. In: Beck DE, Roberts PL, Saclarides TJ, Senagore AJ, Stamos MJ, Wexner SD, editors. The ASCRS textbook of colon and rectal surgery. 2nd ed. New York City: Springer; 2011. p. 597-617.

26. Miskovic D, Wyles SM, Ni M, Darzi AW, Hanna GB. Systematic review on mentoring and simulation in laparoscopic colorectal surgery. Ann Surg. 2010;252:943-51.

27. Miskovic D, Ni M, Wyles SM, Tekkis P, Hanna GB. Learning curve and case selection in laparoscopic colorectal surgery: systematic review and international multicenter analysis of 4852 cases. Dis Colon Rectum. 2012;55:1300-10.

28. Schlachta CM, Mamazza J, Gregoire R, Burpee SE, Pace KT, Poulin EC. Predicting conversion in laparoscopic colorectal surgery. Fellowship training may be an advantage. Surg Endosc. 2003;17:1288-91.

29. Moloo H, Mamazza J, Poulin EC, Burpee SE, Bendavid Y, Klein L, Gregoire R, Schlachta CM.

Laparoscopic resections for colorectal cancer: does conversion survival? Surg Endosc. 2004;18:732-5.

30. Chan AC, Poon JT, Fan JK, Lo SH, Law WL. Impact of conversion on the long-term outcome in laparoscopic resection of colorectal cancer. Surg Endosc. 2008;22:2625-30.

31. White I, Greenberg R, Itah R, Inbar R, Schneebaum S, Avital S. Impact of conversion on short and long-term outcome in laparoscopic resection of curable colorectal cancer. JSLS. 2011;15: 182-7.

32. Scheidbach H, Garlipp B, Oberlander H, Adolf D, Kockerling F, Lippert H. Conversion in laparoscopic colorectal cancer surgery: impact on short- and long-term outcome. J Laparoendosc Adv Surg Tech A. 2011;21:923-7.

33. Casillas S, Delaney CP, Senagore AJ, Brady K, Fazio VW. Does conversion of a laparoscopic colectomy adversely affect patient outcome? Dis Colon Rectum. 2004;47:1680-5.

34. Tekkis PP, Senagore AJ, Delaney CP. Conversion rates in laparoscopic colorectal surgery: a predictive model with, 1253 patients. Surg Endosc. 2005;19:47-54.

35. Vaccaro CA, Vaccarezza H, Rossi GL, Mentz R, Im VM, Quintana GO, Peralta N, Soriano ER. Body surface area: a new predictor factor for conversion and prolonged operative time in laparoscopic colorectal surgery. Dis Colon Rectum. 2012;55:1153-9.

36. Rotholtz NA, Laporte M, Zanoni G, Bun ME, Aued L, Lencinas S, Mezzadri NA, Pereyra L. Predictive factors for conversion in laparoscopic colorectal surgery. Tech Coloproctol. 2008;12:27-31.

37. Johnstone PA, Rohde DC, Swartz SE, Fetter JE, Wexner SD. Port site recurrences after laparoscopic and thoracoscopic procedures in malignancy. J Clin Oncol. 1996;14:1950-6.

38. Lacy AM, Garcia-Valdecasas JC, Delgado S, Castells A, Taura P, Pique JM, Visa J. Laparoscopy-assisted colectomy versus open colectomy for treatment of non-metastatic colon cancer: a randomised trial. Lancet. 2002;359:2224-9.

39. Clinical Outcomes of Surgical Therapy Study Group. A comparison of laparoscopically assisted and open colectomy for colon cancer. N Engl J Med. 2004;350:2050-9.

40. Jayne DG, Guillou PJ, Thorpe H, Quirke P, Copeland J, Smith AM, Heath RM, Brown JM. Randomized trial of laparoscopic- assisted resection of colorectal carcinoma: 3-year results of the UK MRC CLASICC Trial Group. J Clin Oncol. 2007;25:3061-8.

41. Buunen M, Veldkamp R, Hop WC, Kuhry E, Jeekel J, Haglind E, Pahlman L, Cuesta MA, Msika S, Morino M, Lacy A, Bonjer HJ. Survival after laparoscopic surgery versus open surgery for colon cancer: long-term outcome of a randomised clinical trial. Lancet Oncol. 2009;10:44-52.

42. Fukunaga Y, Higashino M, Tanimura S, Takemura M, Fujiwara Y. Laparoscopic rectal surgery for middle and lower rectal cancer. Surg Endosc. 2010;24:145-51.

43. Lumley J, Stitz R, Stevenson A, Fielding G, Luck A. Laparoscopic colorectal surgery for cancer: intermediate to long-term outcomes. Dis Colon Rectum. 2002;45:867-72; discussion 72-5.

44. Biondo S, Ortiz H, Lujan J, Codina-Cazador A, Espin E, Garcia-Granero E, Kreisler E, de Miguel M, Alos R, Echeverria A. Quality of mesorectum after laparoscopic resection for rectal cancer-results of an audited teaching programme in Spain. Colorectal Dis. 2010;12:24-31.

45. Laurent C, Leblanc F, Wutrich P, Scheffler M, Rullier E. Laparoscopic versus open surgery for rectal cancer: long-term oncologic results. Ann Surg. 2009;250:54-61.

46. Parra-Davila E, Ramamoorthy S. Lap colectomy and robotics for colon cancer. Surg Oncol Clin N Am. 2013;22:143-51.

47. Bertani E, Chiappa A, Ubiali P, Fiore B, Corbellini C, Cossu ML, Minicozzi A, Andreoni B. Role of robotic surgery in colorectal resections for cancer. Minerva Gastroenterol Dietol. 2012;58: 191-200.

48. Patriti A, Ceccarelli G, Bartoli A, Spaziani A, Biancafarina A, Casciola L. Short- and medium-term outcome of robot-assisted and traditional laparoscopic rectal resection. JSLS. 2009;13:176-83.

49. Chung CC, Tsang WW, Kwok SY, Li MK. Laparoscopy and its current role in the management of colorectal disease. Colorectal Dis. 2003;5:528-43.

50. Marks JH, Kawun UB, Hamdan W, Marks G. Redefi ning contraindications to laparoscopic colorectal resection for high-risk patients. Surg Endosc. 2008;22:1899-904.

51. Bartus CM, Lipof T, Sarwar CM, Vignati PV, Johnson KH, Sardella WV, Cohen JL. Colovesical fistula: not a contraindication to elective laparoscopic colectomy. Dis Colon Rectum. 2005;48:233-6.

52. Makino T, Shukla PJ, Rubino F, Milsom JW. The impact of obesity on perioperative outcomes after laparoscopic colorectal resection. Ann Surg. 2012;255:228-36.

53. Bretagnol F, Dedieu A, Zappa M, Guedj N, Ferron M, Panis Y. T4 colorectal cancer: is laparoscopic resection contraindicated? Colorectal Dis. 2011;13:138-43.

54. Siegel R, Cuesta MA, Targarona E, Bader FG, Morino M, Corcelles R, Lacy AM, Pahlman L, Haglind E, Bujko K, Bruch HP, Heiss MM, Eikermann M, Neugebauer EA. Laparoscopic extraperitoneal rectal cancer surgery: the clinical practice guidelines of the European Association for Endoscopic Surgery (EAES). Surg Endosc. 2011;25:2423-40.

55. Veldkamp R, Gholghesaei M, Bonjer HJ, Meijer DW, Buunen M, Jeekel J, Anderberg B, Cuesta MA, Cuschierl A, Fingerhut A, Fleshman JW, Guillou PJ, Haglind E, Himpens J, Jacobi CA, Jakimowicz JJ, Koeckerling F, Lacy AM, Lezoche E, Monson JR, Morino M, Neugebauer E, Wexner SD, Whelan RL. Laparoscopic resection of colon cancer: consensus of the European Association of Endoscopic Surgery (EAES). Surg Endosc. 2004;18:1163-85.

56. Chung CC, Kwok SP, Leung KL, Kwong KH, Lau WY, Li AK. Laparoscopy-assisted sigmoid colectomy for volvulus. Surg Laparosc Endosc. 1997;7:423-5.

57. Liang JT, Lai HS, Lee PH. Elective laparoscopically assisted sigmoidectomy for the sigmoid volvulus. Surg Endosc. 2006;20:1772-3.

58. Abraham N, Albayati S. Enhanced recovery after surgery programs hasten recovery after colorectal resections. World J Gastrointest Surg. 2011;3:1-6.

59. Andersen HK, Lewis SJ, Thomas S. Early enteral nutrition within 24 h of colorectal surgery versus later commencement of feeding for postoperative complications. Cochrane Database Syst Rev. 2006;(18):CD004080.

60. Feo CV, Romanini B, Sortini D, Ragazzi R, Zamboni P, Pansini GC, Liboni A. Early oral feeding after colorectal resection: a randomized controlled study. ANZ J Surg. 2004;74:298-301.

61. Nelson R, Edwards S, Tse B. Prophylactic nasogastric decompression after abdominal surgery. Cochrane Database Syst Rev. 2007;(3):CD004929.

62. Lassen K, Soop M, Nygren J, Cox PB, Hendry PO, Spies C, von Meyenfeldt MF, Fearon KC, Revhaug A, Norderval S, Ljungqvist O, Lobo DN, Dejong CH. Consensus review of optimal perioperative care in colorectal surgery: Enhanced Recovery After Surgery (ERAS) group recommendations. Arch Surg. 2009;144:961-9.

63. Delaney CP, Zutshi M, Senagore AJ, Remzi FH, Hammel J, Fazio VW. Prospective, randomized, controlled trial between a pathway of controlled rehabilitation with early ambulation and diet and traditional postoperative care after laparotomy and intestinal resection.Dis Colon Rectum. 2003;46:851-9.

64. Ionescu D, Iancu C, Ion D, Al-Hajjar N, Margarit S, Mocan L, Mocan T, Deac D, Bodea R, Vasian H. Implementing fast-track protocol for colorectal surgery: a prospective randomized clinical trial. World J Surg. 2009;33:2433-8.

65. Wind J, Hofland J, Preckel B, Hollmann MW, Bossuyt PM, Gouma DJ, van Berge Henegouwen MI, Fuhring JW, Dejong CH, van Dam RM, Cuesta MA, Noordhuis A, de Jong D, van Zalingen E, Engel AF, Goei TH, de Stoppelaar IE, van Tets WF, van Wagensveld BA, Swart A, van den Elsen MJ, Gerhards MF,

de Wit LT, Siepel MA, van Geloven AA, Juttmann JW, Clevers W, Bemelman WA. Perioperative strategy in colonic surgery; Laparoscopy and/or Fast track multimodal management versus standard care (LAFA trial). BMC Surg. 2006; 6:16.

66. Wind J, Polle SW, Fung Kon Jin PH, Dejong CH, von Meyenfeldt MF, Ubbink DT, Gouma DJ, Bemelman WA. Systematic review of enhanced recovery programmes in colonic surgery. Br J Surg. 2006;93:800-9.

67. Scatizzi M, Kroning KC, Boddi V, De Prizio M, Feroci F. Fasttrack surgery after laparoscopic colorectal surgery: is it feasible in a general surgery unit? Surgery. 2010;147:219-26.

68. Chen CC, Huang IP, Liu MC, Jian JJ, Cheng SH. Is it appropriate to apply the enhanced recovery program to patients undergoing laparoscopic rectal surgery? Surg Endosc. 2011;25:1477-83.

69. Myklejord DJ, Yao L, Liang H, Glurich I. Consensus guideline adoption for managing postoperative nausea and vomiting. WMJ. 2012;111:207-13; quiz 14.

70. Apfel CC, Heidrich FM, Jukar-Rao S, Jalota L, Hornuss C, Whelan RP, Zhang K, Cakmakkaya OS. Evidence-based analysis of risk factors for postoperative nausea and vomiting. Br J Anaesth. 2012;109:742-53.

71. Kovac AL. Prevention and treatment of postoperative nausea and vomiting. Drugs. 2000;59:213-43.

72. Gan TJ, Meyer T, Apfel CC, Chung F, Davis PJ, Eubanks S, Kovac A, Philip BK, Sessler DI, Temo J, Tramer MR, Watcha M. Consensus guidelines for managing postoperative nausea and vomiting. Anesth Analg. 2003;97:62-71. table of contents.

73. White PF, Zhao M, Tang J, Wender RH, Yumul R, Sloninsky AV, Naruse R, Kariger R, Cunneen S. Use of a disposable acupressure device as part of a multimodal antiemetic strategy for reducing postoperative nausea and vomiting. Anesth Analg. 2012;115: 31-7.

74. Doran K, Halm MA. Integrating acupressure to alleviate postoperative nausea and vomiting. Am J Crit Care. 2010;19:553-6.

75. Abraham J. Acupressure and acupuncture in preventing and managing postoperative nausea and vomiting in adults. J Perioper Pract. 2008;18:543-51.

76. Artinyan A, Nunoo-Mensah JW, Balasubramaniam S, Gauderman J, Essani R, Gonzalez-Ruiz C, Kaiser AM, Beart Jr RW. Prolonged postoperative ileus-definition, risk factors, and predictors after surgery. World J Surg. 2008;32:1495-500.

77. Kronberg U, Kiran RP, Soliman MS, Hammel JP, Galway U, Coffey JC, Fazio VW. A characterization of factors determining postoperative ileus after laparoscopic colectomy enables the generation of a novel predictive score. Ann Surg. 2011;253:78-81.

78. Sindell S, Causey MW, Bradley T, Poss M, Moonka R, Thirlby R. Expediting return of bowel function after colorectal surgery. Am J Surg. 2012;203:644-8.

79. Marderstein EL, Delaney CP. Management of postoperative ileus: focus on alvimopan. Ther Clin Risk Manag. 2008;4:965-73.

80. Millan M, Biondo S, Fraccalvieri D, Frago R, Golda T, Kreisler E. Risk factors for prolonged postoperative ileus after colorectal cancer surgery. World J Surg. 2012;36:179-85.

81. Vasquez W, Hernandez AV, Garcia-Sabrido JL. Is gum chewing useful for ileus after elective colorectal surgery? A systematic review and meta-analysis of randomized clinical trials. J Gastrointest Surg. 2009;13:649-56.

82. Zaghiyan K, Felder S, Ovsepyan G, Murrell Z, Sokol T, Moore B, Fleshner P. A prospective randomized controlled trial of sugared chewing gum on gastrointestinal recovery after major colorectal surgery in patients managed with early enteral feeding. Dis Colon Rectum. 2013;56:328-35.

83. Lacy AM, Garcia-Valdecasas JC, Pique JM, Delgado S, Campo E, Bordas JM, Taura P, Grande L, Fuster J, Pacheco JL, et al. Short- term outcome analysis of a randomized study comparing laparoscopic vs open colectomy for colon cancer. Surg Endosc. 1995;9:1101-5.

84. Young-Fadok TM, HallLong K, McConnell EJ, Gomez RG, Cabanela RL. Advantages of laparoscopic resection for ileocolic Crohn's disease. Improved outcomes and reduced costs. Surg Endosc. 2001;15:450-4.

85. van Bree SH, Vlug MS, Bemelman WA, Hollmann MW, Ubbink DT, Zwinderman AH, de Jonge WJ, Snoek SA, Bolhuis K, van der Zanden E, The FO, Bennink RJ, Boeckxstaens GE. Faster recovery of gastrointestinal transit after laparoscopy and fast-track care in patients undergoing colonic surgery. Gastroenterology. 2011;141:872-80. e1-4.

86. Delaney CP, Marcello PW, Sonoda T, Wise P, Bauer J, Techner L. Gastrointestinal recovery after laparoscopic colectomy: results of a prospective, observational, multicenter study. Surg Endosc. 2010;24:653-61.

87. Stein S, Delaney C. Postoperative management. In: Beck D, Roberts P, Saclarides T, Senagore A, Stamos M, Wexner S, editors. The ASCRS textbook of colon and rectal surgery. 2nd ed. New York City: Springer; 2011. p. 137-49.

88. Patel S, Lutz JM, Panchagnula U, Bansal S. Anesthesia and perioperative management of colorectal surgical patients-a clinical review (Part 1). J Anaesthesiol Clin Pharmacol. 2012;28: 162-71.

89. Marret E, Remy C, Bonnet F. Meta-analysis of epidural analgesia versus parenteral opioid analgesia after colorectal surgery. Br J Surg. 2007;94:665-73.

90. Werawatganon T, Charuluxanun S. Patient controlled intravenous opioid analgesia versus continuous epidural analgesia for pain after intra-abdominal surgery. Cochrane Database Syst Rev. 2005;(25):CD004088.

91. Liu SS, Carpenter RL, Mackey DC, Thirlby RC, Rupp SM, Shine TS, Feinglass NG, Metzger PP, Fulmer JT, Smith SL. Effects of perioperative analgesic technique on rate of recovery after colon surgery. Anesthesiology. 1995;83:757-65.

92. Scheinin B, Asantila R, Orko R. The effect of bupivacaine and morphine on pain and bowel function after colonic surgery. Acta Anaesthesiol Scand. 1987;31:161-4.

93. Gorissen KJ, Benning D, Berghmans T, Snoeijs MG, Sosef MN, Hulsewe KW, Luyer MD. Risk of anastomotic leakage with nonsteroidal anti-infl ammatory drugs in colorectal surgery. Br J Surg. 2012;99:721-7.

94. Chen JY, Ko TL, Wen YR, Wu SC, Chou YH, Yien HW, Kuo CD. Opioid-sparing effects of ketorolac and its correlation with the recovery of postoperative bowel function in colorectal surgery patients: a prospective randomized double-blinded study. Clin J Pain. 2009;25:485-9.

95. Schlachta CM, Burpee SE, Fernandez C, Chan B, Mamazza J, Poulin EC. Optimizing recovery after laparoscopic colon surgery (ORAL-CS): effect of intravenous ketorolac on length of hospital stay. Surg Endosc. 2007;21:2212-9.

96. Wininger SJ, Miller H, Minkowitz HS, Royal MA, Ang RY, Breitmeyer JB, Singla NK. A randomized, double-blind, placebocontrolled, multicenter, repeat-dose study of two intravenous acetaminophen dosing regimens for the treatment of pain after abdominal laparoscopic surgery. Clin Ther. 2010;32:2348-69.

97. Candiotti KA, Bergese SD, Viscusi ER, Singla SK, Royal MA, Singla NK. Safety of multiple-dose intravenous acetaminophen in adult inpatients. Pain Med. 2010;11:1841-8.

98. Cohen SM. Extended pain relief trial utilizing infi ltration of Exparel((R)), a long-acting multivesicular liposome formulation of bupivacaine: a Phase IV health economic trial in adult patients undergoing open colectomy. J Pain Res. 2012;5:567-72.

99. Hall JC, Tarala RA, Tapper J, Hall JL. Prevention of respiratory complications after abdominal surgery: a randomised clinical trial. BMJ. 1996;312:148-52; discussion 52-3.

100. Milsom JW, Bohm B, Hammerhofer KA, Fazio V, Steiger E, Elson P. A prospective, randomized trial

comparing laparoscopic versus conventional techniques in colorectal cancer surgery: a preliminary report. J Am Coll Surg. 1998;187:46-54; discussion 54-5.

101. Schwenk W, Bohm B, Witt C, Junghans T, Grundel K, Muller JM. Pulmonary function following laparoscopic or conventional colorectal resection: a randomized controlled evaluation. Arch Surg. 1999;134:6-12; discussion 3.

102. Vignali A, Braga M, Zuliani W, Frasson M, Radaelli G, Di Carlo V. Laparoscopic colorectal surgery modifies risk factors for postoperative morbidity. Dis Colon Rectum. 2004;47:1686-93.

103. Guller U, Jain N, Hervey S, Purves H, Pietrobon R. Laparoscopic vs open colectomy: outcomes comparison based on large nationwide databases. Arch Surg. 2003;138:1179-86.

104. Restrepo RD, Wettstein R, Wittnebel L, Tracy M. Incentive spirometry. Respir Care. 2011;56:1600-4.

105. Carvalho CR, Paisani DM, Lunardi AC. Incentive spirometry in major surgeries: a systematic review. Rev Bras Fisioter. 2011;15:343-50.

106. Westwood K, Griffin M, Roberts K, Williams M, Yoong K, Digger T. Incentive spirometry decreases respiratory complications following major abdominal surgery. Surgeon. 2007;5:339-42.

107. Kanat F, Golcuk A, Teke T, Golcuk M. Risk factors for postoperative pulmonary complications in upper abdominal surgery. ANZ J Surg. 2007;77:135-41.

108. Canet J, Mazo V. Postoperative pulmonary complications. Minerva Anestesiol. 2010;76:138-43.

109. Brieger GH. Early ambulation. A study in the history of surgery. Ann Surg. 1983;197:443-9.

110. Leithauser DJ, Saraf L, Smyka S, Sheridan M. Prevention of embolic complications from venous thrombosis after surgery; standardized regimen of early ambulation. J Am Med Assoc. 1951;147:300-3.

111. Leithauser DJ, Gregory L, Miller SM. Immediate ambulation after extensive surgery. Am J Nurs. 1966;66:2207-8.

112. Lee TG, Kang SB, Kim DW, Hong S, Heo SC, Park KJ. Comparison of early mobilization and diet rehabilitation program with conventional care after laparoscopic colon surgery: a prospective randomized controlled trial. Dis Colon Rectum. 2011;54:21-8.

113. Maessen J, Dejong CH, Hausel J, Nygren J, Lassen K, Andersen J, Kessels AG, Revhaug A, Kehlet H, Ljungqvist O, Fearon KC, von Meyenfeldt MF. A protocol is not enough to implement an enhanced recovery programme for colorectal resection. Br J Surg. 2007;94:224-31.

114. Lin JH, Whelan RL, Sakellarios NE, Cekic V, Forde KA, Bank J, Feingold DL. Prospective study of ambulation after open and laparoscopic colorectal resection. Surg Innov. 2009;16: 16-20.

115. Geerts WH, Bergqvist D, Pineo GF, Heit JA, Samama CM, Lassen MR, Colwell CW. Prevention of venous thromboembolism: American college of chest physicians evidence-based clinical practice guidelines (8th edition). Chest. 2008;133:381S-453.

116. Gangireddy C, Rectenwald JR, Upchurch GR, Wakefi eld TW, Khuri S, Henderson WG, Henke PK. Risk factors and clinical impact of postoperative symptomatic venous thromboembolism. J Vasc Surg. 2007;45:335-41; discussion 41-2.

117. Iversen LH, Thorlacius-Ussing O. Relationship of coagulation test abnormalities to tumour burden and postoperative DVT in resected colorectal cancer. Thromb Haemost. 2002;87:402-8.

118. Solem CA, Loftus EV, Tremaine WJ, Sandborn WJ. Venous thromboembolism in inflammatory bowel disease. Am J Gastroenterol. 2004;99:97-101.

119. Torngren S, Rieger A. Prophylaxis of deep venous thrombosis in colorectal surgery. Dis Colon Rectum. 1982;25:563-6.

120. Shapiro R, Vogel JD, Kiran RP. Risk of postoperative venous thromboembolism after laparoscopic and open colorectal surgery: an additional benefit of the minimally invasive approach? Dis Colon Rectum. 2011;54:1496-502.

121. Practice parameters for the prevention of venous thromboembolism. The standards task force of the American Society of Colon and Rectal Surgeons. Dis Colon Rectum. 2000;43:1037-47.

122. Scarpa M, Pilon F, Pengo V, Romanato G, Ruffolo C, Erroi F, Elisa B, Frego M, Ossi E, Manzato E, Angriman I. Deep venous thrombosis after surgery for inflammatory bowel disease: is standard dose low molecular weight heparin prophylaxis enough? World J Surg. 2010;34:1629-36.

123. Burke JP. Infection control - a problem for patient safety. N Engl J Med. 2003;348:651-6.

124. Walz JM, Paterson CA, Seligowski JM, Heard SO. Surgical site infection following bowel surgery: a retrospective analysis of 1446 patients. Arch Surg. 2006;141:1014-8; discussion 8.

125. Berenguer CM, Ochsner Jr MG, Lord SA, Senkowski CK. Improving surgical site infections: using national surgical quality improvement program data to institute surgical care improvement project protocols in improving surgical outcomes. J Am Coll Surg. 2010;210:737-41, 41-3.

126. Awad SS. Adherence to surgical care improvement project measures and post-operative surgical site infections. Surg Infect (Larchmt). 2012;13:234-7.

127. Boni L, Benevento A, Rovera F, Dionigi G, Di Giuseppe M, Bertoglio C, Dionigi R. Infective complications in laparoscopic surgery. Surg Infect (Larchmt). 2006;7 Suppl 2:S109-11.

128. Nasirkhan MU, Abir F, Longo W, Kozol R. Anastomotic disruption after large bowel resection. World J Gastroenterol. 2006;12:2497-504.

129. Boccola MA, Buettner PG, Rozen WM, Siu SK, Stevenson AR, Stitz R, Ho YH. Risk factors and outcomes for anastomotic leakage in colorectal surgery: a single-institution analysis of 1576 patients. World J Surg. 2011;35:186-95.

130. Fouda E, El Nakeeb A, Magdy A, Hammad EA, Othman G, Farid M. Early detection of anastomotic leakage after elective low anterior resection. J Gastrointest Surg. 2011;15:137-44.

131. Milsom JW, de Oliveira Jr O, Trencheva KI, Pandey S, Lee SW, Sonoda T. Long-term outcomes of patients undergoing curative laparoscopic surgery for mid and low rectal cancer. Dis Colon Rectum. 2009;52:1215-22.

132. Alves A, Panis Y, Trancart D, Regimbeau JM, Pocard M, Valleur P. Factors associated with clinically signifi cant anastomotic leakage after large bowel resection: multivariate analysis of 707 patients. World J Surg. 2002;26:499-502.

133. Karanjia ND, Corder AP, Bearn P, Heald RJ. Leakage from stapled low anastomosis after total mesorectal excision for carcinoma of the rectum. Br J Surg. 1994;81:1224-6.

134. Buchs NC, Gervaz P, Secic M, Bucher P, Mugnier-Konrad B, Morel P. Incidence, consequences, and risk factors for anastomotic dehiscence after colorectal surgery: a prospective monocentric study. Int J Colorectal Dis. 2008;23:265-70.

135. Volk A, Kersting S, Held HC, Saeger HD. Risk factors for morbidity and mortality after single-layer continuous suture for ileocolonic anastomosis. Int J Colorectal Dis. 2011;26:321-7.

136. Thornton M, Joshi H, Vimalachandran C, Heath R, Carter P, Gur U, Rooney P. Management and outcome of colorectal anastomotic leaks. Int J Colorectal Dis. 2011;26:313-20.

137. Kang CY, Halabi WJ, Chaudhry OO, Nguyen V, Pigazzi A, Carmichael JC, Mills S, Stamos MJ. Risk factors for anastomotic leakage after anterior resection for rectal cancer. JAMA Surg. 2013;148:65-71.

138. Trencheva K, Morrissey KP, Wells M, Mancuso CA, Lee SW, Sonoda T, Michelassi F, Charlson ME, Milsom JW. Identifying important predictors for anastomotic leak after colon and rectal resection: prospective study on 616 Patients. Ann Surg. 2013;257:108.

139. Dietz D. Postoperative complications. In: Beck D, Roberts P, Saclarides T, Senagore A, Stamos M, Wexner S, editors. The ASCRS textbook of colon and rectal surgery. 2nd ed. New York City: Springer; 2011. p. 157-71.

140. Ricciardi R, Roberts PL, Marcello PW, Hall JF, Read TE, Schoetz DJ. Anastomotic leak testing after colorectal resection: what are the data? Arch Surg. 2009;144:407-11; discussion 11-2.

141. Neutzling CB, Lustosa SA, Proenca IM, da Silva EM, Matos D. Stapled versus handsewn methods for colorectal anastomosis surgery. Cochrane Database Syst Rev. 2012;(2):CD003144.

142. Malik AH, East JE, Buchanan GN, Kennedy RH. Endoscopic haemostasis of staple-line haemorrhage following colorectal resection. Colorectal Dis. 2008;10:616-8.

143. Atabek U, Pello MJ, Spence RK, Alexander JB, Camishion RC. Arterial vasopressin for control of bleeding from a stapled intestinal anastomosis. Report of two cases. Dis Colon Rectum. 1992;35:1180-2.

144. Phitayakorn R, Delaney CP, Reynolds HL, Champagne BJ, Heriot AG, Neary P, Senagore AJ. Standardized algorithms for management of anastomotic leaks and related abdominal and pelvic abscesses after colorectal surgery. World J Surg. 2008;32:1147-56.

145. Kaur P, Karandikar SS, Roy-Choudhury S. Accuracy of multidetector CT in detecting anastomotic leaks following stapled leftsided colonic anastomosis. Clin Radiol. 2014;69:59-62.

146. Khurrum Baig M, Hua Zhao R, Batista O, Uriburu JP, Singh JJ, Weiss EG, Nogueras JJ, Wexner SD. Percutaneous postoperative intra-abdominal abscess drainage after elective colorectal surgery.Tech Coloproctol. 2002;6:159-64.

147. Kumar RR, Kim JT, Haukoos JS, Macias LH, Dixon MR, Stamos MJ, Konyalian VR. Factors affecting the successful management of intra-abdominal abscesses with antibiotics and the need for percutaneous drainage. Dis Colon Rectum. 2006;49:183-9.

148. Ryan MD, Wattchow D, Walker M, Hakendorf P. Adhesional small bowel obstruction after colorectal surgery. ANZ J Surg. 2004;74:1010-2.

149. Parikh JA, Ko CY, Maggard MA, Zingmond DS. What is the rate of small bowel obstruction after colectomy? Am Surg. 2008;74:1001-5.

150. Duepree HJ, Senagore AJ, Delaney CP, Fazio VW. Does means of access affect the incidence of small bowel obstruction and ventral hernia after bowel resection? Laparoscopy versus laparotomy. J Am Coll Surg. 2003;197:177-81.

151. Alvarez-Downing M, Klaassen Z, Orringer R, Gilder M, Tarantino D, Chamberlain RS. Incidence of small bowel obstruction after laparoscopic and open colon resection. Am J Surg. 2011;201:411-5; discussion 5.

第 3 章 微创结直肠手术的手术室布置和常用技术

Saif A. Ghole，Steven Mills

一、简介

微创技术（腹腔镜和机器人）在结直肠外科领域的应用发展迅速。越来越多的胃肠外科医生将微创技术融入他们的实践中。此外，腹腔镜技术培训已经成为全国性结直肠手术专业培训的一个必要组成部分。

微创技术对患者而言具有实实在在的好处，减轻术后疼痛、减少术后肠梗阻、更早进食、缩短住院时间、提前恢复正常活动并能够改善手术后外观效果。微创手术也同样存在缺点，如学习曲线长（大于 20 例），增加手术时间和成本等。这些缺点在外科医生的微创实践早期，即在医生熟练掌握腹腔镜和机器人微创技术并操作足够的病例之前更明显。尽管有这些不足，但与开放手术相比，微创结直肠手术已被证明是可以节省成本的，并使众多的患者切身受益。

熟练掌握微创结直肠手术的核心是熟悉手术室设备，必备的专业仪器设备，以及对这些手术患者定位的理解。因此，这些问题就是本章的基础。

二、设备

进行腹腔镜和机器人操作需要一些特别的手术设备。虽然医院常规进行腹腔镜阑尾切除术和胆囊切除术等常见的腹腔镜手术，最新的手术室都配备了腹腔镜设备，但一些特殊的专用仪器仍会有助于腹腔镜结直肠手术操作。下面将详细描述这些仪器设备。

三、腹腔镜、相机、光源和监控

腹腔内照明技术和足够清晰的视野对于微创手术是十分重要的。腹腔镜具有各种不同直径以及视角的设计正是专门用于达到该目的。在实践中，直径 5mm 和 10mm、30°的腹腔镜是最常用的。尖端可以旋转的腹腔镜，可以使操作者从不同角度观察腹腔内容物，同时无需旋转或移动的腹腔镜轴，使腹腔镜手术更易操作（图 3.1）。通常情况下，腹腔镜末端连接有一个摄像头。视频摄像机头（模拟或高清晰度）连接到一个摄像机控制终端，将当前的视频图像投射到外接显示器。许多手术室用的显示器是平板液晶显示器。高清晰度摄像机和显示器已经变得司空见惯，这大大提高了外科手术时的图像质量。应尽可能使用这些高清摄像机和显示器以获得高质量图像。

氙气光源（300W）通过棒状透镜连接，可以为手术野提供充分的照明（图3.2）。另外，一些腹腔镜使用集成光源。光通过光纤电缆传输到棒状透镜。当传递光纤光源电缆进出手术野时，应注意避免损坏脆弱的光纤电缆，以防光线输出衰减，图像质量下降。视频控制系统最好连接到数字记录和存储设备，以用于视频存档、辅助教学和研究工作。

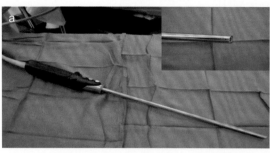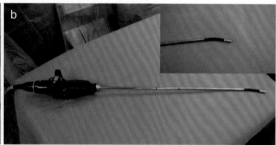

图 3.1　不同型号和角度的腹腔镜扩大视野范围
（a）10mm 30°视角头端腹腔镜；（b）5mm 的头端灵活腹腔镜

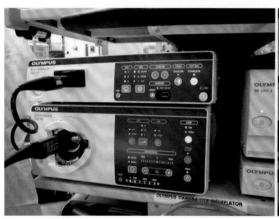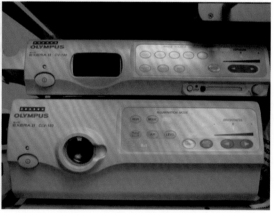

图 3.2　标准光源

四、注气系统

使用电子控制的二氧化碳注气系统来建立和维持气腹（图3.3）。该系统由以下几个部分组成：腹内压力显示器、可调压力选择器、数字化流量和体积显示器。气腹建立后，通常进行高流量设置（20 ~ 40L/min）来维持气腹。系统可自动调节来维持所需的气腹压力。

五、器械

许多器械是专门为腹腔镜手术需要而设计的，分为可重复使用器械及一次性使用器械。微创手术需要的基本仪器有以下几种：

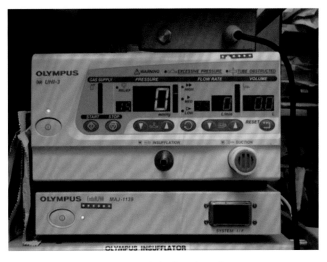

图 3.3　腹腔镜和机器人手术标准注气设备

1. 吸冲装置　可以快速抽出术中出血、体液、溢出肠内容物等，同样可以在需要时进行快速冲洗。

2. 腹腔镜加温装置　可以使透镜装置在生理盐水中加热到 37 ~ 40℃，防止腹腔镜进入温暖潮湿的腹腔后在镜头表面形成雾化。手术视野防雾溶液（Dr.Fog, Aspen Surgical MI, USA；Fred, Cardinal Health, OH, USA）可以促进透镜的快速去雾化。较新的腹腔镜设备具有防水雾功能的棒状透镜系统，能够免去这些水浴的处理。

3. Trocar　有直径 5mm、10mm、12mm 等多种型号 Trocar 可供选择。如何选择数量和型号主要取决于外科医生的偏好及手术操作的需要，通常建议备几根随时可用的 5mm 和 12mm 的 Trocar。钝头 Trocar 可以降低肠管或腹壁肌肉受伤的危险。避免使用老旧的、尖锐的 Trocar。

4. 钳（肠钳和抓钳）　有不同尺寸（5mm 和 10mm）、长度（标准为 31cm）和形状可供选择。无创钳（肠钳）、齿钳、Maryland 钳、Babcock 钳和直角抓钳在腹腔镜结直肠手术中应用最广。

5. 剪刀　可以进行锐性和钝性分离。此外，多数情况下也可以连接到单极电极以便在切割分离时进行更好的止血。

6. 施夹器和套扎器　可以在离断之前结扎血管或在紧急情况时迅速控制出血。

7. 吻合器　目前市面上有很多种不同的一次性吻合器。应用吻合器可以使肠管离断以及肠管吻合变得非常方便。根据具体情况不同，可以选择直线吻合器或者圆形吻合器。

8. 能量设备　单极、双极源能量以及加热装置都是腹腔镜结直肠手术的必要部分。电子外科手术以及 LigaSure 血管闭合系统（Covidien, CO, USA）、Enseal 封闭系统（Ethicon Endosurgery, OH, USA）和 Harmonic scalpel 超声刀（Ethicon Endosurgery, OH, USA）等装置大大简化了肠道手术操作，尤其体现在肠系膜、网膜血管的离断环节。

六、手辅助技术

手辅助技术是微创手术的方式之一。在手动腹腔镜操作中，需要使用腹腔镜器械以及一个腹腔镜相机。在腹壁取一个 6 ~ 7cm 的切口置入手辅助器（Gelport 腹腔镜系统，应用医学，美国），这样医生的一只手能从中进入。根据需要，外科医生的手可以实现牵拉、分离、解剖等操作。

七、单孔技术

单切口技术是通过腹壁取一个 2 ~ 3cm 切口，插入单孔器械（GelPoint，应用医学，美国；TriPort 和 QuadPort，奥林巴斯，日本；SILSPort，柯惠医疗，美国；单孔腹腔镜接入系统，爱惜康内镜外科，美国）。所有的器械以及镜头都是通过这个端口进入腹腔，整个手术的完成不再使用其他切口。

八、机器人技术

大多数机器人手术是腹腔镜技术和机器人工具同时应用的混合技术。因此，在前面的章节提到的腹腔镜器械在机器人手术中也是必不可少的。除此之外，还有几个机器人的具体技术值得探讨。

达芬奇机器人手术系统（Intuitive Surgical 公司，森尼维尔市，美国）是当前唯一可用于外科手术的机器人系统。该系统由三个或四个机器臂组成，放置在靠近患者的适当位置。第一步是像腹腔镜手术一样建立气腹。之后插入一个 12mm 的 Trocar，以便放置机器人镜头。然后向腹膜腔置入 3 个可重复使用的机器人 Trocar（8mm）。选择 Trocar 孔位置的时候要确保其能够与机械臂对接并互不干扰。该机器人的摄像头包含 2 个独立的视频芯片，可以实现双视野图像。通过 12mm 的 Trocar 进入腹腔并采集腹腔内的三维视频图像。这些图像被投射到和患者有一定距离的操控台上。医生坐在操控台旁，能够远程控制摄像头以及连接在达芬奇机器人手臂上的器械。助手（已刷手）坐在手术床旁，在需要时帮助更换机器臂上的手术器械及完成辅助牵拉和吸走内容物等操作。最常用的机器人手术器械是抓钳、连接单极电刀的剪刀和双极抓钳。机器人手术相比腹腔镜手术的主要优点：①高质量的三维图像；②机器人手术器械可以自由移动和旋转。后者在狭小的解剖空间里进行复杂操作时优势更加明显（比如分离和缝合）。正在进行的比较腹腔镜和机器人直肠癌手术的随机对照试验将更多地揭示两种技术之间的优劣势。

九、结直肠微创外科手术室的一般布局

图 3.4 为一个典型的腹腔镜结直肠手术的手术室布局。天花板安装的吊杆有助于保持各种绳索线路的井然有序。建议所有的电线和管道应从同一位置进入和退出无菌领域。例如，对于一个腹腔镜低位前切除术，所有的管道和电线可以从患者左侧手术区域上方引出去。图 3.5 为一个典型的机器人结直肠手术时手术室布局情况。

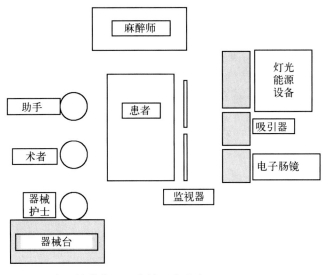

图 3.4　腹腔镜结直肠手术的手术室布局

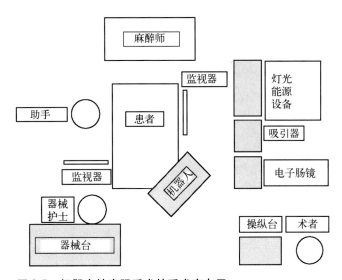

图 3.5　机器人结直肠手术的手术室布局

十、患者体位

下面的内容，我们将讨论腹腔镜和机器人操作时常见的患者体位。在后续章节中我们将继续说明有关切口位置选择的内容。

不管是进行什么样的手术操作，都应遵循一些原则。首先，必须使患者处于能够避免压迫或神经损伤的体位。所有的压力点必须放置足够的护垫进行缓冲。其次，应将患者安全固定于手术台上，防止其滑下。这在腹腔镜和机器人手术时尤为重要，因为外科医生可能需要采取很大角度的倾斜体位以方便手术操作。为了达到这样的目的，我们医疗机构使用 Pink Pad-Pigazzi 患者固定系统（Xodus Medical，宾夕法尼亚州，美国），该系统由一个直接放在手术床上的粉红色泡沫垫、一次性负重板及身体固定带组成（图 3.6）。另外，患者也可以固定在手术台上的沙袋上，或者一个没有负重板和肩垫的凝胶垫上。再次，所有患者必须有相应的四线、心电监护、导管（包括尿管以允许术中检测尿量），所有装置安置不能妨碍外科医生的手术视野。最后，在开始操作之前采取适当的措施预防感染及血栓 [Ⅳ代（头孢类）抗生素，连续按压设备和（或）化学性深静脉血栓预防]，并在手术操作过程中根据需要继续或重复。

（一）腹腔镜右半结肠切除术

腹腔镜右半结肠切除的患者保持仰卧位，左手臂要被盖住（因为医生和助手会站在患者的左侧进行操作）（图 3.7）。胸带系于剑突上，腿带系于股骨位置，确保患者固定于手术床上以便于术中操作。导尿管可沿着患者左腿引出来。患者的腹部和骨盆准备范围应从剑突至耻骨联合、从右腋后线到左腋后线。另一种可以选择的体位是仰卧截石位，如 Yellofin Stirrups（阿伦医疗系统，马萨诸塞州，美国）。如果需要的话，外科医生或助手可以站在患者双腿之间，也可以在必要时进行术中结肠镜检查。

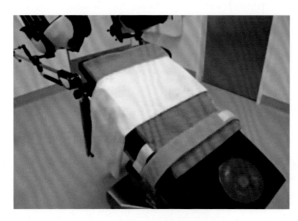

图 3.6　Pink Pad-Pigazzi 患者固定系统

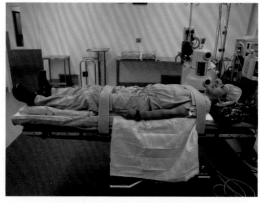

图 3.7　腹腔镜或机器人右半结肠切除术的患者体位

（二）腹腔镜全结肠切除术、左半结肠切除术、乙状结肠切除术、直肠低位前切除术与腹会阴联合切除术

对于腹腔镜全结肠切除术、乙状结肠切除术、直肠低位前切除术或腹会阴联合切除术的患者要采取改良双臂收拢的截石位（图 3.8）。这样医生和助手方便站于患者身体两侧，同时必要时易于靠近会阴部进行结肠镜或直肠镜检查。此外，在乙状结肠切除术或低位前切除术时，该体位可在需要时方便圆形吻合器进入肛门或进行手工吻合。用胸带或强力胶带从剑突以上将患者固定于手术床，以便后续操作。导尿管沿着患者左腿引出来。患者的腹部和骨盆准备范围也是从剑突至耻骨联合、从右腋后线到左腋后线。

（三）机器人右半结肠切除术

机器人右半结肠切除术不是常规的手术，患者通常采用双臂收起的仰卧位（图 3.7）。

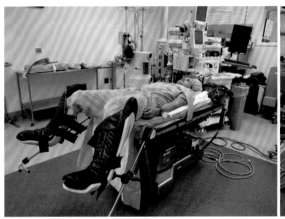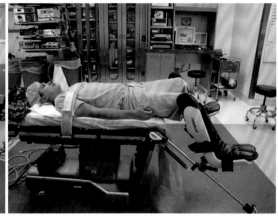

图 3.8　行腹腔镜或机器人经腹全结肠切除术、乙状结肠切除术、低前切除术与腹会阴联合切除术时的患者体位

胸带系于剑突上，腿带系于股骨位置，确保使患者固定以便于术中操作（框 3.1）。导尿管可能会沿着患者左腿引出。患者的腹部和骨盆准备范围应从剑突至耻骨联合、从右腋后线到左腋后线。机器人放置于患者的右侧。

> **框 3.1 提示**
> 保持腿部轻度过伸可以避免机器臂移动过程中造成的损伤。

（四）机器人直肠低位前切除术，直肠切除术

行机器人直肠低位前切除术和直肠切除术时，通常采用双臂收拢的改良截石位（图 3.8；框 3.2）。胸带系于剑突上确保患者固定以便于术中操作。导尿管可沿着患者左腿引出。患者的腹部和骨盆准备范围应从剑突至耻骨联合、从右腋后线到左腋后线。机器人放置于患者的左侧或者两腿之间。

> **框 3.2 提示**
> 患者保持头低足高同时左侧身体抬高的体位，左腿要低，以避免机器臂与膝盖发生碰撞。

十一、建立腹腔通路

一共有三种建立腹腔通路的标准方法。

（一）气腹针

这项技术是通过一个小的腹部皮肤切口放置气腹针，直接穿过皮下脂肪、筋膜和腹膜进入腹腔。气腹针的安全机制为一个钝头的弹簧内芯，它遇到阻力时会缩回，露出一个斜

面针（图 3.9）。一旦气腹针穿过腹壁进入腹腔内，钝头的弹簧内芯便重新弹出来。气腹针的穿刺点通常取脐周或腹部左上象限（比如 Palmer 点）。针的位置可以通过多种方法确认。将装有生理盐水的注射器连接在气腹针的末端，在穿刺过程中进行抽吸，理想情况下会只有空气。接下来可以通过气腹针注入生理盐水观察液体是否可以自如地在针管内流动。最后，气腹针连接充气管来检测腹腔内压力以及注气过程中的腹腔压力。正常的内腹压力通常很低（小于 5mmHg）。压力过高可能提示针的位置不合适。因为气腹针的插入是盲穿的，有一定的概率对相邻的内脏或血管造成损伤。为此，我们提倡在 Palmer 点（低于左肋缘）插入气腹针，在这个位置第 10 肋骨使腹壁远离内脏器官，可避免损伤较大血管（下腔静脉、主动脉、髂血管）和肠管。

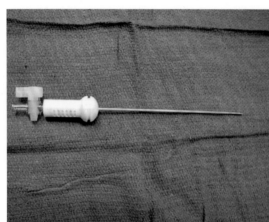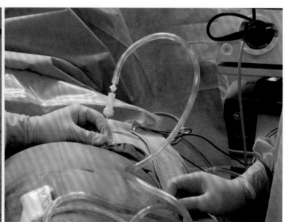

图 3.9　标准的气腹针

（二）哈森通路（开放方式）

哈森通路在插入套管针前能直视腹腔内容物，是某些外科医生十分青睐的建立腹壁通路的方式（图 3.10）。开放技术包括切开腹壁，暴露并提起筋膜，直接切开筋膜和腹膜进入腹腔。切开腹膜层后，在切口两侧缝线，将 12mm 的哈森套管针插入腹膜腔。通过哈森套管针向腹腔注气。这种开放进入的方法可以避免血管的损伤，但是直接位于腹膜下的脏器在腹膜切开时仍存在损伤的风险，尤其是在二次手术或者腹腔粘连的处理中会遇到这种情况。理论上，哈森通路可以选择在腹部任何位置，但脐周最为常用。

（三）光纤接入套管

另一种建立腹部通路的技术是光纤接入的套管（如 OptiView，VISIPORT），这是钝头的透明的套管针（图 3.11）。在腹壁合适的位置做一个小的皮肤切口之后，将插入套管针顶部的光纤接入套管和零角度腹腔镜一起穿透腹壁。套管针孔周围的腹壁发生变形可以视为已经进入腹腔。内镜使得该过程在直视下进行，在理论上最大限度地减少了意外损伤到腹腔内容物的可能。光纤可到达腹壁上的任何地方。

最近的一项 Cochrane 数据库的综述表明，与气腹针相比，开放方式（哈森）方法可

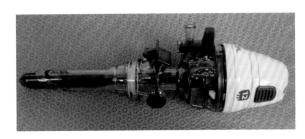

图 3.10　标准的 Hasson 套管针

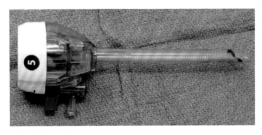

图 3.11　标准的光纤接入套管针

以显著降低创建腹壁通道的失败率以及腹膜外充气和网膜损伤的发生。但血管和内脏损伤并不会受到建立腹壁通道方法的影响。

（四）单孔和手辅助

无论单孔辅助还是手辅助腹腔镜手术，建立腹壁通路都是比较简单的。在腹壁取适当大小的切口（取决于使用的特定设备），逐层打开腹壁各层组织。切开腹膜，插入装置。该装置的具体位置取决于外科医生的习惯以及手术操作的需要。

十二、切口闭合技术

通常用两种方法关闭腹腔镜切口筋膜。

（一）筋膜缝合

通过皮肤切口将打开的筋膜缝合或关闭可以使筋膜闭合。使用有齿镊钳住筋膜缺损边缘，然后采用单纯缝合或八字缝合的方法进行筋膜缝合。

（二）筋膜缝合设备

有一次性和非一次性筋膜缝合设备（例如：Carter-Thomason 伤口闭合系统）可供选择，两者都能够实现在腹腔镜视野下直接进行破损的筋膜边缘缝合（图 3.12）。跨筋膜缝合是用针穿过较大筋膜缺损的两侧，然后在体外打结压向皮肤切口，以实现筋膜关闭。

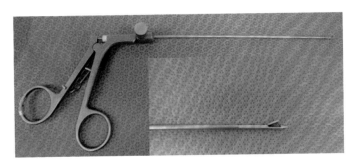

图 3.12　Carter-Thomason 筋膜封闭装置

十三、总结

专业的仪器设备、规范的手术室布局和患者体位、个体化的腹壁通道建立和关闭技术是一台成功的微创结肠直肠手术的基础。

十四、参考文献

1. Kang CY, Halabi WJ, Luo R, Pigazzi A, Nguyen NT, Stamos MJ. Laparoscopic colorectal surgery: a better look into the latest trends. Arch Surg. 2012;147(8):724-31.

2. Clinical Outcomes of Surgical Therapy Study Group. A comparison of laparoscopically assisted and open colectomy for colon cancer. N Engl J Med. 2004;350(20):2050-9.

3. Buunen M, Veldkamp R, Hop WC, Kuhry E, Jeekel J, Haglind E, et al. Survival after laparoscopic surgery versus open surgery for colon cancer: long-term outcome of a randomised clinical trial. Lancet Oncol. 2009;10(1):44-52.

4. Cummings LC, Delaney CP, Cooper GS. Laparoscopic versus open colectomy for colon cancer in an older population: a cohort study. World J Surg Oncol. 2012;10:31.

5. Jayne DG, Guillou PJ, Thorpe H, Quirke P, Copeland J, Smith AM, et al. Randomized trial of laparoscopic-assisted resection of colorectal carcinoma: 3-year results of the UK MRC CLASICC trial group. J Clin Oncol: Off J Am Soc Clin Oncol. 2007; 25(21):3061-8.

6. Masoomi H, Buchberg B, Nguyen B, Tung V, Stamos MJ, Mills S. Outcomes of laparoscopic versus open colectomy in elective surgery for diverticulitis. World J Surg. 2011;35(9):2143-8.

7. Alkhamesi NA, Martin J, Schlachta CM. Cost-efficiency of laparoscopic versus open colon surgery in a tertiary care center. Surg Endosc. 2011;25(11):3597-604.

8. McKay GD, Morgan MJ, Wong SK, Gatenby AH, Fulham SB, Ahmed KW, et al. Improved short-term outcomes of laparoscopic versus open resection for colon and rectal cancer in an area health service: a multicenter study. Dis Colon Rectum. 2012;55(1): 42-50.

9. Vaid S, Tucker J, Bell T, Grim R, Ahuja V. Cost analysis of laparoscopic versus open colectomy in patients with colon cancer: results from a large nationwide population database. Am Surg. 2012;78(6): 635-41.

10. Veldkamp R, Kuhry E, Hop WC, Jeekel J, Kazemier G, Bonjer HJ, et al. Laparoscopic surgery versus open surgery for colon cancer: short-term outcomes of a randomised trial. Lancet Oncol. 2005;6(7):477-84.

11. Antoniou SA, Antoniou GA, Koch OO, Pointner R, Granderath FA. Blunt versus bladed trocars in laparoscopic surgery: a systematic review and meta-analysis of randomized trials. Surg Endosc. 2013;27(7):2312-20.

12. Collinson FJ, Jayne DG, Pigazzi A, Tsang C, Barrie JM, Edlin R, et al. An international, multicentre, prospective, randomised, controlled, unblinded, parallel-group trial of robotic-assisted versus standard laparoscopic surgery for the curative treatment of rectal cancer. Int J Colorectal Dis. 2012;27(2):233-41.

13. Ahmad G, O'Flynn H, Duffy JM, Phillips K, Watson A. Laparoscopic entry techniques. Cochrane Database Syst Rev. 2012;(2):CD006583.

第4章 机器人结直肠手术的手术室布置和常用技术

Seung Yeop Oh, Cristina R. Harnsberger, Sonia L. Ramamoorthy

一、简介

在这一章中，我们将介绍机器人手术设备、安装和一般技术。机器人手术正越来越多地应用于结直肠外科领域。到目前为止，结直肠外科里应用机器人最常见就是盆腔内行直肠切除术。在使用机器人技术之前，掌握系统的基本知识和正确的设备使用方法，以及基本的程序设置对于患者的安全及理想的预后是十分关键的。

二、机器人手术的准备

规范的机器人手术培训对于手术成功和达到最佳预后是至关重要的。培训完成以后，在正式对患者操作之前还需要进行案例观摩和考核。在机器人辅助手术时建议使用经过机器人训练的床旁助手、器械技术人员、器械护士和巡回护士。在本章的最后会提供一个机器人检查表，以保证机器人操作期间患者的安全和手术的顺利进行。

三、设备

一个典型的机器人手术系统由以下四部分组成。外科医生操控台是外科医生坐着的地方，术者在观察屏幕同时通过主机械臂来控制手术区域的器械（图4.1～图4.3）。控制台起到调节整个系统的作用，并提供与手术室中的其他人员进行交流的功能。最近越来越多的机器人系统配备了副（辅助）控制台，可以进行训练、协助、远程手术和外科合作（图4.4）。患者侧方的远程机械臂是由外科医生在操控台进行控制的。远程机械臂的移动与医生手控操纵杆是同步进行的。外科医生可以通过操纵杆进行很多操作，如切割、缝合、电凝等（图4.5，图4.6）。

可视化系统能够提供一个三维高清手术视野。传输给外科医生的监视屏幕是由一个立体的内镜视觉系统所产生的，它包括相机、电子元件和一个为操作团队和助手提供画面的独立的显示器（图4.7，图4.8）。

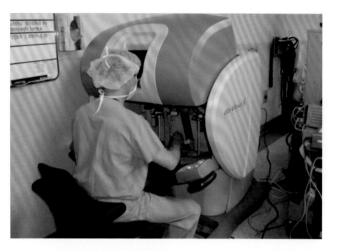

图 4.1　机器人外科医生操控台

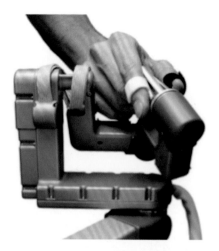

图 4.2　机器人外科医生手控台

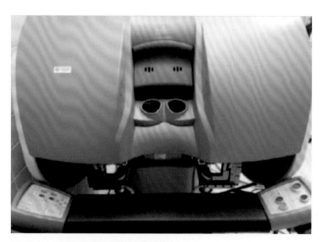

图 4.3　机器人外科医生操控台

　　手术工具通过机器人套管针从患者体表的一些小切口进入体内。有很多种专为机器人手术设计的手术器械，它们能够提供外科医生自然灵活性，可以完成很多精细的操作。全方位快速精确的运动可以使一些手术操作更方便，如缝合、打结、分离等。许多用于机器人手术的器械都是模拟腹腔镜的器械来设计的（图 4.8，图 4.9）。

四、机器人手术室的一般布局

　　机器人的安装是机器人手术中最具挑战性的操作之一。早期的数据表明，机器人安装耗时长是机器人手术的一个缺点，然而一旦手术团队能够高效地完成这一部分流程，那么机器人手术和腹腔镜手术所需手术时间是大致相等的。根据一般步骤以及外科医生的喜好，可以有多种流程来组装机器人。首先，机器人开机以后，校准对于一台成功的手术

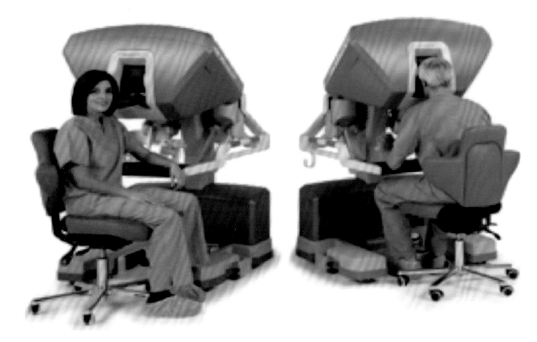

图 4.4　双机器人外科医生操控台

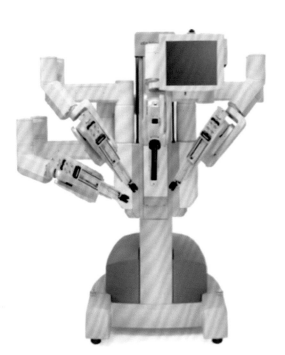

图 4.5　手术床旁机械臂系统

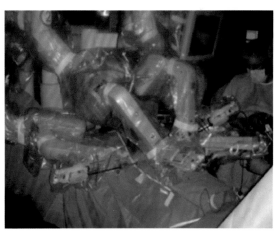

图 4.6　手术床旁机械臂系统

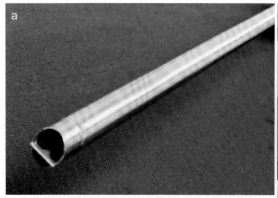

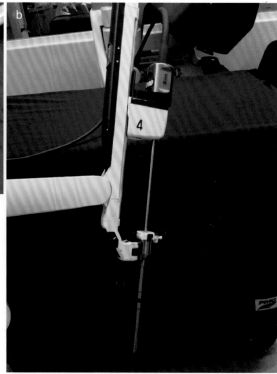

图 4.7　机器人镜头系统和镜头机械臂
（a）机器人相机 ；（b）机械臂

是必不可少的，能够减少手术耗时及避免转开腹手术。通常这个步骤是在外科医生或患者进入手术室之前完成的。需要校准相机、患者一侧的机械臂和操控台。手术的准备工作完成后，接下来需要适当选择 Trocar 的位置，以避免在手术过程中互相碰撞。Trocar 不宜放置得太过接近。制造商建议套管针之间要保持 8 ~ 10cm 的距离，这样既可以避免碰撞又可以最大限度地移动机械臂（图 4.10）（框 4.1）。此外，Trocar 与手术区域保持 10 ~ 20cm 是最理想的距离。机器人 Trocar 需要插入直到黑色粗线可在腹腔内穿透腹膜被看到，这条黑色粗线是旋转轴线，又称为遥测传感器（图 4.11）。

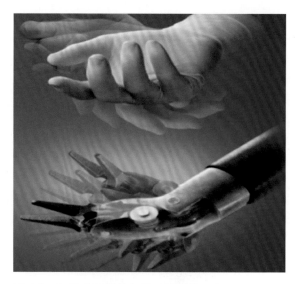

图 4.8　机器人器械的机械臂腕关节运动

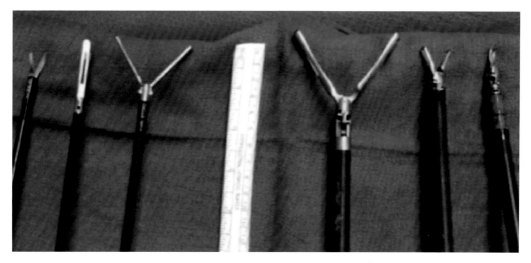

图4.9　用于肠道外科手术的腹腔镜器械（左）和机器人器械（右）

框4.1 提示

　　腹腔镜辅助操作孔可以设置在距离机器人 Trocar 5cm 的位置。由于患者较瘦小，影响到放置第三个机器人 Trocar 和操作臂的情况下，不宜使用辅助 Trocar 孔。

（一）患者体位

　　恰当的患者体位以及患者与机器人机械臂系统的位置关系是非常重要的，因为在手术当中是不可能在没有解除所有对接的情况下重新更换位置。机械臂系统的定位要依据患者的位置而确定（图4.12）。机器人手臂对接时，要尽量减少在操作过程中机械臂的碰撞。为了避免碰伤皮肤，每个端孔应调整到皮肤稍外翻而不是压迫皮肤。

（二）对接

　　机械臂系统应该放置在患者附近，以便于机械臂达到手术区域。机器人的机械臂必须明确地对接在端口。在

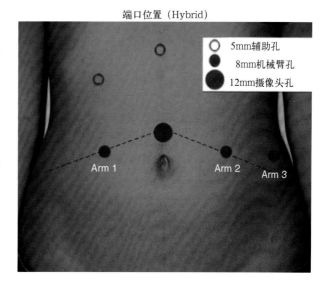

端口位置（Hybrid）

○　5mm辅助孔
●　8mm机械臂孔
●　12mm摄像头孔

Arm 1　　Arm 2　　Arm 3

图4.10　直肠切除时机械臂 Trocar 孔的设置

手术开始前机器人手臂的恰当定位可以减少碰撞。必须注意不要污染机械臂，因为机器人更接近无菌的手术区域内，拆除机械臂时同样需要注意。需小心地移动机械臂到患者的周围，移动过程中注意患者面部、放在蹬型支架上的腿部或者没有收拢好的手臂（框4.2）。如果手术过程中机器人有损伤患者的可能，那么机器人的摆放位置要重新进行评估，患者

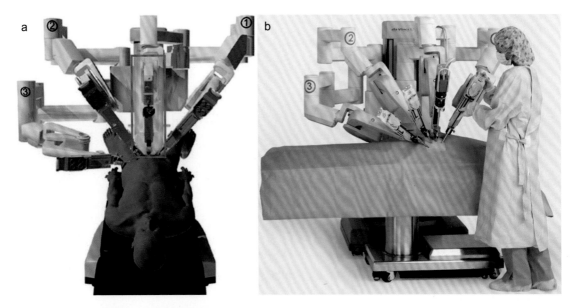

图 4.11 机器人套管针，黑线指示遥测传感器

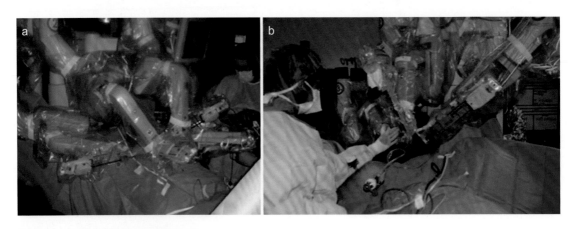

图 4.12 上图显示盆腔和侧边对接

（a）盆腔对接 ；（b）侧边对接

可能受伤的部位也要进行针对性的保护。机器人上的蓝色指示标签可以为镜头臂在患者体表的恰当定位提供指引标记（图 4.13，图 4.14）。

框 4.2 提示

机器人的基线必须有序排列，平行于体外器械 Trocar 之间的虚拟线（通常是 1 号机械臂和 3 号机械臂之间）。

机械人手臂定位不良　　　　　　　　　　　更好的机器人手臂定位

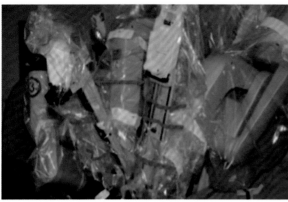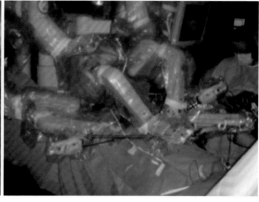

图 4.13　机械臂碰撞（左图）和 最大化臂间距（右图）

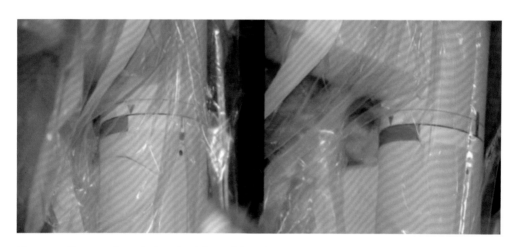

图 4.14　位置不理想（左图）和 蓝色区域内（右图）

五、仪器接入

　　机器人手术器械应在直视下小心地接入，并将记忆离合器按下以防止损伤组织。仪器在接入时应保持末端拉直，避免扎破 Trocar 外套，同时应在直视下进行以防止组织损伤。当更换手术器械时可以将镜头臂后退以扩大视野。如果是第一次接入，离合器按钮需要打开，以滑动仪器和安置机械手臂。如果接入是要更换手术器械，将新工具插入到现有位置的过程中，离合器按钮不需要打开。在最终复查安装以及检查完视野和手术区域后，医生就可以进入操控台了。

六、拆除

　　机器人使用最后的一个步骤是设备的拆除。这个过程也要认真仔细地执行。首先必须从患者的腹部取出器械，这个操作要在直视下完成。接下来机械臂可以从 Trocar 中撤出来，小心收回，远离患者。然后可将机器人从手术台旁撤离。在收回机器人的过程中，要避免伤到患者或者损坏机械臂。要注意保持机器人的无菌状态，直到医生确认不再需要重新使用机器人进行操作。

一般技术

1. 操纵摄像机和手术器械

为了正确地移动和定位相机，医生在双手操作的同时还要踩下脚踏板。由于机器人系统的运动缩放功能和视野的变化，操作者需要随时重新定位到最佳的手术位置。当主控制器到达运动的最大限度或外科医生的操作位置变得不舒服时，可以使用离合器功能来调整双手位置。医生最多可以在垂直于仪器轴位的 90°范围内移动器械，这有助于进行一些复杂的操作，如牵拉显露重叠的解剖结构，以进行缝合打结的操作等（框 4.3）。

> **框 4.3 提示**
>
> 用左手频繁切换 2 号和 3 号机械臂，使用两者进行各种组织的牵拉，熟练掌握后，外科医生可以有"第三只手"进行手术的感觉。

能量器械可用于组织器官的凝血、切割和组织分离。包括单极和双极电外科产品（电能）、谐波™ ACE（机械能）。抓钳可用于各种组织的操作，如腹膜或者子宫。牵拉器械可以用来为外科医生提供有效的手术视野，帮助机器人外科医生充分控制手术范围。血管夹可以进行血管夹闭的操作。持针器可以夹持不同类型的针进行缝合。SutureCut ™持针器上有一个完整的切割刀片可以在打结完成后即割断缝线。

2. 持针，缝合，打结

精确操作是机器人手术的主要优点之一。但是由于缺少触觉反馈，同时机械臂力量强大，在持针时若抓错位置时有可能使针弯曲甚至折断。

外科医生必须完全在视觉反馈和经验的基础上完成一个完美缝合，缝合过程需小心进行，不能发生缝线撕断。把针放置于持针器上，在切口附近做一个缝合。拉出缝合线，留出小小的缝合线尾端。移动持针器绕弯型抓钳顶端一周形成一个圈。移动两个器械，使弯型抓钳通过线圈钳住缝合线尾端，同时维持线结缠绕倾斜的根部。收回抓钳拉紧单结。采用其他的方法时，术者在不触碰左侧缝线的情况下，抓住缝线右侧端，围绕左侧线头绕成一个环。接下来右侧的器械从圈下穿过，并抓住穿过来的右侧尾端，圈由穿过的右侧线尾绕成。然后用右侧器械拉住右侧尾端，从左侧缝线下穿过。再用左手器械抓住左侧线头，分别牵拉两侧打结，可以在上面以相同的方式再交替打一个结，不用交换机械臂。

3. 电凝／能量的控制

机器人手术中电凝操作是通过踩脚踏板执行的。如果错误地踩下脚踏板电凝血管，可能会引起严重出血或者损伤周围组织。术者在主操控台上可以看到提示。

七、结直肠手术的高级工具

（一）机器人双极血管闭合器

EndoWrist™血管闭合器是一种机器人一次性双极电凝工具，可以用来封闭直径7mm以下的血管。凝闭血管后，仪器可以机械性切断组织。本仪器采用了与腹腔镜手术双极电凝设备相同的原理，但增加了机器人臂特有的精确度、灵活性、可控制性和稳定性。

（二）机器人机械臂

EndoWrist™吻合器长度为45mm，是仿照人类的手设计的，能够进行灵活和全方位的运动。使用EndoWrist™机械臂，外科医生可以在骨盆等狭窄的区域进行灵活的操作，用腹腔镜手术的传统器械到达这些区域是非常困难的。

（三）荧光成像技术

机械人系统可以使用近红外成像技术监测注入血中的吲哚菁绿。机器人的摄像头配备了一个803nm的激发激光光源，它能够照亮手术野，使吲哚菁绿激发，显示出绿色的光芒，从而鉴定出灌注的组织。在结直肠手术中，这项技术可以用来在横断和吻合前评估肠壁灌注的情况，以便在必要时外科医生选择灌注更好的位置为横断点。

八、预防设备故障

外科医生必须保持不同端口之间的距离至少为8～10cm，以便机械臂可以最大范围地活动，并避免互相碰撞。医生也必须在外部调整机械臂，使其不会发生碰撞。机械臂需预先通过调整摆在最佳位置，最大限度地减少外部的冲突（限制活动范围）以及内部的撞击。一旦发生碰撞，如果可能医生必须重新定位机械臂。

理想状态下，整个手术过程中医生都能看见机器人手术器械，这样可以将腹腔内脏器意外损伤的概率降到最低。只要有可能，医生必须在可视的情况下传递器械。如果不这样做，同时床旁助手又缺少经验，就会增加肠壁损伤甚至撕裂的风险，更多的情况是肠系膜、血管以及空腔器官的损伤。

九、机器人术前检查表

1.执行程序
(1) 全自动机器人与混合系统加上腹腔镜组件
(2) 加入额外一种方法（例如，机器人子宫切除术）
2.患者位置（预期的机器人对接时间）
头低足高仰卧位不推荐应用于连续4小时以上的手术
3.对接位置（体侧、骨盆等）
(1) 手术设备：套管针、末端执行器、12mm和8mm镜头和荧光成像
(2) 所需设备（手术室内）：能源，夹子，吸引器，吻合器等。

（3）标本取出切口／方案

（4）药物：吲哚菁绿、马卡因等。

（5）显示器／设备的位置

（6）机器人控制台设置

（7）除关闭外备选的对接方案

十、参考文献

1. Satava RM, Smith RD, Patel VR. Fundamentals of robotic surgery: consensus conference on curriculum. 2012. NextMed/MMVR 20, San Diego, CA, 2013.

2. D'Annibale A, Morpurgo E, Fiscon V, et al. Robotic and laparoscopic surgery for treatment of colorectal diseases. Dis Colon Rectum. 2004;47(12):2162-8.

3. Ramamoorthy S, Obias V. Unique complications of robotic colorectal surgery. Surg Clin North Am. 2013;93:273-86.

4. Kenngott HG, Muller-Stich BP, Reiter MA, Rassweiler J, Gutt CN. Robotic suturing: technique and benefit in advanced laparoscopic surgery. Minim Invasive Ther Allied Technol. 2008;17:160-7.

5. van der Meijden OA, Schijven MP. The value of haptic feedback in conventional and robot-assisted minimal invasive surgery and virtual reality training: a current review. Surg Endosc. 2009;23: 1180-90.

6. Guru KA, Sheikh MR, Raza SJ, Stegemann AP, Nyquist J. Novel knot tying technique for robot-assisted surgery. Can J Urol. 2012; 19:6401-3.

7. Agcaoglu O, Aliyev S, Taskin HE, Chalikonda S, Walsh M, Costedio MM, Kroh M, Rogula T, Chand B, Gorgun E, Siperstein A, Berber E. Malfunction and failure of robotic systems during general surgical procedures. Surg Endosc. 2012;26:3580-3.

第 2 部分

右半结肠和回盲部切除术

第 5 章 右半结肠和回盲部切除术：腹腔镜手术

Joseph C. Carmichael，Michael J. Stamos

一、简介

在本章中，我们将介绍腹腔镜技术在右半结肠切除术及回盲部切除术中的应用。这一技术在方法手段上有很大差异，我们将其分为 7 个基本步骤以简化手术流程。本章采用腹腔镜中间入路法说明右半结肠切除术的 7 个步骤。这一入路的替代方案包括由下到上入路，外侧向中间入路也会有所介绍。手辅助腹腔镜、单孔腹腔镜及机器人手术本章也有所涉及，但是在本书的其他章节有更详尽的介绍。在本章的最后，将会讨论几种困难的手术情况及并发症的处理方法和技巧。

二、背景

第一篇腹腔镜右半结肠切除术的报道发表于 1991 年。从那时起，腹腔镜手术已经在临床随机对照研究中被证实对患者有独特的益处，包括出血量少、住院时间短、术后疼痛较轻、围术期并发症发生率低及肠功能恢复较快等。

尽管已经证实有许多优势，但是腹腔镜结直肠外科的进展远远慢于外科其他领域。事实上，2009 年美国医院进行的一项回顾性研究发现，121 910 例结直肠手术中只有 35.41% 是通过腹腔镜手术完成的。相比之下，代谢外科领域腹腔镜技术的应用在短时间内得到了很大的推广。1998 年有 2.1% 的肥胖症外科治疗是腹腔镜手术，而在 2002 年，腹腔镜手术的应用率达到了 17.9%。在 2004 年，高达 76% 的胃旁路手术是腹腔镜下完成的。

腹腔镜技术在结直肠外科中应用受限有很多原因。一项加拿大结直肠腹腔镜外科的调查显示，只有一半的外科医师尝试过腹腔镜手术。外科医师缺乏足够的手术时间及正规的训练是其无法为患者实施腹腔镜手术的主要原因。而且已经证实，培训腹腔镜结肠切除术技术的学习时程是比较长的。一项包括 4852 位熟练掌握开放结肠切除技术且自学腹腔镜结肠切除技术的外科医师（未接受系统的腹腔镜结肠切除术训练）的研究显示，熟练掌握腹腔镜技术需要做 87 ～ 152 例手术。

腹腔镜右半结肠切除术为外科医师学习更加复杂的腹腔镜结肠切除技术提供了坚实的基础，因为在技术上它比左半结肠切除术及直肠切除术相对容易。一项 900 例接受腹腔镜结肠切除术患者的研究表明，腹腔镜右半结肠切除术的中转开腹率为 8.1%，与之相比腹腔镜左半结肠切除术中转开腹率为 15.3%。左半结肠切除术是中转开腹的独立预测因素。腹腔镜右半结肠切除术的学习曲线大约是 55 例，而腹腔镜左半结肠切除术的学习曲线大约为 62 例。在接受系统培训的结直肠外科住院医师中，右半结肠切除术学习曲线要短很多。进行 10 例操作就可以使绝大部分的住院医师在临床实践中熟练掌握腹腔镜右半结肠切除术，而左半结肠切除术需要超过 30 例的练习。腹腔镜右半结肠切除术相对简单，这也是为什么从 2007 年到 2009 年 34.1% 的右半结肠切除术是由腹腔镜完成，而直肠切除术腹腔镜只占不到 10%。

腹腔镜结肠切除术有很多益处，但是技术上的挑战很大而且学习比较困难。有证据证明腹腔镜右半结肠切除术在练习早期更容易掌握，也是一名外科医生发展其腹腔镜结肠切除技术的绝佳起点。

三、手术室布置及患者体位

如何在患者进入手术室后尽快开始腹腔镜右半结肠切除术存在争议。有学者提倡截石位，因为在分解肠系膜及游离升结肠时术者可以站在患者两腿之间（框 5.1）。截石位也方便进行术中肠镜探查及使用吻合器。另一种体位是仰卧位，患者左臂紧贴身体方便外科医生及助手站于患者左侧。仰卧位对手术室工作人员来说更加简单，而且也不影响手术的进行。同时也可以避免截石位引起的腓总神经损伤风险。

> **框 5.1 提示**
> 如果需要术中行结肠镜定位或有使用经肛门吻合器的话要采取截石位。

腹腔镜手术的显示器应该放置在患者的右侧。在比较老的腹腔镜设备上，显示器放置在高处，术者需要持续抬头查看。现代可移动腹腔镜显示器可以直接放置在与术者眼睛同一水平。术中显示器的位置可以不断调整以直接朝向手术操作者并且与术者视线保持垂直。

理想情况下，气腹管、电灼电线、能源设备线及腹腔镜显示器连接线应该通过患者的右肩处传至手术台下。长的无菌一次性器械袋应粘贴在各种腹腔镜器械左右两侧。手术中需要一些特殊体位时，应将患者在手术台上固定好。患者被固定在手术台上的软泡沫或者卵形托垫上，这样在采用角度大的头低足高仰卧位时可增加患者背部与手术台之间的摩擦力，并且最大程度减少压力以避免可能出现的神经损伤。衬垫带放置于患者的大腿及胸部，这样在手术台倾斜时患者不会滑动。

四、Trocar 孔位置及标本取出位置

各腹腔镜 Trocar 孔位置相隔 10 ~ 12cm。首先，一个 Trocar（使用 5mm 或 12mm，取决于所选镜头大小）通过气腹针孔放置于腹部中央，位于耻骨联合与剑突连线的中点。在中央镜头周围有多种选取穿孔位置的方式，中央的镜头孔通常垂直延长作为最常用的标本取出及后续体外吻合的位置。经典的 4 孔技术包括 3 个 5mm Trocar 孔，Trocar 孔通常位于左下象限（LLQ）L1，下中线（LM）L2，以及左上象限（LUQ）L3。LM 孔通常置于脐部孔下 10 ~ 12cm，LLQ 孔置于脐部孔及下中线孔连线的中点处（框 5.2）。最后，再置入 LUQ 孔。如需进行镜下吻合或体内缝合，LLQ 孔可以扩大为 12mm 孔（见图 5.1

Trocar 孔位置）（框 5.3）。

> **框 5.2 提示**
>
> 为看清上腹部血管，应横向放置 LLQ 孔。对于肥胖患者应根据血管位置向中线移动。

> **框 5.3 提示**
>
> 4 孔技术可以提供最佳的手术视野，3 孔技术仅有手术者使用的 L1、L2 Trocar 孔，而无辅助孔。

应用 LLQ 孔 L1，LUQ 孔 L2，上中线孔 L4（均为 5mm）创伤较小为一些外科医生所喜爱。标本取出及体外吻合可以通过一距离较远的右侧切口（腹直肌鞘外）完成。远离中线、分开肌肉的切口有降低切口疝发生率的优势。此外，标本取出及肠管吻合可减少结肠的活动。标本取出的另一位置是在低横断面的普芬南施蒂尔

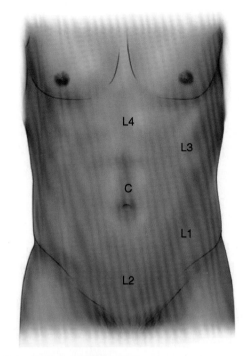

图 5.1　Trocar 孔位置
C：5mm 或 12mm 镜头孔；L1：5mm 或 12mm（吻合用）右手 Trocar 孔；L2：5mm 左手 Trocar 孔；L3：5mm 辅助孔（3 孔技术中不存在）；L4：可取代 L2 的 5mm 孔

（Pfannenstiel）切口，这样可以降低切口疝的发生率及改善术后外观。这种手术方式通常需要体内吻合，可以在 LM 位置放一 12mm 孔来分离结肠、回肠，完成体内吻合，吻合完成后该孔可以切开作为标本取出口。

五、手术步骤（表 5.1）

表 5.1　手术步骤及操作难度

手术步骤	技术难度等级（1 ～ 10 级）
1. 腹腔镜探查	1
2. 识别并结扎回结肠血管	3（从中间向外侧） 4（从外侧向中间）
3. 分离腹膜后层面及识别十二指肠	3（从中间向外侧） 4（从外侧向中间）
4. 分离右半结肠及回肠末端	2
5. 分离近端横结肠及结肠肝曲	4
6. 识别并结扎中结肠血管	6
7. 体外吻合、闭合及（可选）再次检查	2
体内吻合	6

（一）腹腔镜探查

术者及助手均站在患者左侧：术者面向患者足部，助手面向患者头部。检查肝及腹腔是否存在转移病灶，使用轻度的头高足低位有利于此步骤的进行（框 5.4）。将床向左侧倾斜，小肠会移动到腹腔左侧。回肠位于盆腔内。大网膜被放置于横结肠之上。有些需要采取头低足高位以保持横结肠位于手术视野之外。有一种说法：右半结肠手术就是十二指肠手术，其正确性不言而喻，因为通过右半结肠系膜可以看到十二指肠第二部分（十二指肠降部）（见图 5.2）。

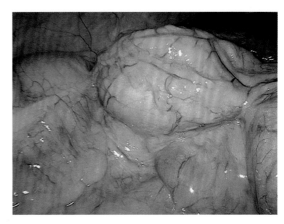

图 5.2 右半结肠及十二指肠

框 5.4 提示

相对于头高足低的体位，头低足高位的倾斜程度主要取决于网膜向上移动、横结肠向头部移动以及小肠向头部移动或向盆腔内移动的程度。

（二）识别并结扎回结肠血管

助手夹住位于盲肠内侧靠近中线的结肠系膜，将其向右下象限前方腹壁提起。这样会提起回结肠蒂以方便识别。回结肠动静脉源自肠系膜上动静脉，当助手适度地提起右半结肠系膜时，回结肠蒂呈直线正对盲肠，易于识别（见图 5.3，图 5.4 和框 5.5）。

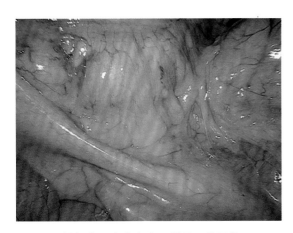

图 5.3 提起盲肠产生张力下所见回结肠蒂

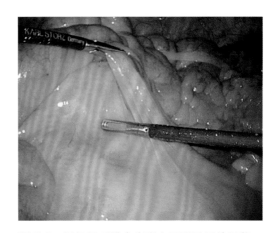

图 5.4 提起肠系膜产生张力下所见回结肠蒂

框 5.5 提示

不要错将回结肠蒂当作小肠系膜的回肠分支。可以先找出并剪开毗邻十二指肠的升结肠系膜的"裸区"。

提起回结肠蒂后，锐性切开或电钩烧灼打开腹膜基底部。术者左手持腹腔镜抓钳，右手持腹腔镜剪刀或电钩来完成。当使用无辅助孔的 3 孔技术时，术者钳住盲肠或者盲肠系膜将其向右上方腹壁方向牵拉。用剪刀锐性切开腹膜，腹膜打开后则无需电钩灼烧止血。使用单极电钩也可达到同样效果。在这一区域使用双极电钩时会使组织融合在一起而不是使其分离（框 5.6）。

框 5.6 提示

为避免损伤回结肠蒂的回肠分支，应在尽可能靠近肠系膜的地方切开腹膜并且进行平行于蒂的钝性分离以避免出血。

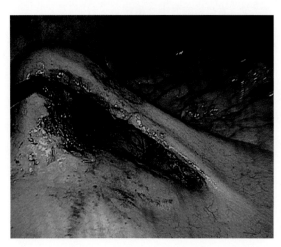

图 5.5　开放窗口及切除十二指肠前的回结肠蒂

位于回结肠蒂头侧的肠系膜窗很明显并且可以锐性打开。打开回结肠血管前的腹膜。一般在结扎血管前单独分离回结肠动脉和静脉是没有必要的，但是回结肠蒂应完全分离清晰并且在结扎前应仔细辨别十二指肠（见图 5.5）。

血管结扎可以用 5mm LigaSure 血管闭合器、ENSEAL 组织闭器或者 THUNDERBEAT 凝切双能等多种能量设备完成（框 5.7）。在助手持续拉起盲肠及横结肠时，术者通过 LM 孔 L2 用左手持能量器械是典型处理方法。在用超声刀烧灼前减轻组织张力，避免

由于不完整闭合或组织损伤引起出血。一旦出血，术者右手通过 RLQ 孔 L1 所持的肠钳是安全工具，可快速闭合先前离断的回结肠蒂底端。有些术者喜欢在蒂的近端使用夹子，术中需要单个进行切开和分离。另一种方法是腹腔镜在 5mm 的孔使用，通过中间的 12mm 的镜头孔或者任何一个 12mm 的其他的操控孔，使用装有血管钉的内镜切割闭合器来离断回结肠蒂。

框 5.7 提示

在允许血管闭合器垂直通过的 Trocar 孔使用血管闭合器，以避免出血，而且应准备好血管夹或圈套器以应对可能的出血。

（三）腹膜后平面的分离及十二指肠的识别

在中间向外侧入路或者下方到上方入路提起右半结肠系膜时，回结肠血管基底部的腹膜打开后，腹膜后组织会下垂。邻近胰头部的十二指肠第二、第三部分会暴露出来，在其周围无须烧灼止血（框 5.8）。沿腹膜后平面向外侧和向上分离。助手通常手持腹腔镜形成 30°角，在这一过程中镜头需朝上（框 5.9）。助手同时将抓钳放置在升结肠及其系膜下，

用来牵引和掩盖升结肠（见图 5.6）。这时腹膜后平面也扩展至右侧腹壁及紧邻结肠肝曲下方。在分离至侧腹膜后该过程结束。如果分离时沿着校正的无血管路线分离，则一般情况下无须分辨和识别右侧输尿管。外侧向中间入路时，可以通过从中心线处翻转升结肠及盲肠而分离相同的平面。

> **框 5.8 提示**
> 注意区别腹膜后与结肠系膜间脂肪颜色的变化，清理分离时使用钝性分离，要有足够的反向牵引力。

> **框 5.9 注意事项**
> 十二指肠及胰头部操作应格外轻柔，以避免导致 Henle 干出血。

（四）游离右半结肠及回肠末端

患者置于角度较大的头低足高位，提起位于盆腔中的回肠，以暴露回肠系膜基底部。较瘦的患者，可以透过腹膜看到右侧输尿管，但是如果选择了无血管的分离路线，则不需识别并分离输尿管。助手将回肠向上腹部提起。术者用剪刀锐性分离盲肠及末端回肠尾侧的腹膜。

助手或者术者抓住盲肠及阑尾并将其向左上象限提拉。术者左手持能量器械（LigaSure，ENSEAL，THUNDERBEAT）或电切设备（剪刀或电钩），通过 LM 孔 L2 来分离升结肠外侧附着物。术者右手经 LLQ 孔 L1 抓住盲肠及升结肠向中心和头侧提拉，或向中心推向解剖平面。分离操作始终保持在 Gerota 肾筋膜前方，这点应格外注意（见图 5.7）。腹腔镜下右半结肠切除术应该避免的一个错误是在 Gerota 肾筋膜后方向肝部游离（框 5.10）。在中间向外侧入路中，由于解剖平面与之前分离的腹膜后解剖平面相连接，腹膜很容易游离下来。分离右半结肠末端或结肠肝曲的附着物时有可能需要将患者置于头高足低位。

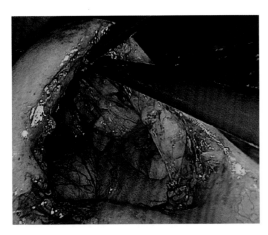

图 5.6　向上提拉升结肠并向腹膜后腔内侧打开肠系膜

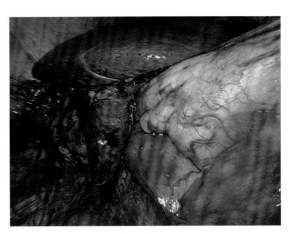

图 5.7　外侧入路游离结肠可见腹膜后腔及十二指肠

> **框5.10 注意事项**
>
> 尽可能贴近盲肠及升结肠壁分离附着物，以避免损伤输尿管及性腺血管，并保持在正确的解剖层面。

末端回肠的游离程度对是否有足够的长度进行体外吻合至关重要（框5.11）。有时回肠粘连于盆腔较深位置，这就需要充分地松解和周围组织的粘连。这时采用角度较大的头低足高位，有助于盆腔中的小肠向上腹部移动离开盆腔。有利于术中识别小肠系膜及腹膜后腔之间需切开的腹膜线。

> **框5.11 提示**
>
> 在游离升结肠之前要对回肠系膜有足够的游离。

（五）游离近端横结肠及结肠肝曲

右半结肠完全脱离外侧附着物后，下一步需游离结肠肝曲。通常在这时术者与助手交换位置，术者站在助手的右侧（两人均位于患者左侧）（框5.12）。术者右手持双极电钩（LigaSure，ENSEAL，THUNDERBEAT）通过 LUQ 孔 L3，左手持防损伤抓钳通过 LLQ 孔 L1。助手右手持腹腔镜，左手持防损伤抓钳通过 LM 孔 L2。横结肠向尾侧牵引，可以在胆囊窝下方看见十二指肠近端。偶尔需要助手提拉胆囊来充分暴露结肠肝曲。对于肥胖患者，可能需要一个额外的 Trocar 提拉肝脏头端。如果需要用到这一步骤，Trocar 可以置于之前预定的标本取出位置，以达到最小化切口。

> **框5.12 提示**
>
> 根据设定的远端切除边缘，外侧入路时可以持续向中心线和头侧均匀翻转盲肠及升结肠，来分离结肠肝曲及横结肠近端，这样无需在分离中先进入小网膜囊。

某些情况下，仅仅向尾侧牵拉横结肠无法获得足够的反向牵引力（框5.13）。这时术者应更换器械，用右手向头侧牵拉大网膜或胆囊和肝脏头端，用左手解剖和分离大网膜及肝结肠韧带，助手向尾侧牵引横结肠或结肠肝曲。

> **框5.13 提示**
>
> 横结肠和大网膜之间保持足够的牵拉和反向牵拉，这样进入小网膜囊会更加容易。

用能量器械分开大网膜和结肠肝曲。在这一过程中，一定要对十二指肠、横结肠及中结肠血管的位置有明确的认识，这对手术至关重要。另外，有时升结肠和横结肠会被大网膜紧紧包裹在一起，分离升结肠及横结肠之间的网膜附着物对此有帮助且有利于所需样本分离取出。

（六）识别并结扎中结肠血管

在肿瘤位于远端的患者中（结肠肝曲／邻近横结肠），中结肠血管的右支或中结肠血管干（高位结扎）需要分离（框5.14）。在尝试取出样本前一定要保证对横结肠进行了足够的游离。有两种方法可以分离中结肠血管，具体采取哪种方法要看网膜的长度及厚度。分离完大网膜后，先向尾侧方牵拉横结肠，有助于暴露中结肠血管（图5.8，图5.9）。此时，可以在中结肠血管下方开拓一平面，沿中线侧或头侧路径分离出来。另外一种手段是可以从下方暴露中结肠血管。将横结肠向肝脏牵拉，用两把钳子抓住末端横结肠以撑起肠系膜（图5.10）。识别并确定血管后，就可以分离并结扎。

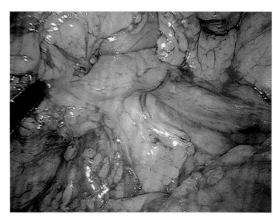

图5.8 沿头侧路径可见中结肠血管

框5.14 注意事项

在小网膜囊内分离近端横结肠基底系膜时，动作要轻柔，以避免胰十二指肠静脉的损伤导致显著出血。

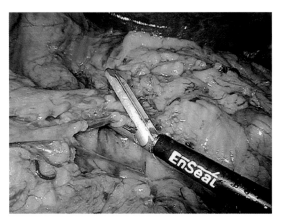

图5.9 沿头侧及中线侧路径识别并分离中结肠血管

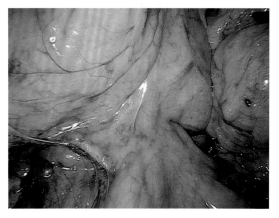

图5.10 沿尾侧路径可见中结肠血管

（七）体外吻合、闭合及再次检查

完全分离结肠及回肠后，在需要时离断回结肠蒂及中结肠血管，术者就可以进行回结肠吻合。首先我们来介绍应用更为普遍的体外吻合术。在盲肠或者阑尾上放置一腹腔镜Babcock钳以方便取出标本。脐上的镜头孔沿中线向头侧延长可作为标本取出位置，如果有右上象限的孔，可以侧向延伸分裂肌肉进入腹腔。置入小号或中号的Alexis切口牵引器并取出标本。用75mm×3.5mm线形切割闭合器离断回肠及横结肠，用双极电钩分离任何剩下的回肠及横结肠系膜。回肠和结肠通常使用标准的侧侧方式吻合。在回肠和结肠置入75mm×3.5mm线形吻合器，进行侧侧吻合。通常用一个60mm×3.5mm的TA吻合器关闭肠管。如果需要，可用 3-0 的 Vicryl Lembert 加强缝线沿整个 TA 吻合线或吻合线角进行加固。吻合结束，在更换手套和器械后，关闭取样本孔的筋膜并再次检查腹腔。

（八）体内吻合

体内吻合难度较大但对患者更为有益，需要更复杂的腹腔镜技术才能完成。此技术会在单独的章节里详细叙述。理论上的优势包括：①因吻合远离皮肤切口从而手术部位感染率较低；②术后肠粘连和小肠梗阻的发生率较低；③腹部切口较小，术后疼痛较轻；④吻合过程中可以更好地观察肠系膜以减少系膜扭转的发生率；⑤由于术后较少使用镇痛药，从而减少术后肠梗阻的发生；⑥可以较小的切口取出标本（如 Pfannenstiel 切口）。此技术的缺点是手术难度较大，可能出现腹腔渗出物及延长手术时间。

体内体外吻合方式的比较结果各有利弊。有些研究发现体内吻合技术与一些正面结果相关，如术后肠梗阻减少，切口更短，术后疼痛较轻，住院时间减少。然而，这些结果是相对而言，除了美容效果外两者区别并不是特别大。此外，这些研究结果来自一组人数不多，但有着丰富体内缝合经验的外科医生。大样本的体内吻合技术是否会有相同的结果还是未知的。下面纳入 945 例患者的系统综述并未发现体内吻合和体外吻合在吻合口瘘发生率和死亡率上存在差别，这需要进一步的随机临床研究以得出结论。

体内回肠结肠吻合有很多种技术，这里描述的只是外科医生可采用的办法之一。左下象限孔扩大为 12mm 来放置 Endo GIA 切割闭合器，或者也可以在设定的标本取出位置打一 12mm 孔。末端回肠残余的肠系膜用双极电钩在体内分离，末端回肠用 60mm Endo GIA 切割闭合器离断。残存的横结肠系膜也应离断，横结肠用 60mm Endo GIA 切割闭合器离断。对于普通的回结肠切除术，回肠和结肠一侧对一侧侧逆向蠕动对齐。在标准的右半结肠切除术中，回肠和结肠侧侧逆向蠕动对齐。这样在吻合过程中更加方便 Endo GIA 吻合器的置入。3-0Vicryl 固定缝线穿过回肠和结肠，将两者并排，在左下象限孔拉出缝线。在横结肠和回肠系膜游离缘对侧切开小肠管。60mm Endo GIA 吻合器的 3.5mm 头端通过左下象限 Trocar 孔进入两肠管内，砧头一端留在末端回肠内。通过左下象限 Trocar 孔使肠和吻合器平行对齐进行缝合，开启吻合器并退出，这样就形成了侧侧吻合。通常切开的肠管需 3-0 Vicryl 缝线连续缝合两层。肠系膜的开口不关闭。冲洗腹腔，标本通过 Pfannenstiel 切口取出。5mm 以上的孔处筋膜用可吸收线缝合。

（九）手术途径

1. 中央向外侧路径
中央向外侧路径是最常用的技术，步骤 1 ~ 7 已在上文中叙述。

2. 外侧向中央路径
外侧向中央路径也用上述的 7 个基本步骤，但是顺序有所变化。在这一方法中，步骤顺序是 1，4，3，5，2，6，7。如果回结肠蒂周围解剖结构不清晰，可以使用外侧向中央入路。这一入路也可以用于由于可能累及胰头导致肿瘤无法切除的患者。这项技术可以在不需切除结肠的情况下，探查回结肠蒂及后腹膜腔。最后，如果患者仅仅是因为炎性肠病行回结肠切除，那么这项技术可以通过标本取出位置进行体外血管结扎。这一方法的缺点是肠系膜的分离比中央向外侧方法中腹膜后腔的钝性分离要慢。此外，手术过程中十二指肠的识别较晚，导致意外损伤容易发生。

3. 下侧向上侧路径

下侧向上侧路径的步骤顺序是 1, 3, 2, 4, 5, 6, 7。当回结肠蒂周围解剖结构不清晰时，也可应用此技术。提起回肠，切开回肠系膜与腹膜后腔相粘连的区域，可以更早进入腹膜后平面。通过钝性分离可以快速打开回肠系膜和腹膜后腔之间 Todlt 间隙。下侧向上侧方法的优势是不需分离回结肠蒂就可以完整地探查腹膜后腔，更有利于结肠切除。如果需完全避免离断回结肠蒂的话，该技术是回结肠切除的实用技术。这一入路的缺点是在肥胖患者中，平面可能不清晰且牵拉末端回肠比较困难。

六、手辅助腹腔镜右半结肠切除术

在下一章节我们将更详尽地描述并讨论这一技术。在手辅助腹腔镜右半结肠切除术中可以有许多种 Trocar 孔的放置。此外，不同术者有不同的手术顺序。手取物孔一般置于中腹部，以方便体外吻合时取出横结肠。助手的工作仅限于把持 30° 腹腔镜。

手辅助腹腔镜右半结肠切除术尚存在很多争论。有些学者发现，手辅助腹腔镜和传统腹腔镜的短期疗效是相似的，因此建议应根据术者的喜好及方便程度来进行选择。其他学者声称由于两种技术没有差异，全腹腔镜方法应作为首选。手辅助手术的明显优势是它对助手的要求不高并且在适当的位置可以用手操作，使牵拉肠管更简单。手辅助手术的缺点是腹部切口较大，而且有时由于手在视野中而使手术视野不清晰。

七、特殊注意事项及并发症

1. 二次腹部手术

对之前多次接受过开腹手术的患者行腹腔镜手术会有较大的难度。第一个需要克服的障碍是建立到达腹腔的通路。显然，之前的手术切口位置需要避开。放置 Hasson 套管针的开放技术安全性高，但是在腹壁厚的肥胖患者难度较大。如果需要气腹针经皮穿刺的话，最安全的两个点是脐和左上象限 Palmer 点。提起脐部筋膜来置入气腹针会增加腹膜后和腹膜内组织的距离。在这项技术中，邻近脐部放置套管针，通过皮肤切口用夹钳夹住并提起皮下的脐部筋膜。然后就可以安全置入气腹针。然而，如果患者之前接受过经腹中线剖腹手术，不适宜再应用此技术。

另一个安全的方式是利用 Palmer 点行经皮气腹针置入。这项技术最初由法国的妇科医生 Rahoul Palmer 提出，包括在左侧肋下锁骨中线置入气腹针。这个区域与其下方肠管粘连的可能性较小，而且肋下这个位置的腹膜会自然上提。

安全置入腹腔镜后，下一个挑战就是二次手术腹部的腹腔内粘连。通常来说，这些粘连应锐性分离开。由于热能在组织间传递有造成肠损伤的风险，故应避免使用电钩。用无损钳夹持肠管时，大面积钳夹肠管会比小范围钳夹肠管更加安全。最后，谨记致密的粘连必要时建议转为开放手术。之前已经提到过，对于接受过腹部手术的患者，腹腔镜结肠手术出现中转开腹是可以接受的。

2. 病态肥胖

有大量腹腔内脂肪的患者会给腹腔镜右半结肠切除带来巨大的挑战。肥胖已经在炎性肠病中确认增加腹腔镜切除术的复杂程度，包括更多的出血量、更长的手术时间以及更高的中转开腹率。主要的困难在分离回结肠血管蒂时，较厚的肠系膜会使平面模糊而不好辨认。助手向右下象限较好地牵起盲肠是提起血管蒂的关键。此外，大网膜可能与右半结肠相连，从而将横结肠牵拉到这个区域。尽早地将大网膜从右半结肠分离下来是打开回结肠蒂周围的手术区域的关键。进入腹膜后腔后，分离时会比瘦一点的患者容易。

3. 克罗恩病

回结肠克罗恩病的腹腔镜手术也是有特殊挑战的领域。炎性改变会使正常情况下容易钝性分离的平面粘在一起。炎性反应也会导致肠系膜增厚、缩短，从而使体内分离及体外提取和分离均较困难。有可能瘘管会出现，所以有必要至少切开三个腹部象限，以寻找可行的手术方法。在腹腔镜手术中很难发现微小的小肠狭窄性病变，而且术前影像检查大约1/3患者的狭窄情况会被漏诊。

然而，尽管有上述各种问题，克罗恩病的腹腔镜外科还是存在可能的。在一项比较回结肠克罗恩病腹腔镜辅助和开腹手术的随机对照试验中，腹腔镜组术后30天并发症发生率更低（10% vs. 30%），住院时间更短（5天 vs. 7天）以及90天相关治疗费用更低。腹腔镜手术的缺点是手术时间较长（115分钟 vs. 90分钟）。

克罗恩病腹腔镜手术成功的关键包括良好的术前计划及尽早识别中转开腹的情况。就像上文所提到的，当需对回结肠瘘的患者行乙状结肠切除时，取截石位可以方便吻合器的使用。

4. 局部恶性肿瘤

局部恶性肿瘤会大大提高腹腔镜结肠切除的复杂程度。侵犯腹壁的盲肠或升结肠肿瘤并不是腹腔镜结肠切除的禁忌证。毋庸赘言，手术前的计划及CT检查是至关重要的。手术由中间向外侧路径开始，打开腹膜后平面。分离回肠后就可以处理肿瘤了。可以用电钩处理肿瘤区域周围的覆盖在腹壁上的腹膜。结肠外侧腹膜打开后，提起结肠，腹膜后解剖平面及腹膜外腹壁解剖平面在同一区域可见。这两个平面通过电钩分离的中间组织相连接。当解剖入腹膜后腔时一定要注意识别右侧输尿管。

5. 出血

在腹腔镜及开腹右半结肠切除术中，中结肠血管出血是严重的术中并发症。最常见的原因是过度的牵拉及结构不清晰。需要时刻谨记的是不要使问题更加严重化，如十二指肠热损伤、结肠中静脉或Henle干的撕裂。可以将患者置于角度大的头高足低位，使积血远离出血的血管从而获得更好的视野。如果担心十二指肠热损伤，应避免使用双极电钩进行游离和止血等操作，应用夹子。

6. 肠切开术及十二指肠损伤

肠管和十二指肠损伤可能会在放置气腹针、放置套管针、分离肠系膜或者术中盲插锐性或钝性器械时出现。关于术中肠损伤时有三点最为重要。

首先，处理肠损伤的最好方式就是避免肠损伤。这个就像用安全技术置入气腹针一样简单。此外，套管针及手术器械放入腹腔时应密切观察。还有，使用多用途的器械来避免手术过程中不必要的器械更换。例如，体内缝合时可以用无损钳来夹持缝合针，双极烧灼装置也可以用来钝性分离，剪刀也可以用来钝性分离。避免不必要的器械更换也可以缩短手术时间。

其次，手术期间发现损伤是很重要的。气腹针置入及任何盲插套管针后均应检查腹腔。回结肠和中结肠血管分离前后，均应检查十二指肠。如果有可疑损伤而腹腔镜术中无法充分评估，则需行剖腹手术或小切口开腹手术进行探查。

最后，切记中转开腹手术要远远优于不能充分解决问题的腹腔镜手术。例如，若十二指肠损伤明确，而术者没有熟练的腹腔镜下吻合技术，那么最好通过开放技术来修复损伤。由于十二指肠正好位于标本取出位置的中间线，开腹缝合十二指肠不会明显地扩大切口。

7. 识别肿瘤及病变的难点

在任何直肠和结肠切除术前，必须要看内镜报告的肿瘤位置。已经充分证实，术前内镜定位肿瘤有利于术中定位，且与缩短手术时间和减少出血量有关联。术前一定要保证结肠肿瘤行黏膜下层染色，或邻近明显标志物如回盲瓣。不要完全信任内镜医师考虑的肿瘤位置。在11.3%的结肠切除患者中，结肠镜检查报告是不准确的。"肝曲"及"邻近横结肠"等术语是非常不可靠的。如果对肿瘤位置有疑问，术前一定要再次行结肠镜检查。

如果术中无法找到病变，需要将部分网膜从横结肠或升结肠翻下以获得更好的视野。如果还是不能看到，就需要行术中肠镜检查，来帮助术中定位结肠肿瘤的位置。如果患者是仰卧位，可以将患者改为"蛙腿位"或截石位，来方便术中肠镜进行。

八、总结

腹腔镜右半结肠切除术是一种具有挑战性的手术。然而，就技术难度而言，它也是开始进行腹腔镜结直肠手术的绝佳起点。用腹腔镜技术行结直肠切除术有很多优点。微创右半结肠可以有多种途径，每一种都有各自的优劣。

九、参考文献

1. Jacobs M, Verdeja JC, Godstein HS. Minimally invasive colon resection (laparoscopic colectomy). Surg Laparosc Endosc. 1991;1(3):144-50.

2. Lacy AM, Garcia-Valdecasas JC, Delgado S, Castells A, Taura P, Pique JM, Visa J. Laparoscopy-assisted colectomy versus open colectomy for treatment of non-metastatic colon cancer: a randomised trial. Lancet. 2002;359:2224-9.

3. Veldkamp R, Kuhry E, Hop WC, Jeekel J, Kazemier G, Bonjer HJ, Haglind E, Påhlman L, Cuesta MA, Msika S, Morino M, Lacy AM, COlon cancer Laparoscopic or Open Resection Study Group (COLOR). Laparoscopic surgery versus open surgery for colon cancer: short-term outcomes of a randomised trial. Lancet Oncol. 2005;6(7):477-84.

4. Kang CY, Chaudhry OO, Halabi WJ, Nguyen V, Carmichael JC, Stamos MJ, Mills S. Outcomes of laparoscopic colorectal surgery: data from the Nationwide Inpatient Sample 2009. Am J Surg.

5. Nguyen NT, Root J, Zainabadi K, et al. Accelerated growth of bariatric surgery with the introduction of minimally invasive surgery. Arch Surg. 2005;140:1196-202.

6. Nguyen NT, Silver M, Robinson M, et al. Result of a national audit of bariatric surgery performed at academic centers: a 2004 HealthSystem Consortium benchmarking project. Arch Surg. 2006; 141:445-50.

7. Moloo H, Haggar F, Grimshaw J, et al. The adoption of laparoscopic colorectal surgery: a national survey of general surgeons. Can J Surg. 2009;52:455-62.

8. Miskovic D, Ni M, Wyles SM, Tekkis P, Hanna GB. Learning curve and case selection in laparoscopic colorectal surgery: systematic review and international multicenter analysis of 4852 cases. Dis Colon Rectum. 2012;55:1300-10.

9. Tekkis PP, Senagore AJ, Delaney CP, Fazio VW. Evaluation of the learning curve in laparoscopic colorectal surgery: comparison of right-sided and left-sided resections. Ann Surg. 2005;242:83-91.

10. Stein S, Stulberg J, Champagne B. Learning laparoscopic colectomy during colorectal residency: what does it take and how are we doing? Surg Endosc. 2012;26:488-92.

11. Carmichael JC, Masoomi H, Mills S, Stamos MJ, Nguyen NT. Utilization of laparoscopy in colorectal surgery for cancer at academic medical centers: does site of surgery affect rate of laparoscopy?Am Surg. 2011;77:1300-4.

12. Bergamaschi R. Laparoscopic right hemicolectomy with intracorporeal anastomosis: letter to the "How I do it" article by Y.-H. Ho. Tech Coloproctol. 2011;15(3):559-60.

13. Scatizzi M, Kroning KC, Borrelli A, Andan G, et al. Extracorporeal versus intracorporeal anastomosis after laparoscopic right colectomy for cancer: a case-control study. World J Surg. 2010;34:2902-8.

14. Grams J, Tong W, Greenstein AJ, Salky B. Comparison of intracorporeal versus extracorporeal anastomosis in laparoscopic-assisted hemicolectomy. Surg Endosc. 2010;24:1886-91.

15. Hellan M, Anderson C, Pigazzi A. Extracorporeal versus intracorporeal anastomosis for laparoscopic right hemicolectomy. JSLS. 2009;13:312-7.

16. Cirocchi R, Trastulli S, Farinella E, Guarino S, Desiderio J, Boselli C, Parisi A, Noya G, Slim K. Intracorporeal versus extracorporeal anastomosis during laparoscopic right hemicolectomy-Systematic review and meta-analysis. Surg Oncol. 2013;22:1-13.

17. Vogel JD, Lian L, Kalady MF, de Campos-Lobato LF, et al. Hand-assisted laparoscopic right colectomy: how does it compare to conventional laparoscopy? J Am Coll Surg. 2011;212:367-72.

18. Chung CC, Kei DC, Tsang WWC, Tang WL, et al. Hand-assisted laparoscopic versus open right colectomy: a randomized trial. Ann Surg. 2007;246:728-33.

19. Schadde E, Smit D, Alkoraishi AS, Begos DG. Hand-assisted laparoscopic colorectal surgery (HALS) at a community hospital: a prospective analysis of 104 consecutive cases. Surg Endosc. 2006;20:1077-82.

20. Ng LW, Tung LM, Cheung HY, Wong JC, Chung CC. Hand-assisted laparoscopic versus total laparoscopic right colectomy: a randomized controlled trial. Colorectal Dis. 2012;14: e612-7.

21. Shamiyeh A, Glaser K, Kratochwill H, Hormandinger K, et al. Lifting of the umbilicus for the installation of pneumoperitoneum with the Veress needle increases the distance to the retroperitoneal and intraperitoneal structures. Surg Endosc. 2009;23: 313-7.

22. Barleben A, Gandhi D, Nguyen XM, Che F, Nguyen NT, Mills S, Stamos MJ. Is laparoscopic colon surgery appropriate in patients who have had previous abdominal surgery? Am Surg. 2009;75: 1015-9.

23. Krane MK, Allaix ME, Zoccali M, Umanskiy K, Rubin MA, Villa A, Hurst RD, Fichera A. Does morbid obesity change outcomes after laparoscopic surgery for inflammatory bowel disease? Review of 626 consecutive cases. J Am Coll Surg. 2013;216:986-96.

24. Otterson MF, Lundeen SJ, Spinelli KS, et al. Radiographic underestimation of small bowel stricturing in

Crohn's disease: a comparison with surgical findings. Surgery. 2004;136:854-60.

25. Maartense S, Dunker MS, Slors JFM, et al. Laparoscopic-assisted versus open ileocolic resection for Crohn's disease, a randomized trial. Ann Surg. 2006;243:143-9.

26. Arteaga-Gonzalez I, Martin-Malagon A, Fernandez EM, Arranz-Duran J, Parra-Blanco A, Nicolas-Perez D, Quintero-Carrion E, Luis HD, Carrillo-Pallares A. The use of preoperative endoscopic tattooing in laparoscopic colorectal cancer surgery for endoscopically advanced tumors: a prospective comparative clinical study. World J Surg. 2006;4:605-11.

27. Cho YB, Lee WY, Yun HR, Lee WS, Yun SH, Chun HK. Tumor localization for laparoscopic colorectal surgery. World J Surg. 2007;31:1491-5.

第5章 右半结肠和回盲部切除术：腹腔镜手术

第6章 右半结肠和回盲部切除术：手辅助腹腔镜手术

Julie Ann M. Van Koughnett，Eric G. Weiss

一、简介

我们将介绍用手辅助腹腔镜右半结肠切除术及回盲部切除术。之前的章节中，我们描述了7个基本步骤，有侧方、中央、下方及上方途径等。本章将会介绍在复杂手术情况下出现并发症时使用手辅助腹腔镜的优势及技巧。

二、背景

随着大多数外科专家对腹腔镜技术的广泛采用，结直肠外科也在许多常见的腹部手术中建立起完整的腹腔镜技术。右半结肠切除及回盲部切除就是这样的两个手术。很明显，腹腔镜技术有很多优势，这些优势同样存在于右半结肠切除术中。它是安全的、节省成本的，并且肿瘤学预后较好。接受腹腔镜结肠切除的患者住院时间短，术后镇痛药使用少，恢复快。随着越来越多的医生接受腹腔镜技术的培训，尤其是刚接受完外科住院医师培训的医师接受更专业的结直肠外科培训，使微创结肠切除术发展神速。患者出于对自己预后的关注，也开始寻求微创治疗的手段。

手辅助腹腔镜手术的应用，为外科医师提供了除开腹和普通腹腔镜技术外的结直肠手术的手术方式。手辅助腹腔镜已经应用在结直肠切除、脾切除、肾切除及其他手术中。它在一些复杂的腹腔镜病例中尤其有用。许多研究表明，腹腔镜结直肠切除术中，手辅助腹腔镜的使用，降低了中转开腹的数量。同样它可以减少手术时间，尤其是对于复杂的结肠切除术，如左半结肠切除术和较难切除的病灶。在一项手辅助腹腔镜结肠切除术的前瞻性研究中发现，右半结肠切除比左半结肠切除及全结肠切除更少地使用手辅助腹腔镜，但在整体上来说手辅助腹腔镜对复杂情况更加有用。对于复杂结肠切除术，手辅助腹腔镜与普通腹腔镜手术相比，并发症发生率并没有明显区别。

尽管手辅助技术在腹腔镜切除的过程中，需要一只手进入手术区域，这一技术依然具备腹腔镜外科的优点。就像之前提到的，在困难的腹腔镜切除中，它可以明显减少中转开腹的比例。手辅助腹腔镜和常规腹腔镜标本取出切口的大小相似。短期结果如住院时间、肠功能恢复时间及术后疼痛等，手辅助腹腔镜和常规腹腔镜结直肠手术也是相似的。肿瘤学结果包括环周切缘、淋巴结清扫数等，手辅助腹腔镜和常规腹腔镜结肠切除术的标本相比也是类似的。此外，手辅助腹腔镜结肠切除术手术时间较常规腹腔镜短，当然前提是需要足够的训练及经验。减少手术时间及中转开腹的需要，使手辅助腹腔镜结肠切除与常规腹腔镜及开腹结肠切除术有相似的花费。

对于右半结肠切除术，手辅助腹腔镜技术的应用不像左半结肠切除术那样普遍。在一项手辅助腹腔镜与常规腹腔镜的随机对照研究中，手术时间、中转开腹率、短期疗效如住院时间等并无明显差别。其他研究证实手辅助腹腔镜右半结肠切除术较开腹手术更有优势，包括出血量、肠功能恢复时间及住院时间等。因此手辅助腹腔镜在右半结肠切除术中的应用取决于手术者的个人喜好及对腹腔镜的熟练程度。手辅助孔的应用有利于实现更多的微创右半结肠切除术及回盲部切除术，尤其是对于右侧解剖比较复杂的病变，如右侧局部侵袭性恶性肿瘤和涉及右半结肠和小肠的复杂的炎症性肠病。腹腔镜右半结肠切除术最常用的标本取出位置是腹中线脐周切口，不同的路径的术后外观、远期切口疝的发生率应该是相似的，在一些特殊病例中手辅助方法会有更好的结果。

术前一定要详细了解患者既往疾病史，并请麻醉医师会诊。较瘦的患者适合腹腔镜手术，但可能有心脏或肺部的并存疾病，从而导致手术时不能获得足够的气腹。如果手术所需气腹不能保持在正常压力水平，那就可以降低气腹压力到患者可耐受的程度，与此同时通过手辅助孔获得足够的视野。对于克罗恩病、肿瘤、体积较大腺瘤及其他的可能需要右半结肠切除的疾病，术前一定要熟悉所有的放射及内镜检查资料。术者一定要明确知道病变的范围和位置。对于内镜下不可切除的腺瘤或癌，应行内镜下染料位置标记。除非病变明确位于盲肠基底部，一般情况下内镜标记的多个位置将有助于完整地切除病变。

三、手术室布置及患者体位

术者必须确认有足够的设备放置在正确的位置来进行手辅助腹腔镜右半结肠切除术。麻醉师、助手、器械护士或巡回人员应对流程及可能出现的潜在问题有足够的了解。对于手辅助腹腔镜右半结肠切除术，两把无损伤抓钳、电钩或电剪、先进的能量器械及手辅助孔设备是必需的，此外还要有附加的腹腔镜设备。内镜吻合器、圈套器及其他器械在房间内安置准备好，当需要时可以直接使用。准备好一套标准的开腹器械以快速应对需要术中转开腹的情况。因 CO_2 惰性及可吸收性，使用它来建立气腹是最常用的。市面上可以买到的手辅助孔设备的选择主要根据术者的个人喜好和习惯。

至少要有一块显示器放置在恰当的位置，来为手术时提供良好的视野。显示器放置在患者右侧或右肩部，并在手术过程中根据需要进行调整。放置在患者头部或左肩的第二块显示屏会给助手和巡回护士提供良好的视野。一般选用 10mm 或 5mm 的 30° 腹腔镜进行手术。

患者应取截石位，这样当需要时术者或助手可以站在患者两腿之间（框 6.1）。截石位可以使扶镜手在手术中距离患者更近，且不干扰术者视线。截石位也方便找不到肿瘤时进行术中肠镜检查或游离过程中进行肛门指检。将患者置于截石位时，左腿放低以避免术中妨碍术者手臂运动或腔镜器械操作。患者一定要安全地置于手术台上，因为在腹腔镜右半结肠切除的许多步骤都需要倾斜手术台。有多种方法将患者安全地固定在手术台上，如用绷带将患者固定在手术台上等。如果不固定双臂的话，至少要将左臂固定好，以方便术者和助手在手术台同一侧的站位。手肘部分要充分垫衬。应尽量避免使用"肩块",因为有可能引起神经损伤。

> **框 6.1 提示**
> 如果患者不能承受标准腹腔镜手术的头低足高位,采用手辅助腹腔镜方法可以保证足够牵拉和组织暴露。

四、Trocar 孔位置及标本取出位置

使用开放哈森技术或气腹针后,到达腹膜后就应放置手辅助孔,然后放置镜头孔。如果需要决定是行常规腹腔镜手术还是手辅助腹腔镜手术,可以通过一开始放置镜头孔来观察腹腔和目标区域的解剖来判断。迅速建立手辅助孔可以最大限度避免因建立腹腔镜气腹引起的并发症,而且通过提拉腹壁可以安全放置其他 Trocar 以及在手引导下安全置入 Trocar(框 6.2)。对于第一种方法,最开始的 Trocar 孔需要在直视下用开放哈森技术来放置。通过气腹针孔或视野孔均可。先置一 10mm 或 12mm 的 Trocar,因为要先用 10mm、带有 30°镜头角的腹腔镜。由于术者操作习惯或在一些特殊情况时也可应用 5mm Trocar。如需在体内离断肠管,切割闭合器可能需要通过更大的 Trocar 孔进行操作,可使用第一个 Trocar 孔或另置一个 12mm Trocar 孔,位置通常选择在脐上或脐下。

> **框 6.2 提示**
> 如果计划使用常规腹腔镜的话,第一个腹腔镜孔是有用的,而且只有在初步评估目标区域的解剖后才放置手辅助孔。

建立气腹后,置入腹腔镜。术者首先进行腹腔镜探查,评估手术区域解剖结构,为其他 Trocar 孔选择最好的位置,并在直视下放置 Trocar。

手辅助孔放置在脐周。根据之前预定的镜头孔位置及不同的手术途径可以沿腹中线轻度上下移动。

第二步直接放置手辅助孔。这一过程进入腹腔类似于剖腹手术(框 6.3)。通过手辅助孔将手伸入腹腔,可以在下中线(LM)或上中线(UM)选择镜头孔。然后,即可以通过术者的手触诊保护腹腔内容物,以安全放置辅助 Trocar。要根据选择的手术途径,在左下象限(LLQ)或左上象限(LUQ)为术者放置一额外的 Trocar 孔。

> **框 6.3 提示**
> 提前直接放置手辅助孔所需时间较少,并且会减少建立腹腔镜气腹引起的潜在并发症。

下方路径置孔位置如下:术者右手的手辅助孔位于脐上,左手 Trocar 孔位于 LLQ,镜头孔在 LM(见图 6.1 置孔操作画面)。上方手术路径与下方入路成镜像,术者左手的手辅助孔在脐下,右手操作孔位于 LUQ,镜头孔位于 UM(见图 6.2 置孔操作画面)。

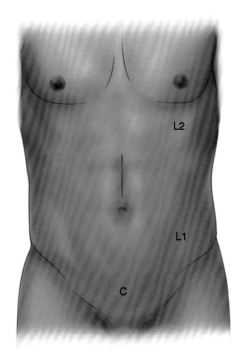

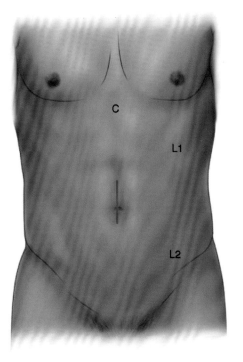

图 6.1　置孔示意图：下方手术路径。手辅助孔：右手

C：5mm 镜头孔；L1：5mm 或 12mm 右手 Trocar 孔；L2：5mm 可选的辅助孔

图 6.2　置孔示意图：上方手术路径。手辅助孔：左手

C：5mm 镜头孔；L1：5mm 或 12mm 右手 Trocar 孔；L2：5mm 可选的辅助孔

助手在手术过程中手持腹腔镜。患者的解剖结构确认后就可放置其他的 Trocar 孔（框 6.4）。可以在下中线（LM）、上中线（UM）或者右上象限（RUQ）置辅助孔，以方便手术助手牵动回肠及小肠。辅助孔通常为 5mm，以方便助手使用肠钳。

框 6.4 提示

利用手辅助孔的牵拉效果比仅仅使用肠钳效果好。因此，大多数情况下，不需要额外的 Trocar 孔及助手协助牵拉完成这一过程。

使用手辅助腹腔镜技术时，标本通过手辅助孔取出。因此最常用的标本取出位置是脐周腹中线位置。备选位点是腹中线脐下、腹中线脐上或者脐横向位置作为手辅助孔和标本取出位置。手辅助孔的大小取决于术者手套的大小，用尺子精确测量手辅助孔切口大小。

Pfannenstiel 腹横切口或右下象限肌肉分离切口，通常是为进行需体内吻合的完全腹腔镜右半结肠切除术准备的，或作为全结肠切除术的一部分。肌肉分离技术的优势包括术后疼痛轻、肌肉出血少及疝发生率减低。

五、手术步骤（表 6.1）

在安全的手辅助腹腔镜右半结肠切除术中，有一些共同的步骤。根据选择的手术途径，这些步骤将以不同的顺序开展，并将在下文描述。

表6.1 手术步骤

手术步骤	技术难度等级（1～10级）
1. 腹腔镜探查及放置手辅助孔	1
2. 识别并结扎回结肠血管	2
3. 分离腹膜后平面并识别十二指肠	3
4. 游离右半结肠和末端回肠	2
5. 游离邻近横结肠及结肠肝曲	3
6. 识别并结扎中结肠血管	5
7. 体外吻合、关闭及再次检查	2

（一）腹腔镜探查及放置手辅助孔

在初步建立气腹、放入腹腔镜的基础上，整体检查腹腔（框6.5）。要获得足够的视野，可能需要先放置 Trocar 孔来牵拉肠管。根据体型、病变肠管位置及选择的手术路径，在适宜的位置放置手辅助孔。变化患者体位也会有所帮助。腹腔镜探查应包括可能存在肿瘤种植转移的腹膜表面和大网膜。必须抬起肝脏来观察是否存在肝转移，将患者置于头高足低位以及用30°镜头有利于检查。对于女性必须检查盆腔是否存在卵巢肿瘤转移。确定原发肿瘤的位置，可通过触诊或者抓钳，利用回肠等解剖标志，或结肠系膜上的染料染色进行明确定位。

> **框6.5提示**
> 手操作可以快速将网膜及小肠放置到适当的位置。如果患者很胖或不能承受头低足高位，可在肠系膜根部放置一纱垫。

检测过程中会发现侵犯局部组织，如腹壁、肾脏、十二指肠等。针对克罗恩病，术者手持无损钳移动肠管逐步检查小肠及结肠，以确定病变范围。盲肠、右半结肠和末端回肠必须直视检查，评估是否有其他的复杂解剖情况，即是否有小肠或乙状结肠瘘、脓肿形成或穿孔。如果存在上述问题，则需要进行分离检查，以明确右半结肠及回肠是否存在切除可能，以及术者是否可以在腹腔镜下安全地完成操作。根据每个医生的腹腔镜操作经验不同，术中转开腹手术的界定也是不同的。如果腹腔镜探查期间发现手术难度较大，就需请更加有经验的医生会诊制订方案。

（二）识别并结扎回结肠血管

腹腔镜右半结肠切除术根据所采取的手术路径不同，离断回结肠蒂的时间点也有所不同。尽管许多是体内离断，但是作为初始步骤之一，体外离断也是可以的，而且只要通过标本取出孔能安全地高位结扎，并能保证切除足够淋巴结，那么两种方式的肿瘤学预后没有孰优孰劣之分（框6.6）。对于克罗恩病患者，由于其肠系膜较脆弱可能首选体外结扎。

框6.6 注意事项
　　评估肠系膜长度及腹壁厚度。轻微扩大辅助孔标本取出位置，可将操作野充分暴露，避免在行体外高位结扎血管时因牵拉引起出血的风险。

　　回结肠血管蒂在所有患者中都是需保护的。血管蒂位于右半结肠系膜中，通常情况下向右侧髂嵴适度牵拉盲肠可以很容易识别（框6.7）。利用钳子及术者的手，轻轻向前下方牵拉盲肠，向前上方牵拉升结肠。向左侧倾斜患者（右侧朝上），小肠向左侧跨过腹中线。通过合适的体位就可以完成牵拉小肠操作。在右半结肠系膜中很容易就可以看到回结肠血管蒂，并且可以用术者的拇指和示指夹住（见图6.3）。

框6.7 提示
　　通常可以用术者的拇指和示指在根部触摸、环绕及抬起回结肠蒂，不需要制造张力来用眼睛识别。

　　在回结肠蒂下方，用电钩或其他能量设备打开肠系膜，然后钝性分离制造一个窗口，向前游离腹膜，向后游离腹膜后结构，包括中间向外侧途径的十二指肠。在其他路径中这个平面已经被分离。离断回结肠蒂血管前关键的一步是要识别和分离十二指肠与回结肠蒂。可以在术者两指之间环绕回结肠蒂，以在离断前确定其位置。

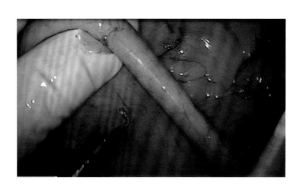

图6.3　回结肠蒂

　　在上方开始的手术路径中，中结肠血管的右支结扎后可以识别回结肠蒂，并且此时横结肠、肝曲及升结肠已充分分离并向中线向下转动。可以在回结肠系膜的相反方向用左手抓住回结肠蒂。

　　在开放手术中，高位结扎回结肠蒂是为了保证有足够数目的淋巴结来确定分期。换句话说，为了进行右半结肠的肿瘤病理分期，回结肠血管在接近其起始部离断，这样就可以完成全结肠系膜切除。对于炎性肠病，这一步不是必需步骤，血管可以在靠近结肠的地方离断。离断回结肠蒂有很多方法，包括夹子、直线切割闭合器或者先进的能量器械。分离动脉及静脉是为了分别结扎，回结肠动脉近心端放置两个或三个夹子，静脉放置两个。如果使用腹腔镜下切割闭合器或双极能量设备，则不需分离动脉及静脉。术者的手可以引导器械安全到达合适的位置。离断后进行第3步前检查是否有出血。

（三）腹膜后平面及十二指肠的分离

腹腔镜右半结肠切除术一定要识别十二指肠（框 6.8）。在游离结肠和离断肠系膜及其血管过程中，以及应用电钩等先进能量设备的很多阶段都有可能对十二指肠造成损伤。中央向外侧路径的右半结肠系膜窗建立后，以分离钳为主或偶尔用术者手指进行钝性分离，可以在分离过程中识别并游离十二指肠下缘。术者右手在腹中将右半结肠向前牵拉，这样可以获得足够的视野。一旦右半结肠系膜窗口建立，术者的手指就可以通过缺口进入以撑起右半结肠。可以用钳子向下钝性分离十二指肠并向上分离系膜缺口的上缘。这是个无血管平面，疏松的组织很容易钝性分离。在识别及游离过程中无须抓起十二指肠。这步完成后，十二指肠就可以作为分离结肠肝曲的解剖标志了。

> **框 6.8 提示**
> 将张开手指的手放置在升结肠及其系膜下方作为一个大的牵引器，即便是较肥厚的结肠也会产生足够的反向牵引力。

对于下方开始的手术路径，可使用同样的方法，右手抓住盲肠及末端回肠，先向头侧牵拉，一旦进入回肠系膜和腹膜后腔之间的平面，手就放置在盲肠及升结肠下。

（四）游离右半结肠及末端回肠

游离右半结肠时，患者应向左较大角度倾斜。移除侧面的附着物，可能会加速从下往上或从上往下的分离。右半结肠的侧面附着物，可以沿着 Toldt 白线分离而取下，在中央、侧方及上入路时利用术者右手或通过 LLQ Trocar 孔使用器械来均匀向头侧牵拉结肠。或者可以通过 LUQ Trocar，用左手向中线及尾部牵拉结肠。先进能量设备有利于这部分的分离，在该无血管区域可以使用电钩止血。可以用示指轻推白线，辅助识别合适的解剖平面。这种分离方法在中央或者从下方手术路径已经完成的时候避免使用，只在快速分离腹膜附着物时应用。

分离右半结肠时，常会碰到一个问题（框 6.9）。即容易太靠侧方进入分离平面导致进入肾周间隙。这一部分的解剖必须保证在 Gerota 筋膜和右肾前方。用十二指肠作为标志物，会帮助术者保持在正确的平面操作。一旦切开 Toldt 白线，一定要注意在分离侧附着物时需要识别并保护十二指肠。

> **框 6.9 提示**
> 上方或中央手术路径避免了侧方路径潜在的错误路线而进入肾周间隙。

末端回肠和阑尾附着物此时也沿侧面释放。术者手指沿中线适度清扫，可看见右侧输尿管及右髂动脉。在分离末端回肠时一定要避免损伤这些结构。

（五）分离近端横结肠及结肠肝曲

肝的镰状韧带可以作为预定的远端切缘的解剖标志（框 6.10）。结肠中动脉也是有用的解剖标志。向前或向上牵拉大网膜，并用电钩或先进能量设备将其从横结肠上分离下来（见图 6.4）。使用这些工具可以大幅度提高解剖速度并且使凝血更迅速。如果术者使用双极电凝止血并保持在正确的平面，很少会用到夹子来进行止血。未打开结肠系膜前先分离结肠上方部分，打开胃横结肠韧带及反折大网膜，进入小网膜囊。

框 6.10 提示

　　如果采取外侧手术路径分离结肠肝曲，LLQ 孔应置于上腹部血管靠近中线处，这样解剖器械可以到达肝结肠韧带。

　　在采取由上方进行的手术路径时，术者右手通过 LUQ 孔来操作先进能量设备，在结肠肝曲方向分离。围绕结肠肝曲持续分离，剪开肝结肠韧带到达升结肠最上缘。进行这步时患者的体位应该是头高足低位。用左手分离时，横结肠和结肠肝曲被向下牵拉。对肥胖或消瘦患者，分离过程可能都具有挑战性，因为可能不好辨认进入小网膜囊的正确平面。术者的手指进行轻柔的钝性分离有助于识别正确的平面。缓慢而仔细地分离，通常可以找到正确的平面。随着分离的进行，横结肠和结肠肝曲会逐渐进入下方的位置。

　　在中央、侧方及由下方进行的手术路径后期，结肠肝曲可以通过持续侧面分离来游离（见图 6.5）。用右手向中线牵拉升结肠，右手示指在肝结肠韧带下进入小网膜囊继续分离。器械通过 LLQ 孔到达结肠分离附着物。

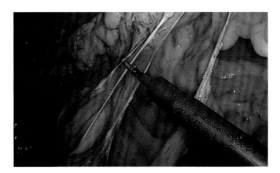

图 6.4　网膜

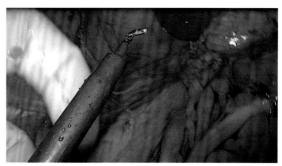

图 6.5　肝附着物

（六）中结肠血管的识别及结扎

　　除了离断回结肠蒂血管外，结肠中动脉右支在手术中解剖结构允许的情况下，也应离断，但在回盲部切除术中不是必需的步骤。将患者置于头高足低位可以使小肠下移进入盆腔，从而使横结肠系膜更容易观察。有两种办法到达横结肠系膜：从侧面或者从中线的结肠系膜下方法和结肠系膜上方法。

　　对结肠系膜下方法，术者右手将横结肠向前上方提起，以获得横结肠系膜的张力。在横结肠的中部或靠近近端的地方，可以看到或用钳子触到结肠中血管。如果肠系膜没有充满脂肪组织，术者可以清楚地看到从结肠中动脉发出的左支和右支共同构成的一个"Y"

形结构。应该保留结肠中动脉左支，为接下来的回结肠吻合提供血供。在结肠中动脉右支一侧用电钩打开肠系膜，用钝性分离来建立肠系膜窗。可以用夹子及剪刀或者先进能量设备离断中结肠动脉右支。

偶尔肠系膜会缩短，结肠系膜上方法可以作为选择方案（框 6.11）。右手通过 LLQ 孔往尾端牵拉横结肠向盆腔，利用分离器械通过分离横结肠的大网膜进入小网膜囊。游离的结肠末端在大网膜下可见，随后从侧面结扎中结肠血管右支。也可以左手通过 LUQ 孔牵拉横结肠，进入小网膜囊后从中间离断中结肠血管右支。

> **框 6.11 提示**
> 结肠系膜上方法可以用手触摸并控制血管蒂根部。

（七）体外吻合、关闭、再检查

通常情况下在体外离断肠管并吻合。器官组织通过手辅助孔取出。一旦腹膜有缺口后，气腹会消失。置孔位置保留准备进行再充气。右半结肠、结肠肝曲及末端回肠从手辅助孔牵出，进行此操作时注意不要扭曲肠管。在不影响正常血供的情况下将多余肠系膜游离下来以方便吻合。然后进行标准的右半结肠切除术。通常采用功能性的侧侧吻合方法。

另一种方法是体内肠切除及吻合。手辅助孔置在术后外表更美观的地方，如 Pfannenstiel 切口。完全体内吻合需要较多的时间及更高的腹腔镜技术，但是有经验的外科医生是可以完成的。

体外切除及吻合后，肠管放回腹腔。此时可以考虑再度建立气腹。可以再次插入腹腔镜头进行最后的探查。吻合在直视下进行而且放置在腹腔适合的位置。检查四肢确保没有扭曲。确定已经严密止血。腹腔镜右半结肠切除术中不需关闭肠系膜缺口。就目前所知，切口疝或嵌顿的发生非常少见。

六、手术路径

中央向侧方或侧方向中央路径虽都有其缺点和优点，但这是腹腔镜结肠外科的两个基本方法。此外，由上及由下路径已经进行描述，可根据术者个人喜好进行选择。它们需要重新安排上面详尽叙述的步骤，当然在特殊案例中，按照规定的情况进行，个体会更加受益，并且所有的外科医生对这些都应非常熟悉。如果患者的体质有足够的空间允许放置额外的 Trocar 孔，那么所有入路的手辅助孔位置可以是一致的。否则，手辅助孔的位置应根据情况轻度上调或下调。

（一）外侧向中央路径

手辅助腹腔镜右半结肠切除术外侧向中央路径，上文所述手术步骤顺序是 1，4，3，5，2，6，7。在这一方法中，建立气腹和腹腔镜探查后，Toldt 线从侧面剪开，在手术前期游离盲肠、升结肠及回肠。这时识别右侧输尿管。从外侧识别十二指肠，仔细分离升结肠，确保解剖平面一直在 Gerota 筋膜前。如果升结肠比较短的话，十二指肠很快就会出现，那么侧面分离时就要极其小心。这个位置允许术者的手向中线牵拉结肠，同时侧方向游离盲肠及升结肠。可以将患者体位向左侧倾斜来找到升结肠的外侧缘。接下来，即可通过外侧向中间路径游离横结肠及结肠肝曲了，进而与之前分离右半结肠的分离线相连。这两步可以使结肠靠近中线，并使结肠肝曲向下。可再次看见十二指肠。结肠分离完后，识别并结扎回结肠蒂，然后离断结肠中动脉右支。再将肠管取出，进行体外切除重建。

外侧向中央途径有其固有优点。它更像是开腹右半结肠切除术的步骤，先打开腹膜线再游离结肠。游离升结肠、横结肠、结肠肝曲时的顺序也是模仿开腹手术。这种相似度会给外科医生信心，医生也对手术解剖和常用的平面有更好的了解。这对初始学习腹腔镜技术的医生尤其有用。外侧向中央路径另一个优势就是很容易辨认右输尿管。当在回肠及盲肠水平沿 Toldt 白线游离时，可以在侧面识别输尿管。右侧髂血管的位置可用来作为解剖标记。识别右输尿管后，接下来的手术中都要注意保护输尿管，要随时注意它的位置。这一入路模仿了开腹右半结肠切除术的方法。

（二）中央向外侧路径

中央向外侧路径与传统的开腹右半结肠切除术不同。它也成了一种受欢迎的腹腔镜入路。主要的不同在于首先结扎回结肠血管蒂。这一入路按步骤 1 ~ 7 顺序进行。腹腔镜探查后，术者在沿 Toldt 线侧向分离前先要识别回结肠血管。除非是回肠由于粘连需游离，否则小肠先向中线移开，以暴露右结肠系膜的内侧面。患者体位向左侧倾斜及轻度的头低足高位有利于这一步骤。术者的手抓住盲肠及右半结肠向前上方牵拉。这个方法能伸展肠系膜。这时可以用术者的手指触及立起的回结肠血管蒂。用电钩打开腹膜，在回结肠蒂的任意一侧系膜建立窗口。此时一定要注意识别在回结肠蒂后方的十二指肠。在中央向侧方路径过程中，这是第一次识别十二指肠。术者的示指或者钳子钝性分离腹膜，打开肠系膜窗，并钝性缓慢将十二指肠推离肠系膜。只有识别十二指肠并将它与结肠系膜分开后才能离断回结肠血管。

然后，按照之前的描述方法进行游离横结肠及右半结肠。系膜游离后，可以离断结肠中动脉右支。将大网膜从横结肠上游离下来，并一直向结肠肝曲游离，然后沿侧向进行右半结肠分离。由于已经识别十二指肠并且钝性分离了出来，可以用十二指肠来判断是否一直处在合适的解剖平面。用十二指肠的前缘和侧缘作为标记，术者游离结肠肝曲和右半结肠时不会太过靠右或靠后至右肾后方。这时游离结肠肝曲很迅速，因为部分游离已经在前期钝性解剖十二指肠时完成了。

中央向外侧路径在开始结扎血管蒂，这是与外侧向中央方法最大的不同。这样做，在处理结肠及其系膜之前，右半结肠的主要血供已经被控制。理论上避免了因术者抓持牵拉肠管导致肿瘤细胞进入回结肠静脉的可能性。这一方法可避免接触盲肠或升结肠肿瘤病灶的区域，可先围绕病变区域进行分离。

（三）由下而上路径

腹腔镜右半结肠切除术的第三种方法是由下而上，根据中央向外侧路径进行了轻微的调整。步骤顺序是 1，3，2，4，5，6，7。腹腔镜探查后，患者置于头低足高位。小肠上移，这样就能看到末端回肠系膜的下部和侧面。电钩打开系膜，将系膜从腹膜后腔分离下来。

此时可以看到右侧输尿管及右侧髂血管。然后术者将注意力转到识别回结肠蒂和十二指肠上。向前提起结肠，沿着右半结肠系膜方向分离回肠系膜，会看到回结肠蒂。确定离断回结肠蒂前依然要识别十二指肠。当从下方看时，可以发现十二指肠在回结肠蒂后方。在腹膜后可以看到一点紫色，用钳子钝性分离腹膜会打开这个平面，确保在结扎回结肠血管时识别并保护十二指肠。这些步骤完成后，余下的步骤就按之前描述的完成。

由下而上的手术路径中患者需摆角度更大的头低足高位。这是辨别回肠系膜及较方便牵拉小肠所必需的。不是所有患者都能耐受这个体位，如年龄较大的患者、肥胖患者及有中到重度心肺疾病的患者等。可以使用较低的气腹压力，如果这也达不到效果，那就可以转为左侧倾斜而不需要大角度头低足高位的其他手术路径。如果患者能耐受，由下到上路径最好的指征就是寻找回结肠蒂。通常肥胖患者肠系膜会使术者很难在张力状态下看到回结肠蒂，或在外侧向中央或中央向外侧路径中向前牵拉结肠时，术者的手也很难触及回结肠蒂。从下到上仔细按照回肠系膜向回结肠蒂寻找，不在肠系膜上开窗也可以找到并触及回结肠蒂。

（四）由上而下路径

这一步骤顺序某种程度上与其他路径是相反的：1，5，6，3，5，2，7。患者置于头高足低位，左侧向上。大网膜从横结肠上分离下来，进入小网膜囊。向尾侧牵拉结肠，然后从中线和上方开始离断结肠右动脉的右支。继续从中线游离结肠肝曲，并辨认十二指肠。继续向尾端牵拉回肠，并从上到下沿 Toldt 线离断腹膜。接着向中线及尾端牵拉结肠，就可以从侧上方辨别回结肠蒂进而进行离断。

（五）回盲部切除术

有些情况下无法行常规的右半结肠切除术。腹腔镜回盲部切除术的最常见指征是末端回肠的克罗恩病。这些患者通常很瘦而且年轻，很适合腹腔镜手术。腹腔镜回盲部切除术的主要步骤与腹腔镜右半结肠切除术相似。外侧向中央及由下而上手术路径是最常用的，因为它们早期可见右输尿管及回肠系膜。通常在体外分离肠系膜。如果两侧有明显炎症的话，中央到外侧路径能在近端更早地辨别输尿管。结肠中动脉右支不需离断。结肠肝曲及邻近横结肠仍需游离，这样可在最终进行回结肠吻合时确保无张力。

七、特殊注意事项及并发症

（一）二次腹部手术

腹部手术史会增加右半结肠切除术的难度。但这并不是腹腔镜的禁忌证。脐周镜头孔必须使用 Hasson 技术在直视下置孔或者使用 LUQ 的 Palmer 点。缝合和置套管针之前必须用手指感受一下腹膜，以避免肠损伤。建立气腹后，伸入镜头评估粘连程度。然后在无粘连区置 1 ～ 2 个 Trocar 孔。用剪刀或电钩将粘连的部分松解，将注意力集中在右侧腹部。手术者一定要自己看好要切除结肠的长度，进行无张力缝合。松解粘连时要避免损伤肠道。当粘连太过严重无法行腹腔镜操作时，可能需转为开腹操作。在开腹操作前使用腹腔镜评估者的腹腔粘连程度并不费时。根据粘连的程度及位置决定采取哪种处理方式。

（二）病态肥胖

肥胖患者会给手术带来很多困难。将患者摆成截石位并将左臂固定，方便医生靠近患者。使用加长器械并且左侧 Trocar 孔应置在离中线更近的位置，以确保良好的三角关系，确保器械能够到达右半结肠。腹腔镜右半结肠切除过程中组织辨别很困难。因为大网膜和网膜附着物体积较大，这时手辅助孔在牵拉及辨别关键结构时，就起到了很大的作用。可以用手指来触摸回结肠蒂区域的搏动。如果在适当牵拉下仍然无法界定回结肠蒂，由下而上路径是最安全的游离回结肠蒂的方式，因为其不需要在看不见的情况下钝性分离进入右半结肠系膜。应该告知肥胖患者有较高的中转开腹的概率。

（三）克罗恩病

克罗恩病行回肠盲肠切除术时，医生要考虑某些特殊情况。一定要特殊注意克罗恩病中肠系膜血管的分布。应考虑尽早地将回肠拉出体外，体外离断回肠系膜。在克罗恩病中，手辅助孔非常有用，因为可以直接触及肠管，也可以从腹壁将蜂窝病变组织钝性分离下来，从而人为分开病变和正常组织。在这些复杂病例中手辅助孔会减少中转开腹率。

回肠克罗恩病的腹腔镜右半结肠切除术，发现有小肠结肠瘘或小肠瘘并不少见。首先要根据小肠的整体长度来明确解剖结构。如果有瘘管存在，术者必须评估是否能在腔镜下处理。如果有可能的话用器械或用手钝性轻轻分离瘘管。用一般方式切除回肠，但要避免内容物溢出，可以在镜下用钳子或行体内缝合来修补缺口。有病变的小肠和结肠也需要处理。镜下缝合通常是有效的处理方式。如果小肠或结肠有一个大的瘘管无法通过镜下吻合修复，需将肠管拉出体外进行完整修复。在这种情况下手辅助孔就非常有用，因为肠管可能需要体外修复，然后再建立气腹，继续腹腔镜切除。

（四）局部进展期肿瘤

肿瘤的局部侵袭给手术带来很多困难。术前的影像检查有助于预测局部侵袭情况，但也不排除在手术室遇到意外的情况。肿瘤侵袭侧腹壁时，可以用电钩或超声刀能量装置，将腹膜和肌肉的边缘连同右半结肠整体切下来。采用这种方法时必须确认解剖结构特别是右输尿管和十二指肠的安全。当发现肿瘤体积较大时，手辅助腹腔镜会在触摸判断肿瘤侵袭程度上有很大的作用。是否能继续使用腹腔镜取决于肿瘤侵袭程度及位置，以及外科医生的腹腔镜技巧。遵守肿瘤学原则完成清除是必需的。这样可能无法使用手辅助腹腔镜，转为开腹是唯一安全选择。

（五）出血

手辅助孔使快速止血变得非常容易。手术者可以用拇指及示指，通过按压快速控制可能出血的血管。回结肠蒂特别是静脉有时会回缩入腹膜后腔。术者的手就在腹腔中，联合腹腔镜气腹压力可以迅速并大范围地压迫出血血管。在清理外科创面出血方面，如果空间足够充分的话，可以用先进能量设备、夹子或切割闭合器止血。

（六）肠管损伤

在腹腔镜右半结肠切除过程中，很多步骤可能造成小肠损伤。置气管针过程中，必须保证直视并且用两只手从外部置入。Trocar 孔必须置于没有腹壁粘连的区域，也要避开以前的切口。安全置孔后，开始清除粘连。置入气管针时可以用钳子将小肠肠管移开，以腾出空间。在手术过程中需牵拉和移动小肠时，不应过度抓取肠管。整个过程都要用无损钳。如果出现肠管损伤，一定要估计组织损伤程度。如果损伤较小，可以镜下缝合。一定要注意热损伤，可能开始损伤较小，但是坏死组织会随着时间延长而加重，所以一旦发现要及时完整修复。较大的肠损伤则需要肠切除或横向关闭。肠管可以通过手辅助孔取出体外进行修复，再放回腹腔内继续腹腔镜操作。

（七）十二指肠损伤

十二指肠在腹腔镜右半结肠切除过程中存在损伤风险，因为手术过程中很多操作靠近十二指肠。避免十二指肠损伤的关键步骤，包括确定其位置时钝性分离，结扎回结肠血管前通过右半结肠系膜建立的窗观察十二指肠，游离结肠肝曲时再次确定十二指肠位置。被忽略的十二指肠损伤会给患者带来很多术后并发症。十二指肠的第二部分在壶腹部相对是受到保护的，因为解剖通常在十二指肠前面和侧面。这样就使修补小的十二指肠损伤相对安全，如果技术可行的话可以在镜下完成。十二指肠大的损伤，则需要术中转开腹，完整评估损伤程度，触诊壶腹部，完整修补。在十二指肠区域放置引流管，以术后观察损伤修补后是否存在瘘的情况。

（八）肿瘤的识别

如果腹腔镜下不能看到病变，那么手辅助孔就会非常有用，因为它在不需中转开腹的情况下，可用手触摸肠管确定病变位置。用腹腔镜通常很容易发现体积大的或透壁的病变。盲肠、阑尾及回盲瓣的肿瘤在解剖学上就处在不容易发现的位置。小肿瘤或右半结肠及结肠肝曲的大息肉，是无法从浆膜表面看到的。针对这些情况术前的规划是实现阴性切缘的关键。通过 CT、灌肠及结肠镜检查来进行术前定位。结肠镜检查通常会标记病变位置。对于手术，最有效的术前定位方式是结肠镜检查时使用染料标记。盲肠肿瘤不需如此，但是对于无法确认位置的肿瘤及右侧远端的病变有很大的价值（框 6.12）。

> **框 6.12 提示**
> 如果病变位于近端或远端横结肠的位置，在结肠镜检查时放个夹子有助于影像判断病变位置。

如果不能明确定位病变位置，并且术者不知道具体切除范围，可以观察结肠浆膜面是否有凹陷、皱襞或其他病变证据。使用手辅助腹腔镜，术者的手可以用来触摸肠管。如果这些措施都不成功，就需要术中行结肠镜检查来确定病变位置。与此同时，腹腔镜下观察，用结肠肿瘤位置的透光找到病变组织，然后就可以行腹腔镜切除。如果切除后还不确定，在送病理之前，送病理前打开标本检查是否有肿瘤并评估肿瘤切缘情况。术前的准确定位会为腹腔镜右半结肠切除术节省大量时间。

（九）助手不足

在完全腹腔镜右半结肠切除术中，术者要有一位助手来完成手术。助手持腹腔镜，并在游离过程中牵拉肠管。如果助手对腹腔镜技术不熟悉，手术会很艰难而且不安全。一个熟练的助手会保证操作区域的充足视野，预想到切除的方向并根据术者指示适度牵拉肠管。手辅助腹腔镜允许术者独立进行必需的牵拉及分离，只需要助手控制镜头。如果没有助手可用，可使用固定在手术台上的腹腔镜。这些技术不常用，因为它们需要随时被调整到手术操作的位置。应在腹腔镜右半结肠切除术开始前找到同事或者训练有素的人员来协助。在腹腔镜结肠切除术前，全套的腹腔镜设备及训练有素的手术室工作人员是必须就位的。

八、总结

手辅助腹腔镜右半结肠切除术及回盲肠切除术，为外科医生提供了一种肠切除的手段。传统的腹腔镜右半结肠切除术中增加手辅助孔，在许多复杂情况下很有帮助，而且起到了开腹手术和传统腹腔镜手术之间的桥梁作用。手辅助腹腔镜结直肠切除降低了中转开腹率的同时保持微创外科的优势，包括恢复时间短及肿瘤学预后好等。手辅助腹腔镜右半结肠切除术的原则和步骤与常规腹腔镜右半结肠切除术相似。术者的手在手术中扮演了抓钳和分离器，并且会有触觉反馈给术者，这在传统腹腔镜中是不可能的。在游离结肠、回结肠蒂，触诊肿瘤和重要结构时尤其有用。手辅助孔也可以作为标本取出位置，并且如果需要的话再次建立气腹也很容易。手辅助技术是微创右半结肠切除术的可选技术之一，当解剖比较复杂时，这项技术尤其有用，并且能为患者获得安全良好的腹腔镜手术结果。

九、参考文献

1. Bilimoria KY, Bentrem DJ, Merkow RP, Nelson H, Wang E, Ko CY, Soper NJ. Laparoscopic-assisted vs. open colectomy for cancer: comparison of short-term outcomes from 121 hospitals. J Gastrointest Surg. 2008;12(11):2001-9.

2. Colon Cancer Laparoscopic or Open Resection Study Group, Buunen M, Veldkamp R, Hop WC, Kuhry E, Jeekel J, Haglind E, Påhlman L, Cuesta MA, Msika S, Morino M, Lacy A, Bonjer HJ. Survival after laparoscopic surgery versus open surgery for colon cancer: long-term outcome of a randomised clinical trial. Lancet Oncol. 2009;10(1):44-52.

3. Fleshman J, Sargent DJ, Green E, Anvari M, Stryker SJ, Beart Jr RW, Hellinger M, Flanagan Jr R, Peters W, Nelson H. Laparoscopic colectomy for cancer is not inferior to open surgery based on 5-year data from the COST Study Group trial. Ann Surg. 2007;246(4):655-62.

4. Bonjer HJ, Hop WC, Nelson H, Sargent DJ, Lacy AM, Castells A, Guillou PJ, Thorpe H, Brown J, Delgado S, Kuhrij E, Haglind E, Påhlman L. Laparoscopically assisted vs open colectomy for colon cancer: a meta-analysis. Arch Surg. 2007;142(3):298-303.

5. Noblett SE, Horgan AF. A prospective case-matched comparison of clinical and financial outcomes of open versus laparoscopic colorectal resection. Surg Endosc. 2007;21(3):404-8.

6. Delaney CP, Marcello PW, Sonoda T, Wise P, Bauer J, Techner L. Gastrointestinal recovery after laparoscopic colectomy: results of a prospective, observational, multicenter study. Surg Endosc. 2010;24(3):653-61.

7. Litwin DE, Darzi A, Jackimowicz J, Kelly JJ, Arvidsson D, Hansen P, et al. Hand-assisted laparoscopic surgery

(HALS) with the HandPort system: initial experience with 68 patients. Ann Surg. 2000;231(5):715-23.

8. Targarona EM, Gracia E, Garriga J, Martinez-Bru C, Cortes M, Boluda R, et al. Prospective randomized trial comparing conventional laparoscopic colectomy with hand-assisted laparoscopic colectomy. Surg Endosc. 2002;16:234-9.

9. Aalbers AG, Biere SS, van Berge Henegouwen MI, Bemelman WA. Hand-assisted or laparoscopic-assisted approach in colorectal surgery: a systematic review and meta-analysis. Surg Endosc. 2008;22(8):1769-80.

10. Cima RR, Pattana-arun J, Larson DW, Dozois EJ, Wolff BG, Pemberton JH. Experience with 969 minimal access colectomies: the role of hand-assisted laparoscopy in expanding minimally invasive surgery for complex colectomies. J Am Coll Surg. 2008;206(5):946-50.

11. Hassan I, You YN, Cima RR, Larson DW, Dozois EJ, Barnes SA, Pemberton JH. Hand-assisted versus laparoscopic-assisted colorectal surgery: practice patterns and clinical outcomes in a minimally invasive colorectal practice. Surg Endosc. 2008;22:739-43.

12. Ringley C, Lee YK, Iqbal A, Bocharev V, Sasson A, McBride CL, et al. Comparison of conventional laparoscopic and hand-assisted oncologic segmental colonic resection. Surg Endosc. 2007;21:2137-41.

13. HALS Study Group. Hand-assisted laparoscopic surgery vs standard laparoscopic surgery for colorectal disease: a prospective randomized trial. Surg Endosc. 2000;14(10):896-901.

14. Nakajima K, Lee SW, Cocilovo C, Foglia C, Sonoda T, Milsom JW. Laparoscopic total colectomy: hand-assisted vs standard technique. Surg Endosc. 2004;18:582-6.

15. Vogel JD, Lian L, Kalady MF, de Campos-Lobato LF, Alves-Ferreira PC, Remzi FH. Hand-assisted laparoscopic right colectomy: how does it compare to conventional laparoscopy? J Am Coll Surg. 2011;212:367-72.

16. Pendlimari R, Holubar SD, Dozois EJ, Larson DW, Pemberton JH, Cima RR. Technical proficiency in hand-assisted laparoscopic colon and rectal surgery. Arch Surg. 2012;147(3):317-22.

17. Cima RR, Pendlimari R, Holubar SD, Pattana-arun J, Larson DW, Dozois EJ, et al. Utility and short-term outcomes of hand-assisted laparoscopic colorectal surgery: a single-institution experience in 1103 patients. Dis Colon Rectum. 2011;54:1076-81.

18. Roslani AC, Koh DC, Tsang CB, Wong KS, Cheong WK, Wong HB. Hand-assisted laparoscopic colectomy versus standard laparoscopic colectomy: a cost analysis. Colorectal Dis. 2009;11:496-501.

19. Ozturk E, Kiran RP, Geisler DP, Hull TL, Vogel JD. Hand-assisted laparoscopic colectomy: benefits of laparoscopic colectomy at no extra cost. J Am Coll Surg. 2009;209:242-7.

20. Liu Z, Wang GY, Chen YG, Jiang Z, Tang QC, Yu L, et al. Cost comparison between hand-assisted laparoscopic colectomy and open colectomy. J Laparoendosc Adv Surg Tech A. 2012;22(3):209-13.

21. Ng LWC, Tung LM, Cheung HYS, Wong JCH, Chung CC, Li MKW. Hand-assisted laparoscopic versus total laparoscopic right colectomy: a randomized controlled trial. Colorectal Dis. 2012; 14:e612-7.

22. Chung CC, Ng DC, Tsang WW, Tang WL, Yau KK, Cheung HY, et al. Hand-assisted laparoscopic versus open right colectomy: a randomized controlled trial. Ann Surg. 2007;246(5):728-33.

23. Sheng QS, Lin JJ, Chen WB, Liu FL, Xu XM, Lin CZ, et al. Handassisted laparoscopic versus open right hemicolectomy: short-term outcomes in a single institution from China. Surg Laparosc Endosc Percutan Tech. 2012;22(3):267-71.

第 7 章 右半结肠和回盲部切除术：单孔腹腔镜手术

Margret De Guzman, Inanc Bardakcioglu,
Ovunc Bardakcioglu

一、简介

在本章中,我们的目标是描述单孔口腹腔镜（SPL）或单切口腹腔镜手术（SILS）技术,因为这些技术适用于右半结肠切除术和回盲肠切除术。我们将讨论 SPL 的历史和这一技术的发展, 以及目前在应用于结肠切除术中采取的不同手术路径。我们将阐述目前文献中介绍的手术难点、并发症、建议和技巧。

二、背景

自从在 1991 年首先报道腹腔镜乙状结肠切除术以来, 腹腔镜手术已被证明具有很多优势, 包括降低手术创伤, 最小的腹壁切口, 更短的住院时间, 更快恢复肠道功能, 减少伤口并发症, 减轻术后疼痛。肿瘤患者的复发率和生存率也显示出与开放手术相当的结果。其他优点包括降低切口疝的发生率。腹腔镜手术的成功促进了关于减少手术创伤性的进一步尝试。众所周知, 每个手术切口都有发生并发症的风险, 例如 Trocar 疝、内脏损坏、腹壁出血和瘢痕等, 因此减少手术切口并发症的需求促进了 NOTES ™和 SILS 技术的发展。NOTES, 称为经自然通道内镜手术, 使用自然孔道, 如胃、阴道或膀胱等取出标本, 目的在于实现"腹部无瘢痕"。但是至今没有为 NOTES ™特定设计的器械设备。SILS, 称为单切口腹腔镜手术, 采用单个腹腔镜切口放置镜头和腹腔镜器械, 进而完成手术。

自 1997 年在腹腔镜胆囊切除术和阑尾切除术中采用 SILS 技术, 它已经被应用到各种其他外科领域, 包括泌尿外科、减肥手术、肾上腺手术和疝修补术。SILS 技术没有在结肠直肠外科较早应用, 也许是由于结直肠手术的技术难度和复杂性所致, 与胆囊切除术和阑尾切除术不同, 结肠切除术涉及多个腹部象限。结肠切除术需要保证几个关键步骤, 如结肠的游离, 完整系膜切除, 并实现无张力吻合。尽管有这些技术难点, SILS 结肠切除术与常规腹腔镜结肠切除术之间的比较研究显示, 两者在中转开腹率、死亡率、手术时间等方面并无差异, 但 SILS 技术皮肤切口更小、术后住院时间更短。

在结直肠手术中, SILS 应用于从良性疾病到恶性肿瘤的各种疾病中。它已在右半和左结肠切除、乙状结肠切除、全直肠结肠切除和低前位切除术中报道过。目前随机前瞻性研究显示, SILS 技术与常规腹腔镜结肠切除术相比在术后死亡率和并发症发病率、肠道功能恢复、手术难度等方面无明显差异，还具有相近的手术时间、清扫淋巴结的数目、切除的范围等。应用 SILS 技术的右半结肠切除术于 2008 年首次被报道，这之后被证实从肿瘤学的角度来看该技术也是安全和可行的，这些分析结论来自连续的随机选择的患者。一个小型回顾性研究表明，它可以被应用到更广泛的患者一些更复杂的情况，包括有既往腹部手术史，高 BMI 指数，肿瘤体积更大，以及高龄的患者。其他病例对照研究发现，在传统的腹腔镜手术和 SILS 结肠切除术中，中转开腹率和术后发病率相当。有些报道显示，平均手术时间（180 分钟降至 130 分钟）和住院时间（7 天缩短至 6 天）均明显缩短。

虽然美容效果被吹捧为 SILS 的一大优势，但也有报道指出，由于单切口的大小有 3 ～ 4cm，有发生腹壁切口疝的风险。手术切口首选位置通常是肚脐，然而这是腹壁最薄弱的部位。在样本量有限的病例对照研究中，切口疝的发病率为 0 ～ 10%。

从肿瘤学的角度来看，几个小型病例对照研究的短期结果与传统的腹腔镜结肠切除术相类似。初始的肿瘤学指标结果显示了相同的切缘长度、清扫的淋巴结数量和 TNM 分期，随访时中位数为 20 ～ 27 个月，复发的数据尚未公布，因为评估的长期结果的研究仍在进行中。

对于术后恢复，在肠道功能恢复、止痛剂的使用和术后住院时间等方面没有差异。相比于常规腹腔镜目前除术后外观美容效果外，尚缺乏有力的证据表明 SILS 具有明显优势。目前研究的局限性是小样本（大部分少于 50 例）和非随机设计，不过目前关于比较 SILS 右半结肠肿瘤切除术和传统腹腔镜手术的前瞻性研究，如 SILVERMAN1 试验，正在进行中。使用特定器械进行 SILS 结肠切除术的成本问题也在讨论中，如套管针、特定的端口、弯曲形器械，以及机器人辅助，目前还没有明确证据表明这种方法相对于传统腹腔镜成本更低，尽管使用标准腹腔镜器械不需额外费用。因此，要真实地评估 SILS 右半结肠切除术的术后并发症发生率、疼痛及短期和长期结果相比较传统腹腔镜手术有一定优势，需要开展更大规模的多中心的前瞻性随机对照研究。

三、手术室布置和患者体位

手术室布置和患者体位与传统腹腔镜技术遵循相同的准则。需要强调的是，在一个单端口腹腔镜手术中，对抗牵引力往往依赖于重力。因此，如前所述一样，应该安全固定患者。

四、切口 Trocar 孔位置及标本取出位置

通常使用多种类型的单切口装置。SILS 端口™（Covidien 公司，Norwalk，CT）是一个具有 CO_2 进气功能的一次性装置，它允许三个额外的套管针插入，可以插入 2 个 5mm 和 1 个 10 ～ 12mm 或 3 个 5mm 的套管针。

GelPoint Advanced™ 或者 GelPOINT Mini™（应用医学），是一个具有刚性环带 GelSeal 帽组合的单切口装置。该装置允许各种尺寸的器械通过凝胶中直接插入，有很好的密封性。缺点就是其在吹入气体的过程中有膨胀的倾向，导致仪器有可能被进一步推出手术视野和失去支点。这个装置还要求注意观察器械的更换过程，并且通过套管针置入器械的过程需要紧随镜头时刻观察腹部切口。

另一种类型装置是 Endocone™（KARL STORZ GmbH，Tuttlingen，德国），一个可

重复使用的多通道刚性装置。该装置可以同时使用 4 个不同的器械，带有 2 个 5mm，1 个 10mm 和 1 个 12mm 插入点。这些入口点可以更换使用同轴的弯曲的可重复使用的器械。1 个使用标准的腹腔镜器械的 SILS 右半结肠切除术的小规模的回顾性观察研究发现，这个技术是安全、可行的。

装置构造（图 7.1）通常采用 1 个 5mm 30°或灵活的镜头和 2 把仪器呈三角形布局。

单切口设备和随后取出的标本位置，通常选择在右侧绕脐的位置。这会隐藏切口，具有较好的美容效果。目前在文献中未有报道，这是否会导致切口疝发生率增加。切口的大小取决于结肠和肿瘤的体积，但通常是从 3 ～ 4cm 开始。另外一种方法，切口选择在脐上的位置，这也是典型的用于传统腹腔镜手术的方法。

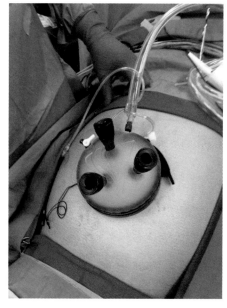

图 7.1 装置布局。具有 3 个 5mm 的装置

五、手术步骤（表 7.1）

外科医生站在患者的右侧，使用两把腹腔镜器械，一般情况下交叉在筋膜（框 7.1）的水平。一只手牵拉结肠，同时另外一只手进行解剖分离。通过重力和组织的解剖固定，如结肠沿着 Toldt 线附着于腹膜上或沿网膜附着于胃壁上，实现对抗牵引。助手站在远离术者的右侧，负责调节镜头平衡，使视野中心在目标位置，并且避免与术者器械碰撞。

框 7.1 提示
保持手术区域在镜头视野范围的旁边，可以避免与器械碰撞。

表 7.1 手术步骤

手术步骤	技术难度等级（1 ～ 10 级）
1. 单端口插入和腹腔镜探查	1
2. 识别和结扎回结肠血管	5（内侧向外侧）
	4（翻转技术）
3. 解剖腹膜后平面和识别十二指肠	5（内侧向外侧）
	4（翻转技术）
4. 右半结肠和末端回肠的游离	3
5. 近端横结肠和肝曲的游离	5（内侧向外侧）
	4（翻转技术）
6. 识别和结扎中结肠血管	6（翻转技术）
7. 体外吻合，关闭和复查	4

（一）单端口装置插入和腹腔镜探查

切口和初始通路非常类似于哈森技术。皮肤切口的长度通常比筋膜切口小 3 ~ 4cm。一旦顺利进入腹膜，用手指清理周边筋膜，以松解粘连，插入带有顶置套管针的单切口装置。以标准的方式探查腹腔，以排除是否存在转移性病灶。同时可以进行粘连松解术。

（二）识别和结扎回结肠血管

术者用右手使用肠钳向右侧腹壁牵拉盲肠或盲肠附近的系膜。这样可以直视下观察回结肠蒂。左手使用解剖器械，例如双极血管闭合器、单级电钩或者剪刀，来分离回结肠蒂，并开始由中间向侧面分离腹膜，进一步分离出结肠系膜。当器械穿过时，实现最大的支点作用。一旦辨认出十二指肠，肠蒂可以被离断。也可以使用另外一种方法（"翻转技术"），回肠和小肠系膜首先被分离，不断交替地分离侧面的结肠和肠系膜，直到确认十二指肠才能找到结肠蒂。

（三）腹膜后平面分离和识别十二指肠

在离断回结肠蒂之后，术者右手继续托起盲肠，同时左手在升结肠系膜和后腹膜之间分离。移动范围可能因撑起结肠的能力下降而受到限制。另外一种方法从侧面和下面开始分离这一层面。

（四）游离右半结肠和末端回肠

左手用肠钳抓住盲肠，向中线和头端牵拉。右手用能量器械，或者单极电钩或剪刀，沿着 Told 线游离结肠，同时从腹膜后腔分离剩余的肠系膜。

在另一种翻转技术中，这是第一步。在距回盲瓣近端 10cm 处识别回肠，构建肠系膜窗，使用腹腔镜吻合器将回肠分开。此时，左手向中线和头端提起远端回肠，同时朝向回结肠蒂底部分离小肠系膜。一旦分离至腹膜后腔，回肠和结肠系膜就会被从侧面离断，随后肠系膜都会被慢慢分离。将盲肠和升结肠沿着中线侧和头侧翻转，反复进行直到十二指肠和回结肠蒂根部完全分离。

（五）游离近端横结肠和结肠肝曲

用右手向下牵动横结肠，使大网膜保持一定的张力。用左手将大网膜分离，直至小网膜囊和结肠肝曲。

在使用翻转技术时，向中线持续牵拉升结肠和横结肠的前提下，同时继续在结肠肝曲附近进行从外侧向内侧的分离，然后，沿右侧向下分离大网膜。

（六）中结肠血管的识别与结扎

由于只有一个牵拉器械可以使用，将中结肠血管从结肠膜中分离出来是有难度的，而且横结肠经常会由于举起高度不够而不能充分暴露。通过采用翻转技术，结肠中血管右支可以完好无损地从上侧和右侧分离。

（七）体外吻合、关闭和重新检查

一旦分离完成，通过单切口部位将样本取出。限制因素是几倍体积的肠系膜和（或）肿瘤的尺寸（框7.2）。借助于翻转技术，小肠系膜和回肠末端已在体内游离，样本也容易通过较小的筋膜切口取出。抓住被分离的远端回肠，类似一个管子而不是一个环将标本取出（图7.2）。体外吻合使用其标准方式，在关腹前，再次检查腹部。

框 7.2 提示
当提取已分离的近端回肠时，要确保肠系膜没有因为体外吻合而发生扭曲。

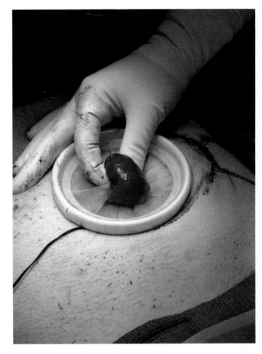

图 7.2　回肠取出

六、手术路径

（一）内侧到外侧路径

内侧到外侧是最常用的一种方法，在传统的腹腔镜右半结肠切除术中这是一个合理的选择。它包括7个步骤。应该强调的是在安全地结扎回结肠蒂血管时需要格外小心，因为腹腔镜术中，一旦出血仅靠两种工作器械及受限的活动范围是较难控制的。

（二）翻转技术或改良后的从外侧到内下侧路径

一个非常安全简易的替代标准化内侧到外侧路径的方法，是从外侧向内侧和下侧路径的调整及结合（框7.3）。这种方法专门针对回结肠蒂常难以离断的情况，后者是由内侧到外侧路径的第一步。

框 7.3 提示
翻转技术是十分有用的，特别是对于拟行传统的腹腔镜右半结肠切除术的结肠系膜和回结肠蒂短厚的肥胖患者。

这一替行的方法也被称为"翻转技术"。因为盲肠、升结肠和结肠肝曲在不同分离步骤中不断渐以顺时针方式进行翻转。这样可以通过器械的牵拉，以及结肠沿着 Told 线和肝结肠韧带附着到腹膜上，肠系膜附着到根部，和大网膜附着到胃部产生对抗牵拉，充分暴露组织。该方法包括如下步骤1，交替3和4，2，5，6，7。应该强调的是，该过程是以构建肠系膜窗口，并分离末端回肠为第一步，持续分离小肠，接下来是结肠系膜，交替分离后腹膜上的肠系膜，最后分离十二指肠。

七、特别注意事项及并发症

SILS 结肠切除术的一个劣势是技术难度高。三角解剖结构缺失和操纵仪器活动范围下降。SILS 结肠切除术的其他不足还包括学习曲线。在单切口右结肠切除术中，随着经验累积可以缩短手术时间，数据表明，一个有经验的腹腔镜外科医生可以在前 10 例未经筛选的病例内，克服学习曲线。手术时间的中位数在 50 ~ 191 分钟不等。

SILS 会给三角解剖增加难度。一些外科医生更喜欢使用带钩器械或成角度的光学镜头或两者一起用。这些在游离弯曲部位和分离粘连时很有用，但是器械可能在体内发生碰撞，除非外科医生交叉双手进行操作。其他问题还包括难以保持对结肠的牵拉。为了应对这种情况，一些外科医生选择在不同的平面使用不同长度的器械来工作，以尽量减少手部的碰撞。韩国的一个团队想出了许多策略来克服这些局限性，包括逆三角测量（从操作者的角度看形成一个倒三角形），旋转，吊起缝合（通过穿过腹壁的一个体内缝针来抬起腹膜皱襞或子宫）和腔内牵引。

SILS 右半结肠切除术的中转开腹率为 0 ~ 16.7%。某些研究认为肥胖导致术中难以识别正确的手术层面是最终导致中转开腹的首要原因。一些外科医生建议行术前 CT 扫描，以确定拟行 SILS 右半结肠切除术的患者是否存在内脏性肥胖。

另一个关注点是延长标本取出切口后气腹腔的消失。一些外科医生已经通过使用 Alexis O 伤口牵拉器克服了这个问题，通过这种装置 SILS 孔，并确保脐带的安全牢靠，以重新建立气腹。

八、并发症

部分小样本病例系列研究发现该技术围手术期并发症发生率从 16.6% ~ 37%，而常规的腹腔镜右半结肠切除术中的并发症发生率为 9.5%。这些并发症包括肠梗阻、心血管疾病和切口感染。

在最近的一项系统综述中，汇集了 38 例 SILS 结肠切除术的研究，并发症发生率为 10.8%，即伤口感染（2.5%）、术后肠梗阻（1.6%）和其他轻微的并发症，包括呼吸道感染、尿潴留和胸腔积液。在 3.2% 的患者中发现有较严重的并发症，主要包括吻合口出血和瘘。死亡报告数很少，包括来自一例术后 10 天发生肺栓塞的死亡病例。在转移性盲肠癌的姑息性 SILS 右半结肠切除术后，发生两例死亡，其中之一是由于呼吸并发症致死的。

最近的一项针对 32 个 SILS 右半结肠切除术研究的综述发现，已报道的并发症仅限于中转开腹、术后切口感染、腹腔内脓肿、吻合口出血、肺部并发症、需要穿刺引流的切口血肿、尿路感染、肠梗阻、胸部感染、血清肿。

九、总结

从肿瘤学的观点和短期并发症发病率来看，单切口腹腔镜右结肠切除术相较常规腹腔镜而言是可行和安全的，但仍然需要进行更大规模的随机对照研究，以与传统的腹腔镜切除术比较其潜在的优点，而不单单是美观。

十、参考文献

1. Jacobs M, Verdeja JC, Goldstein HS. Minimally invasive colon resection (laparoscopic colectomy). Surg Lap Endosc. 1991;1(3): 144-50.

2. Jackson TD, et al. Laparoscopic versus open resection for colorectal cancer: a metaanalysis of oncologic outcomes. J Am Coll Surg. 2007;204(3):439-46. Web. 12 May 2014.

3. Bucher P, Pugin F, Morel P. Single port access laparoscopic right hemicolectomy. Int J Colorectal Dis. 2008;23:1013-6.

4. Rolanda C, et al. Third-generation cholecystectomy by natural orifices: transgastric and transvesical combined approach (with video). Gastrointest Endosc. 2007;65(1):111-7. Web. 12 May 2014.

5. Pfl uke JM, et al. Laparoscopic surgery performed through a single incision : a systematic review of the current literature. ACS. 2011;212(1):113-8.

6. Chew M, Wong MT, Lim BY, Ng K, Eu K. Evaluation of current devices in single-incision laparoscopic colorectal surgery: a preliminary experience in 32 consecutive cases. World J Surg. 2011;35:873-80.

7. Vasilakis V, et al. Noncosmetic benefits of single-incision laparoscopic sigmoid colectomy for diverticular disease: a case-matched comparison with multiport laparoscopic technique. J Surg Res. 2013;180(2):201-7. Web. 12 May 2014.

8. Maggiori L, et al. Single-incision laparoscopy for colorectal resection: a systematic review and meta-analysis of more than a thousand procedures. Colorectal Dis. 2012;14:643-54.

9. Yang TX, Chua TC. Single-incision laparoscopic colectomy versus conventional multiport laparoscopic colectomy: a meta-analysis of comparative studies. Int J Colorectal Dis. 2013;28(1):89-101. Web. 12 May 2014.

10. Huscher CG, Mingoli A, Sgarzini G, Mereu A, Bina B, Brachini G, Trombetta S. Standard laparoscopic versus single-incision laparoscopic colectomy for cancer: early results of a randomized prospective study. Am J Surg. 2012;204:115-20.

11. Leblanc F, et al. Single incision laparoscopic colectomy: technical aspects, feasibility, and expected benefits. Diagn Ther Endosc. 2010;2010:913216. Web. 12 May 2014.

12. Remzi FH, et al. Single-port laparoscopy in colorectal surgery. Colorectal Dis. 2008;10(8):823-6. Web. 12 May 2014.

13. Boni L, et al. Single incision laparoscopic right colectomy. Surg Endosc. 2010;24(12):3233-6. Web. 9 May 2014.

14. Boone BA, et al. Single-incision laparoscopic right colectomy in an unselected patient population. Surg Endosc. 2012;26(6):1595-601. Web. 9 May 2014.

15. Wong MTC, et al. Single-incision laparoscopic surgery for right hemicolectomy: our initial experience with 10 cases. Tech Coloproctol. 2010;14(3):225-8. Web. 12 May 2014.

16. Gaujoux S, Maggiori L. Safety, feasibility, and short-term outcomes of single port access colorectal surgery: a single institutional case-matched study. J Gastrointest Surg. 2012;16:629-34.

17. Hopping JR, Ovunc B. Single-port laparoscopic right hemicolectomy: intermediate results. JSLS. 2013;17:5-8.

18. Palanivelu C, et al. Single incision laparoscopic colorectal resection: our experience. J Minim Access Surg. 2012;8(4):134-9.

19. Papaconstantinou HT, Sharp N, Scott Thomas J. Single-incision laparoscopic right colectomy : a case-matched comparison with standard laparoscopic and hand-assisted laparoscopic techniques. ACS. 2011;213(1):72-80.

20. Ramos-Valadez DI, et al. Single-incision laparoscopic right hemicolectomy: safety and feasibility in a series of consecutive cases. Surg Endosc. 2010;24(10):2613-6. Web. 12 May 2014.

21. Vestweber B, et al. Single-incision laparoscopic surgery: outcomes from 224 colonic resections performed at a single center using SILS. Surg Endosc. 2013;27(2):434-42. Web. 12 May 2014.

22. Wong MTC, Chew M. Evaluation of current devices in singleincision laparoscopic colorectal surgery: a preliminary experience in 32 consecutive cases. World J Surg. 2011;35:873-80.

23. Rieger NA, Lam FF. Single-incision laparoscopically assisted colectomy using standard laparoscopic instrumentation. Surg Endosc. 2010;24(4):888-90. Web. 12 May 2014.

24. Ahmed I, Paraskeva P. A clinical review of single-incision laparoscopic surgery. Surgeon. 2011;9(6):341-51. Web. 9 May 2014.

25. Curro G, Cogliandolo A, Lazzara S. Single-incision versus three-port conventional laparoscopic right hemicolectomy: is there any real need to go single. J Laparoendosc Adv Surg Tech A. 2012;22(7):621-4.

26. Mufty H, et al. Single-incision right hemicolectomy for malignancy: a feasible technique with standard laparoscopic instrumentation. Colorectal Dis. 2012;14:764-70.

27. Fung AK, Aly EH. Systematic review of single-incision laparoscopic colonic surgery. Br J Surg. 2012;99:1353-64.

28. Hopping JR, Bardakcioglu O. Single-port laparoscopic right hemicolectomy: the learning curve. JSLS. 2013;17(2):194-7. Web. 16 May 2014.

29. Chen WT-L, et al. Single-incision laparoscopic versus conventional laparoscopic right hemicolectomy: a comparison of short-term surgical results. Surg Endosc. 2011;25(6):1887-92. Web. 12 May 2014.

30. Kim S-J, Byung-jo C, Sang CL. Overview of single-port laparoscopic surgery for colorectal cancers: past, present, and the future. World J Gastroenterol. 2014;20(4):997-1004.

31. Tsujinaka S, et al. Visceral obesity predicts surgical outcomes after laparoscopic colectomy for sigmoid colon cancer. Dis Colon Rectum. 2008;51(12):1757-65; discussion 1765-7. Web. 12 May 2014.

第8章 右半结肠和回盲部切除术：腹腔镜体内吻合

Morris E. Franklin Jr, Song Liang, Miguel Angel Hernández Moreno

一、简介

　　腹腔镜技术逐渐成为结肠良恶性病变切除术的金标准。腹腔镜下右半结肠切除术包括体内吻合或体外吻合。体外吻合类似于开腹方法，因此使用更加频繁。在这一章节，我们将讨论体内方式的潜在优势和技术特点。

二、背景

　　1992 年第一次报道了腹腔镜辅助下的右半结肠切除术，从那之后，数位学者报道过该项技术。与传统的开放手术相比，这种方法有许多明显的优势，如止痛药使用剂量较少、肠蠕动恢复快、住院时间更短、围手术期恢复更快，同时伤口感染和疝的发生率更低。同样有部分学者偏爱体外吻合术。这种方式需要更频繁的牵拉移动结肠，以便通过小切口进行体外操作。但是这种方式有发生肠系膜扭转的风险。通过小切口剖腹术进行吻合是很困难的，这可导致一些吻合口瘘的发生，尤其是在患者的肠系膜体积大而短小时。因为很难充分将肠管从腹腔拉出体外并在没有牵拉情况下进行理想的无张力吻合。有学者提出应该在腹腔镜下进行体内吻合就是为了避免这些风险。使用直线切割闭合器在技术上难度很大，它需要充分的训练，即使这样吻合术并发症发生率还是高达 5%。为了降低主要的几种并发症的发生率，外科医生必须有充足的训练，以便能够熟练掌握进行腹腔镜下缝合和应用机械吻合器的技术。这种技术能够最大限度地降低中转开腹率，因为经历过腹腔镜术中转开腹的患者的死亡率和花费都会增加。完全体内手术方式中，腹部脏器的牵拉移动较少，因为完成吻合术同时取走了标本。对肠管牵拉移动的减少可以促进胃肠道功能恢复，使之蠕动功能恢复更快、首次排气更早、以及更早地开始固体饮食。这些都改善了患者的术后恢复，并且能够缩短住院时间，这些都是该技术潜在的优势。体内进行吻合的右半结肠切除术和阑尾切除术，适应证包括不适合在结肠内镜下切除的腺瘤性息肉、炎症性肠病、动静脉畸形大出血、肠梗阻、克罗恩病（及并发症）、肠缺血，以及其他适宜切除的情况。切除区域可以从回肠到结肠中段。基于最近的一些关于结肠癌治疗的研究，手术治疗恶性疾病可以安全地开展，包括姑息治疗难治愈的癌症和潜在可治愈的肿瘤。

三、术前规划

术前规划对于腹腔镜下结肠切除术的成功是十分重要的。术前必须要有完整的病史和体格检查，必须着重检查心脏和肺的问题和既往手术史。患者和手术团队必须有充分交流，并且熟悉腔镜手术的整个流程。同时医生需要告知患者术中可能由腔镜手术变为开腹手术。在手术之前进行完整的检查以完成肿瘤的术前定位是十分重要的，可以通过钡灌肠、CT扫描，或结肠镜检用墨水标记以显示位置。一些基本的生化指标包括全血细胞计数、恶性疾病的癌胚抗原计数，术前心电图、胸片在需要时完成。对于患者心脏和肺部状态的评估要非常谨慎仔细，以确定患者是否有能力耐受潜在的长时间的腹部充气及常用的大角度头低足高位和夸张的侧卧位。至于肠道准备，可以有多种选择，通过不同的胃肠道预备进食方法以实现。学者们建议术前5天开始低纤维饮食，术前3天开始全流质饮食，术前2天开始清流质饮食，在中午加入4大勺氧化镁乳液，并在6小时之后再加入4大勺。在术前1天，学者们建议继续进清流质饮食和柠檬酸镁（60ml经口，12小时1次），并在术前6小时和2小时进行盐水灌肠。这些措施可以保证结肠清洁，这在进行体内吻合及使用术中结肠镜时是强制执行的，也包括监测术前体液平衡和营养状态。患者通常术前30分钟静脉输入抗生素。

四、手术室布置及患者体位

手术至少需要两台显示器来观察手术操作时结肠的位置。手术台必须能够允许大角度的头低足高位和左右倾斜位；并且，肛门和阴道口应优先作为术中结肠镜的入口，以及在需要时取出标本。0°～30°视野；3D的高分辨率、高清晰度的影像镜头；高流速吸引器，这些都是十分有用的。同样需要标准的抓钳和特殊器械，包括加长肠道器械、5mm附有烧灼功能的腹腔镜剪、双极设备及有烧灼功能的特殊设备，以及进行血管闭合的先进工具。夹子或其他的设备可以用来控制小血管出血。带有很长长杆的快速的吸引和冲洗设备（5mm和10mm）是推荐准备的。准备好按顺序摆放的多个钉仓的Endo-GIA线形切割闭合器。

需要时用超声设备来对肝脏和腹主动脉旁结节进行评估。其他的设备包括用于游离单独血管的专用分离器。用于掌控肠管内容物的腹腔镜下左轮Glassman夹常常是很有用的。当意外情况发生时需要行开放手术，应保证立即可使用器械台，以打开患者腹部。结肠内镜的器械也是需要准备的。在接下来这一章节的叙述中，结肠内镜设备对于腹腔镜下切除结肠是必需的，因为它可以帮助我们评估吻合的位置、瘘及同步损伤的出现。

正确的患者体位可以极大加快腹腔镜手术的进程。准备好直肠入口的仰卧位是极其有帮助的，臀部略微弯曲成15°的角度，由Lloyd-Davis或Allen脚蹬辅助，臀部贴近手术台的边缘。固定患者的肩部，确定肺功能不受影响来固定患者。必要时，患者需要术中改变体位或保持头低足高位。然而，沙袋和其他限制性的设备也是有用的。肩带或垫子应该避免，因为作为手术中唯一的防止滑动的方法，这些可能导致臂丛神经损伤。保护暴露出来的神经表面也是十分重要的，尤其是那些肘部和膝部周围的神经。胳膊需要放于固定患者的身体一侧（如果允许的话），以便可以配合医生们最大程度地倾斜和移动，因为手臂伸展在常规位置会成为手术台周围移动时的障碍物。

　　有序地将压迫器械放置在患者的腿部，可有助于避免腿部的静脉淤积和深静脉血栓形成的风险。一个温热的毛毯可防止患者的体温降低，尤其在长时间的手术中。须提前准备好加热过的静脉输入的液体和灌注的液体，因为如果没有提前加热会导致患者体温下降。最好可以加热患者吸入的气体，许多学者建议加热 CO_2。在 2 小时内或者更长时间的手术操作中，也提倡用塑料袋包裹下肢，这能防止至少每小时 1℃ 的体温流失。弗氏导尿管和胃管需在手术中常规插入。推荐对于准备进行腹腔镜下结肠切除术的患者，在麻醉医师慎重考虑后安置动脉通路和中心静脉通路，尤其是心脏或肺功能不全的患者，或者长时间的手术时。

　　很有必要强调一下，在任何一种腹腔镜下结肠切除术开始之前，外科医生应该具备熟练掌握腹腔镜技术的背景基础，就比如说体内缝合、体内或者体外打结，熟练使用双手配合及应用切割闭合器的经验，这些都有助于避免转为开腹手术的不必要性。掌握关于结肠血管、输尿管、十二指肠、肠系膜上动脉、胃、胆总管、肾、大网膜等解剖关系的复杂知识，这是进行手术所必备的。

五、Trocar 孔位置和标本取出位置

　　套管针应为 5mm、10mm 或通用的 5/12mm；它们能够帮助外科医生在不改变端口减压器的前提下安置各种型号仪器。一般的规则是"根据需要使用套管针的数量"，但标准是 4 个套管针（见图 8.1 端口布局）。一般情况下，手术器官周围的半圈是放置套管针的最佳位置。摄像头端口在脐周位置，工作端口在右下腹（RLQ）L1 和右上腹（RUQ）L2。至少需要一个 12mm 的端口，以使用吻合器，将这个 12 mm 的端口放于左下腹（LLQ）L3 或 L2 位置。

　　在体内吻合不但允许取出位点比体外吻合需要的小很多，而且允许取出位点远离中线或通过 Pfannenstiel 切口，这都会使其切口疝的发生率低于中线切口。

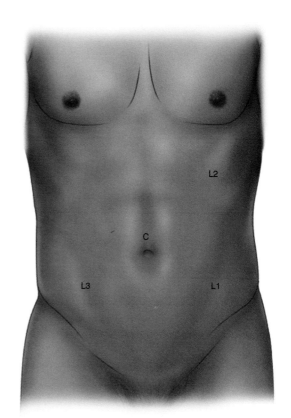

图 8.1　Trocar 孔布局

C：5mm 或 12mm 镜头孔；L1：5mm Trocar 孔；L2：5mm Trocar 孔，12mm（为切割闭合器准备）进行同向蠕动的侧侧吻合；L3：12mm 的 Trocar 孔，用于使用吻合器进行逆向蠕动的侧侧吻合

六、手术步骤（表 8.1）

表 8.1 手术步骤

手术步骤	技术难度等级（1～10级）
1. 腹腔镜探查	1
2. 识别十二指肠与结扎回结肠血管	3（内侧向外侧） 4（外侧向内侧）
3. 游离右半结肠和回肠末端	4（内侧向外侧） 2（外侧向内侧）
4. 游离近端横结肠和结肠肝曲	4 6（带血管）
5. 肠道离断和标本装袋	5
6. 体内吻合	6
7. 结肠镜检查吻合口瘘	3
8. 标本提取	2（经腹） 5（经阴道）

（一）腹腔镜探查

通过使用气腹针或利用哈森技术建立气腹，注入 CO_2 气体使腹部压力达 15mmHg。在大多数情况下，气腹针被放置在左侧腹部中间；然而，还可以使用备用位置，如上中线、左上腹，往往适用于已做过腹部手术的患者。继足够的充气和放置套管针后，彻底检查腹部的转移征象或其他的疾病进程，这可能会改变预期的手术流程。仔细地逐步松解前腹壁的粘连，在直视下安置剩下的操作端口。一旦所有套管针放置完毕并且定位病变区域后，在处理结肠和肿瘤时，应该严格地执行"无接触"技术。

（二）识别十二指肠和结扎回结肠血管

大多数外科医生都非常熟悉开展每一类型结肠切除术时所涉及的解剖。外科医生必须意识到腹腔镜手术提供了不同的视野。腹腔镜手术提供了一个更好的放大的手术视角，但是，在切除过程中有时很难识别供应血管的原始部位。例如，右半结肠癌，有三个主要的血管：回结肠部血管、右结肠动脉和肠系膜上动脉，血管结构有很大的个体差异。因此，在右侧结肠癌患者的体内进行腹腔镜下淋巴结清扫术，比左侧的肿瘤更加困难。在分离开始的时候，应明确定位十二指肠，因为结肠通过肝曲肠系膜窗出现在下方（见图 8.2）。尽管有一些学者更倾向于在确定十二指肠前，先分离回结肠血管，但识别后者结构是右半结肠切除术的第一步骤。该回结肠动脉可以用闭合器、结扎、夹子，或诸如超声刀或 LigaSure 血管闭合器械等凝结设备分离。向前牵拉回盲肠系膜复合物、背离系膜根部，以便撑起空间。这样有利于分离移动回结肠血管（见图 8.3）。在外侧向内侧手术途径中，可以在结肠后面找到十二指肠，在肠系膜创建一个开口。在这一点上，肠系膜厚度应为一个层面，并向下方扩展以识别结肠血管，位于开口尾部。应注意确保肠系膜上动脉的完整性和小肠的血液供应。

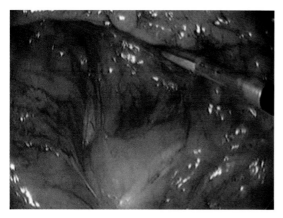

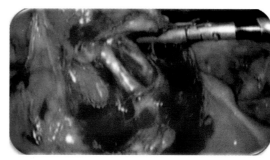

图 8.2　识别十二指肠　　　　　　　　　　　　图 8.3　识别回结肠血管

（三）游离右半结肠和回肠末端

沿着侧韧带走向的盲肠和升结肠，是腹腔镜手术中最容易暴露的结肠部位，一旦右侧肠段系膜的解剖关系确立，就能够非常容易分离右半结肠。在分离过程中利用重力非常重要，它是这一过程中的优势而非缺点。使用头低足高（Trendelenburg）体位、头高足低体位尤其是右倾斜位置，因使用重力，可以使几乎所有的右半结肠的游离和在手术视野的出现更加容易完成。建议将结肠和其他器官推出而不是拉出，因为拉动尤其是扭转着拉，容易伤害结肠和其他器官。外科医生应该有条不紊，避免抓握无需切除的肠段，并且小心避免在癌症患者手术中抓握肿瘤。钝性分离总是比锐性剥离好，除非我们可以确切看到完整的需要分离的组织。如果可视程度不充分而不足以完成彻底的分离，应改变镜头或内镜头的位置直到可以看到清楚的解剖结构。通常，从另一个角度进行分离是有效的方法，直到解剖变得清晰。

两个方案可用于右半结肠切除术，外侧到内侧和内侧到外侧途径。内侧到外侧的方法，就是从中线开始持续地将后腹膜从结肠系膜上分离下来。在外侧向内侧分离的案例，回肠末端和盲肠是最先被分离的，接下来是通过 Toldt 线分离升结肠。用非创伤性器械向上牵拉结肠以完成游离，锐性分离以分离腹壁的附着物（见图 8.4）。通过使用剪刀进行锐性分离，循序渐进分离末端回肠，使用上述提及的凝血器械控制出血。

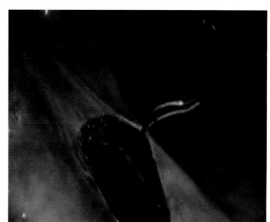

图 8.4　侧向分离盲肠

（四）游离近端横结肠和结肠肝曲

应将结肠肝曲和近端横结肠尽可能从肝结肠韧带和胃结肠韧带分离出来，以确保足够的远端切缘和无张力吻合。

位于十二指肠正上的是右结肠静脉。右结肠动脉可认为是一支或中结肠动脉的分支，并且如果需要更广泛的切除应该分离出来。

（五）分离肠管和样本装袋

体内吻合的第一步是用先进的能量器械对小肠系膜进行完整分离，直到回肠的近端切缘，标准是距离回盲瓣 10cm 处。将要进行完整体内吻合的患者应该在肠系膜窗的远端进行腹腔镜下结肠离断。在此区域检查，确保充分的血供后用内镜切割闭合器械进行肠管分离。沿着无血管平面进行大网膜和结肠的仔细分离。分离可以用超声刀、双极器械或剪刀。沿着肠系膜分离结肠和回肠是很重要的，这样可以使吻合口线的拐角在系膜游离部的边缘。用吻合器可以把回肠末端分离到预期的程度，之后标本会被置于一个大的标本袋中，然后密封并放在肝脏的上侧，以便在肠管功能连续性恢复后取出。为了防止在吻合时扭转，特别是小肠的扭转，应该注意小心将吻合器放置在恰当的位置，以保持在分离时肠管的连续性。

（六）体内吻合

1. 侧侧逆向蠕动吻合术

使用内镜吻合器进行构建回肠横结肠吻合术，用以下描述的方式进行侧侧逆向蠕动吻合术：首先，在结肠的系膜游离部边缘，也就是在之前的吻合口线的边缘进行小段的肠管切开术。然后将肠管拉过吻合器的吻合面，吻合器是通过 RLQ 的套管针 L3 进入，放置在适当的位置，之后在回肠面也进行相同的操作。在放置吻合器时，务必注意确保肠管的正确走向，持续检测肠系膜来避免小肠扭转，也可以确保肠系膜不扭曲。当结肠拉过吻合器的下颌，回肠末端拉过吻合器上颌的相似位置时，关闭并击发吻合器，产生了 6cm 的吻合口（见图 8.5）。如果需要更长的吻合时，可以用同样的方式进行第二次吻合。常见的肠管切开可以通过一个额外的 Endo GIA 切割闭合器围绕开口闭合（见图 8.6）。要确认以前的钉线两头的位置，要么通过放置在 LLQ 和 LUQ 的工作端口 L1 和 L2 中的腹腔镜抓钳牵拉，要么放置两根留置缝线。这与通过 RLQ 端口 L3 的吻合器一起，组成常见肠切开口两个侧壁。常见肠切开口也可以通过缝合而关闭。可使用现有的各种缝合关闭技术。其中增强吻合角度的缝合是经常使用的。

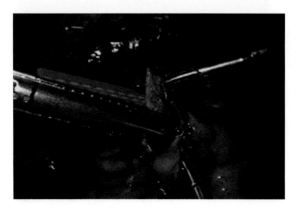

图 8.5　侧侧吻合

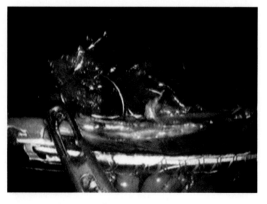

图 8.6　常见的肠切开术后关闭

2. 侧侧同向蠕动吻合术

同向蠕动吻合术可作为上述手术的另一选择。通过 LUQ 的 L2 端口引入内镜缝合器。不使用先前离断肠管的两条肠系膜游离缘的切线的边缘，首先水平托起回肠，以同向蠕动的方式平行于横结肠。留置缝线可以用经腹的 Keith 缝针固定在小肠上，至少距离横结肠末端的远端缝合线 8cm（框 8.1）。一个系膜游离缘的结肠切开术应离横结肠横断面远端至少 8cm，肠管切除术应在横断回肠近端 2cm 处完成。内镜缝合器的一个颚通过已切开的结肠伸入近侧末端而另外一个颚进入回肠。一旦吻合完成，常规的回结肠共同开口可以通过内镜吻合器或者缝合再次关闭。

> **框 8.1 注意事项**
> 小肠切除的位置靠近先前吻合线横断面 2cm 处，可以使常规肠切开术更容易关闭。

（七）结肠镜吻合口瘘检查

接下来，将夹具施加到回肠末端，使用肠道 bulldog 夹或手持 Glassman 夹。进行术中结肠镜检查，以确保目标病变已被移除，检查同步病变，并检查吻合口有无瘘。如果发现瘘，应该立即进行修复。

（八）标本取出

标本的近端和远端部分，应尽可能快地与切割闭合器分离，并立即把分割的结肠肠管放置在标本袋里（见图 8.7）。严格避免肿瘤部位处理不慎、剥落或穿孔。可以标本袋来移出标本，无论是经腹（见图 8.8）或经阴道取出（见图 8.9）。这可以防止污染，不仅是粪便污染，还可以防止结肠癌病例中肿瘤细胞的扩散。如果利用阴道移除方法，在腹腔镜直视下直接进行阴道切开术可以提高该方法的安全性。

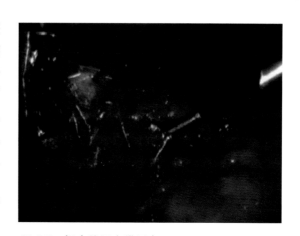

图 8.7　标本放置在袋子内

在移出标本后，最后检查腹腔一次，要特别注意以前分离解剖的部位，包括输尿管、肠系膜，有无瘘和吻合口是否完整。仔细检查肠系膜缺损，以确保没有经缺损处形成的小肠易位。

七、总结

使用避开腹正中线切口或者通过自然腔道来提取标本，有可能会降低切口并发症的发生率，减轻术后疼痛和更好的美容效果，这是一个快速发展中的领域。随着这项技术的发展，每一位腹腔镜外科医生都可以完成体内吻合这一技术。

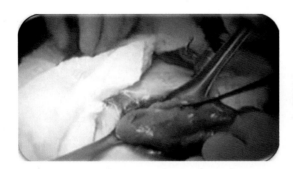

图8.8 经腹取出标本

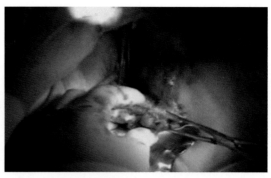

图8.9 经阴道取出标本

八、参考文献

1. Kaiser AM, Kang JC, Chan LS, Vukasin P, Beart RW. Laparoscopicassisted vs open colectomy for colon cancer: a prospective randomised trial. J Laparoendosc Adv Surg Tech A. 2004;14: 329-34.

2. Senagore AJ, Delaney CP. A critical analysis of laparoscopic colectomy at a single institution: lessons learned after 1000 cases. Am J Surg. 2006;191:377-80.

3. Casciola L, Ceccarelli G, Di Zitti L, Valeri R, Bellochi R, et al. Laparoscopic right hemicolectomy with intracorporeal anastomosis. Technical aspects and personal experience. Minerva Chir. 2003;58:621-7.

4. Lacy AM, Garcia-Valdecasas JC, Delgado S, Castells A, Taura P, Pique JM, Visa J. Laparoscopy-assisted colectomy versus open colectomy for treatment of non-metastatic colon cancer: a randomised trial. Lancet. 2002;359:2224-9.

5. Weeks JC, Nelson H, Gelber S, Sargent D, Schroeder G. Short term quality-of-life outcomes after laparoscopic-assisted colectomy vs open colectomy for colon cancer: a randomized trial. JAMA. 2002;287:321-8.

6. Clinical Outcomes of Surgical Therapy Study Groups. A comparison of laparoscopically assisted and open colectomy for colon cancer. N Engl J Med. 2004;350(20):2050.

7. Croce E, Olmi S, Azzola M, et al. Laparoscopic colectomy: indications, standardized technique and results after 6 years experience. Hepato-Gastroenterol. 2000;47:683.

8. Jemal A, Siegel R, Ward E. Cancer Statistics, 2008. CA Cancer J Clin. 2008;58:71-86.

9. Franklin M, Gonzalez JJ, Miter D, et al. Laparoscopic right hemicolectomy for cancer: 11-year experience. Rev Gastroenterol Mex. 2004;59 Suppl 1:65-72.

10. Franklin ME, Kazantsev GB, Abrego D, et al. Laparoscopic surgery for stage III colon cancer: long-term follow-up. Surg Endosc. 2000;14:612.

11. Maxwell-Armstrong CA, Robinson MH, Scholefield JH. Laparoscopic colorectal cancer surgery. Am J Surg. 2000;179:500.

12. Nakamura T, Onozato W, Mitomi H. Retrospective, matched casecontrol study comparing the oncologic outcomes between laparoscopic surgery and open surgery in patients with right-sided colon cancer. Surg Today. 2009;39:1040-5.

13. Nishiguchi K, Okuda J, Toyoda M, et al. Comparative evaluation of slurgical stress of laparoscopic and open surgeries for colorectal carcinoma. Dis Colon Rectum. 2001;44:223.

14. Schlachta CM, Mamazza J, Seshadri PA, et al. Defining a learning curve for laparoscopic colorectal resections. Dis Colon Rectum. 2001;44:217.

15. Whelan RL. Laparotomy, laparoscopy, cancer, and beyond. Surg Endosc. 2001;15:110.

第 9 章 右半结肠和回盲部切除术：机器人手术

Vamsi Ramana Velchuru，Leela M. Prasad

一、简介

在这一章节中，我们将介绍机器人路径的右半结肠切除术的潜在优势和劣势，并讨论其与常规腹腔镜路径在技术上的不同点。

二、背景

在高级的微创外科手术中，机器人手术是新的前沿技术并在外科的许多领域中应用。在外科医疗设备中，它逐渐成为一种重要工具。达芬奇手术系统提供了出色的 3D 视野最短的手术路径、器械的"内腕"动作和 540°的自由环绕的类似外科医生般灵活的手。机器人的缺点是占用手术室较大的空间，机器一旦安置固定后患者位置的移动受限，缺乏触觉反馈，在不改变患者体位的前提下无法在多个腹部象限工作。

机器人辅助的安全性和可行性在结直肠手术中已经被充分证实。在最近的一项系统性综述中提到，大多数报道显示机器人辅助结直肠手术的失血量较少、住院时间缩短、并发症发生率较低。机器人辅助及腹腔镜辅助结肠切除术的 5 年对比研究结果显示，在失血量、住院时间、术后并发症及肠功能恢复时间上没有差异。中转开腹率可在 3.7% ~ 8.8%，这取决于外科医生的经验。与腹腔镜手术相比，机器人辅助手术的手术时间更长。目前的证据表明，与传统腹腔镜手术相比，机器人辅助结直肠手术在肿瘤学上是安全的。

机器人辅助右半结肠切除手术是安全、可行的选择，这已得到充分证实。一项回顾性对比研究纳入了 40 例机器人辅助右半结肠切除术与 135 例传统腹腔镜手术，在失血量、中转开腹率、住院时间、并发症等方面没有显著差异。机器人这一手术方式的时间较长而且住院费用较高。

机器人右半结肠切除术体内吻合术和体外吻合术均可应用，二者结果类似。机器人辅助手术体内吻合已被证明是安全的，没有中转开腹和瘘的发生。中位手术时间为 223 分钟（180 ~ 270 分钟）。体外吻合和开放手术类似，是安全可行的。

一项机器人辅助右半结肠切除术（n=33）与开腹手术（n=102）的病例对照研究显示，机器人组的失血量明显减少，住院天数缩短，术后并发症的发生率相近。最近的一项 20 例机器人辅助右半结肠切除并体内吻合术的病例研究显示无中转开腹发生，这证实了该技术的可行性和安全性。淋巴结清扫率高的肿瘤学有效性也已确认。

机器人辅助游离右半结肠可以使用由外侧到内侧或内侧到外侧的方法，这取决于外科医生的偏好。由外侧到内侧的手术路径是传统的开放技术，对于直接在开放手术的基础上开展机器人手术的外科医生更容易接受。从内侧到外侧的手术路径在腹腔镜文献中已被详述，它是安全、有效的。一个关于两种方式的对比研究显示：两组患者（每组 8 人）采用由内到外及由外到内的两种方式，其结果相类似。两组的总手术时间大致相同。淋巴结清扫方面没有差异。无患者出现吻合口瘘。

对外科住院医生和渴望从事机器人手术的结直肠外科医生来说，机器人右半结肠切除术是又简单又好用的教学工具。 de Souza 等认为，在从事复杂的直肠癌手术之前，它是一个理想的开始和学习的路径。尽管机器人手术时间较长，花费较高，这仍将会缩短外科医生经验积累的时间。

不管是恶性肿瘤还是良性肿瘤，机器人辅助右半结肠切除术均适用，适应证类似于常规腹腔镜手术。除了患者无法耐受气腹或既往多次开腹手术导致腹腔广泛的粘连等情况，该术式没有绝对禁忌。

三、手术室布置及患者体位

机器人辅助手术是一个复杂的任务，外科医生应该确保他的团队——麻醉师、手术助手、经验丰富的刷手护士、巡回人员，精通技术和手术要求。最重要的是一位经验丰富的机器人护士或通晓机器人及检修问题的专业技术人员。准备好一组标准的开放手术器械在手术室里以备不时之需。

达芬奇机器人由四个机械臂、一个外科医生控制台和一个镜头套件组成。一个大型手术室对于合理存放这三个大型设备是必需的。在对机械手臂铺无菌单前，手术室团队人员需开启控制台，准备和校对机器人。这都需在患者被送到手术室前着手完成。对于机器人右半结肠切除术，最基本的设置是使用四个机械臂的三个：镜头臂、第一和第二臂用于牵拉和分离。第四个机械臂可以用于额外的牵拉；然而，由于手术区域的限制，可能会发生机械臂的碰撞。

在机器人右半结肠切除术中，患者常规仰卧位。截石位也可在需要时选择使用。机器人结直肠手术与常规腹腔镜手术相似，也要求患者精确的体位。术者和助手经过细致的准备工作，来固定患者。突然垂直的倾斜动作和延长的手术时间可导致并发症出现，如术后周围神经病变、皮肤压迫性坏死，以及偶尔有患者滑下手术台的情况。一旦机器人固定完成，再去调整患者的位置是复杂、耗时的。因此，花时间来确保手术患者的位置，可预防并发症和减少操作时间。以下是安全快速地固定绑好麻醉状态下患者的步骤：患者可用塑型袋安全固定，手臂裹放于两侧。上肢稍朝向侧方，拇指朝向天花板。双臂垫好，特别注意保护肘和手腕的骨性突起。放置垫肩支持角度大的头低足高位患者，防止滑脱。胸前给予胸部束带"4"字形交叉三次。在确保患者安全以及做完必要的术前调整后，应模拟手术中各种角度进行安全性和稳定性的检查。

四、Trocar 孔位置和标本取出位置

机器人辅助右半结肠切除术常规需用包括镜头 Trocar 孔在内的三个机械臂。可为位于患者左边的助手补充一个操作 Trocar 孔。正确的 Trocar 孔位置，在微创手术尤其是机器人手术中是至关重要的，因为它可防止体外机器臂相互碰撞，缩短手术时间。12mm 机器人镜头孔位于脐部。如果患者是娇小身材而为增加镜头至手术区域，特别是回结肠血管蒂的距离，需要将 12mm 镜头 Trocar 孔置于脐孔旁边或者身体左侧区域。

为了避免体外机械臂相互碰撞，Trocar 孔位置可根据腹部尺寸和体型调整（见图 9.1 Trocar 孔布局）。第一机械臂 Trocar 孔（R1）可以放置在从左下腹到耻骨联合上的区域（LLQ）；同样，第二机械臂 Trocar 孔（R2）可以放置在左上象限（LUQ）到上腹之间。两个 8mm 的 Trocar 孔距镜头孔至少 8 ~ 10cm。然后，直视下左下象限在镜头 Trocar 孔和第二机械臂之间插入一个 5mm 的 Trocar 孔（L1）。这个 Trocar 孔应该距其他 Trocar 孔至少 5cm。这是一个为助手使用的 Trocar 孔，用于牵拉，使用吸引器，或使用能量器械结扎回结肠血管。如果患者的体型较小，不允许选择这样的 Trocar 孔布局，第二机械臂 Trocar 孔可以放置在左下象限，左侧 5mm 辅助 Trocar 孔位于左侧躯干且与镜头 Trocar 孔在同一条直线上。镜头机械臂通常放置为与腹壁成垂直角度，不会与助手的器械发生碰撞。

右下腹（RLQ）置入一个额外的 8mm Trocar 孔（R3），这可以放置额外的用于牵拉的抓钳。通常情况下，经常使用一个 30°镜头，机器人电钩，或装在左机械臂（R1）的内镜剪刀和一个装在右机械臂（R2）双极抓钳。

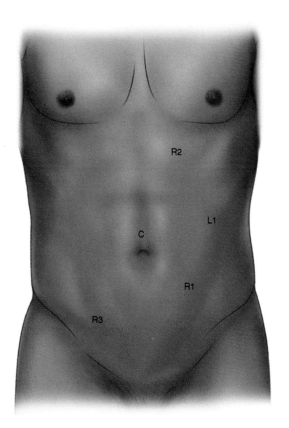

图 9.1 Trocar 孔布局
C：12mm 镜头孔；L1：5mm 辅助 Trocar 孔；R1 和 R2：8mm 机械臂 1 和机械臂 2 的 Trocar 孔；R3：8mm 机械臂 3 的 Trocar 孔

体外吻合术是最常用的方式，因此，标本取出位置通常是脐上方，通过扩展 12mm 的镜头 Trocar 孔来完成。如果 12mm 镜头 Trocar 孔位于脐左侧，也可以扩大为横向切口，用于标本取出。

五、手术步骤（表 9.1）

机器人右半结肠切除术的步骤与常规腹腔镜方法相类似。根据可用的机器人设备，

在机器人和部分腹腔镜手术中采用稍有差异的步骤，因此形成一个两者相互融合的流程。完整的机器人手术步骤包括血管蒂结扎、肠管切除、体内吻合，这将在各个章节中更详细地描述。

表9.1　手术步骤

操作步骤	技术难度等级（1～10级）
1. 腹腔镜探查和定位连接	2
2. 回结肠血管的识别与结扎	3（由内侧到外侧） 3（由外侧到内侧）
3. 腹膜后平面的分离和十二指肠的识别	3（由内侧到外侧） 3（由外侧到内侧）
4. 右结肠和末端回肠的游离	2
5. 近端横结肠和结肠肝曲的游离	4
6. 中结肠血管的识别与结扎	6
7. 体外吻合，（可选的）闭合及再次检查	2
8. 体内吻合	3

（一）腹腔镜探查和 Trocar 孔的应用

在 LUQ 或脐上方，插入气腹针，建立气腹。然后直接插入 12mm Trocar 孔或应用 Opiview 技术在脐周定位。也可应用哈森技术置入 12mm 的 Trocar 孔。使用一个减肥手术长度的套管针，以允许足够空间用于连接机械手臂。直视下插入两个 8mm 机器人 Trocar 孔和 5mm 辅助 Trocar 孔。进行诊断性腹腔镜检查。根据 Trocar 孔位置，患者取左倾斜的头低足高位（15°～20°）；如果小肠袢盘曲在盆腔，不采用 Trendelenburg 位有利于手术进行；暴露末端回肠和升结肠；将其余部分小肠放在腹部的左上象限或盆腔。

通常机器人安置在患者的右边。机器人解剖分离的区域通常宽度小于 180°。因此，若首次腹腔镜探查小肠袢粘连到盆腔，可能需要先离断小肠袢。同样，如果需要延伸到横结肠中部，机器人可以停靠在右上象限。手术助手位于患者的左边。

（二）识别和结扎回结肠血管

由 Trocar 孔 R2 机器臂抓住并抬起盲肠，由 Trocar 孔 R1 沿根部切断回结肠蒂并游离(见图9.2)。助手通过 5mm Trocar 孔，应用能量器械从起始部横断回结肠系膜蒂。另一种可能的方法是使用机器人能量闭合器，通过 R1Trocar 孔更换单极器械。另外，

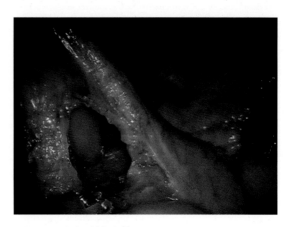

图 9.2　分离回结肠蒂

动脉和静脉都可通过 R1 机械臂分离并用止血夹结扎。在由外侧到内侧手术路径的良性病例中，可以在体外处理回结肠蒂的血管。

（三）分离腹膜后平面和识别十二指肠

识别十二指肠后，尽可能远离中线继续分离腹膜后结构（见图 9.3）。通过腹腔镜 Trocar 孔 L1，助手牵起升结肠系膜。

（四）游离右半结肠和末端回肠

术者用 R2 的抓钳和助手同时抓住盲肠和升结肠，向中线和上方牵引，沿右结肠旁沟 Toldt 白线开始分离。如果通过 RLQ 操作孔在 R3 使用抓钳，更容易牵拉，将盲肠或升结肠推向中线侧，或提起腹膜向外至 Toldt 线。从盲肠到结肠肝曲持续轻柔向内牵拉，一直在无血管平面进行分离。应仔细辨别并一直在十二指肠第二部分前方操作。在侧方手术路径中，识别出十二指肠第二部分前面，表示已充分游离右半结肠和肠系膜蒂（见图 9.4）。

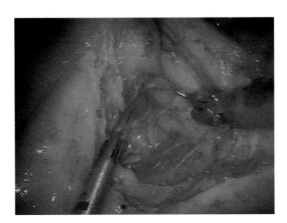

图 9.3　由内侧向外侧分离

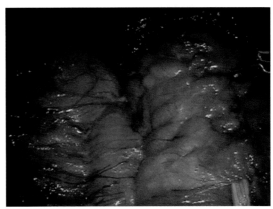

图 9.4　由外侧向内侧分离

（五）游离近端横结肠和结肠肝曲

这有可能需要移动机器人和改变患者的位置，使其变成左倾斜的头高足低位。通过 R2 Trocar 孔使用电钩或内镜剪刀，通过 R1 Trocar 孔使用抓钳。打开胃网膜进入小网膜囊（见图 9.5）。R1 的机械臂将横结肠向尾部牵拉，同时 R2 机械臂从结肠壁上分离网膜。助手帮助牵起横结肠，同时 R3 机械臂（如果使用）可通过向头侧牵拉网膜或胆囊，以提供反向张力。用同样方法切除肝结肠韧带，完成近端横结肠和结肠肝曲的游离。结肠肝曲也可以采取从外侧向内侧的手术路径进行游离（见图 9.6）。

（六）识别并结扎中结肠血管

中结肠血管右支通过使用助手的 5mm Trocar 孔或一个机器人 R2 臂的闭合器结扎中结肠血管右支。手术步骤与之前章节叙述的结肠系膜的路径类似。

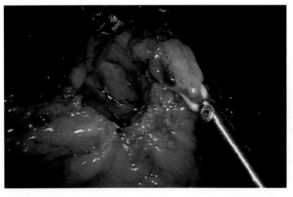

图 9.5　进入小网膜囊

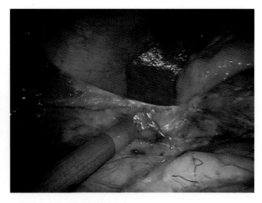

图 9.6　游离结肠肝区

（七）体外或体内吻合，关闭和检查

体外吻合术是常规完成的步骤，意味着机器人手术接近结束。使用机器人吻合器或体内手工吻合术是可行的，在其他章节中阐述这一先进技术。助手使用 5mm 抓钳提起盲肠辅助送到中线切口。机器人离位，并从术野移除。在脐中线开小切口（4～5mm），置入切口牵开器。由此切口取出末端回肠和右半结肠。外科医生选择体外吻合后，右半结肠切除术即完成。按先前章节所述，可在腹腔镜手术的最后再次建立气腹，检查腹腔。

六、手术路径

（一）外侧到内侧的路径

该方法遵循步骤 1、4、3、5、6 和 7。这是机器人手术常用的一种方法，因为它避免了潜在的回结肠蒂大出血的风险，而这通常需要由助手控制。因此这项技术不太需要经验特别丰富的助手。这种方法非常类似于开放手术，新开展机器人手术的外科医生也很容易完成。

（二）内侧到外侧的路径

此法类似于常规腹腔镜手术。手术过程如上所述步骤 1～7。由于机器人镜头的位置，有时回结肠系膜蒂根部显示太靠近，需要调整 Trocar 孔的位置。借助机器人血管闭合器，手术医生的操作类似腹腔镜方式。

（三）由下到上的路径

如前一章所述，对于回结肠系膜较短或明显炎症改变的患者，这是一个可供选择的技术。机器人手术比较受限，因为在游离回肠腹膜需要大角度的头低足高体位，并且术中还需改为头高足低体位，要求机器人必须重新定位连接。

七、特殊注意事项和并发症

（一）二次手术腹部

既往有腹部手术史不作为实施机器人手术的禁忌，但它带来很大挑战。腹腔内的粘连会使手术过程增加难度并且更耗时。哈森技术或直视下放置 Trocar 位置应该尽量远离先前的切口。理想情况下，在 LUQ 的 Paler's 放置 Trocar 是安全的。一旦穿透腹膜，用一根手指钝性推开肠管，可避免损伤肠管。腹部充入 CO_2 后，进行腹腔镜探查有无粘连，以及机器人 Trocar 被放置在无粘连区是否可行。如果存在广泛粘连，应选择中转开放手术。在连接机器人之前，可在腹腔镜下松解粘连。如果只有右侧存在粘连，这些可以很容易用机器人分离。粘连松解术应该细致仔细，目的是避免伤及肠管。由于存在潜在的热损伤，手术结束后，应该认真检查肠管。

（二）病态肥胖

手术室团队应为这类患者充分准备：配置合适的手术台、超长 Trocar 等。对外科医生来说，这类患者在各方面都增加了手术难度。在肥胖患者中，应该小心细致地摆放患者以及在骨性突起处放置足够垫子进行缓冲，这是因为这类肥胖患者由于神经压迫，容易出现术后神经病变。用束带固定患者的肩膀可防止在倾斜角度非常大时发生滑动。可能需要更高的 CO_2 压力来保持腹部膨胀，这可能是麻醉师会担心的问题，充气过程和手术医师直接交流，会减少一些相关并发症的发生。在腹部，肥厚的肠系膜和大网膜会阻碍良好的视野和分离；然而经验丰富的助手可以通过适当的牵拉轻松克服这些问题。识别和分离回结肠的巨大的回结肠系膜根是有挑战的，这可以通过在正确的解剖平面分离以充分牵拉和游离蒂部而解决。在初始的几例患者中，回结肠蒂可能需要拉到体外；然而，对于在肥胖患者可能更有挑战性，有可能导致一个更长的切口。

（三）小体型患者

关于操作端口的定位和机械臂碰撞，在小体型患者而言，机器人手术中助手的工作很有挑战性。远离系膜蒂，在脐水平左侧去掉放置的镜头孔，以减少机械臂的相互碰撞。一旦机器人手臂被固定在 Trocar 中，助手应该确保机械可在一定范围内自由活动，且避免相互碰撞。

（四）局部进展期癌症

对局部晚期肿瘤患者进行右半结肠切除术，机器人的辅助是非常有用的。根据 CT 分期并与放射科医生讨论拟定的术前计划，外科医生为这些复杂的情况做好准备。如果肿瘤较大和向后方侵袭延伸，在分离过程中置入输尿管支架有助于识别输尿管。侵及侧壁或前壁，可很容易地被机器人分离处理。而侵犯至后方和中线的巨大肿瘤较难处理，转换为开放手术可能是较好的选择。

（五）机器人组装摆位相关并发症

机器人手术并发症与其他微创手术非常相似。外科医生应该精通和掌握机器人工作台的各种操作，以在手术过程中解决各种问题。良好的手术室团队拥有丰富操作机器人的知识，将有助于手术顺利运行。Trocar 孔位置不当，多象限游离，以及体型小的患者，均可能发生机器臂相互碰撞的问题。根据患者体型个体化放置 Trocar 孔，这一标准化技术可以克服并发症的发生。在右半结肠切除术中，通常使用两个操作臂及镜头 Trocar 孔，大部分的分离在右侧腹部进行，因此，仪器碰撞和手臂冲突要少发生许多。如上讨论，对于体型小的患者，操作 Trocar 孔位置应尽可能远离镜头 Trocar 孔。

（六）出血

电钩或有孔的双极钳可以很容易地处理小的渗血。然而，来自系膜蒂的大出血则是一个严重的问题。该并发症的预防是至关重要的。双极能量闭合器可控制血管出血。在结扎前需游离静脉和动脉。如果发生大出血，可用孔抓钳夹闭血管。另外，如果出血无法控制，紧急情况下，撤出机器臂，开腹止血。助手应接受训练，以便在紧急情况下立即移除机器臂装置及 Trocar，为迅速开腹做准备。

（七）肠管穿孔或十二指肠损伤

医源性损伤可能发生在通过 Trocar 孔置入和更换器械时，注意在屏幕上要看到器械的进入和退出。热损伤可发生在小肠或十二指肠。

小肠损伤——大部分分离通过烧灼进行。牵拉损伤或热损伤都可能发生，而小的热烧伤不是很容易被发现。所有的电烧分离均应在直视下进行。为避免术后发生穿孔，小的烧伤应该通过体内缝合进行修补。大的肠损伤可在体内缝合修补，在极少数情况下可将肠管提出腹壁外，进行切除吻合。

十二指肠损伤——右半结肠游离过程中，由于位置比较近，可能有损伤十二指肠的风险。钝性剥离和适当运用烧灼工具可以避免热损伤。在根部分离回结肠蒂时，必须注意避免十二指肠损伤。小的表浅的热损伤可引起严重的术后并发症，因此需通过机器人辅助下缝合进行修补。较大的十二指肠损伤需中转开腹手术，以在修复肠破损前评估损害的性质和程度。分离结肠肝曲时，必须注意不要损伤十二指肠，特别是体型娇小和 BMI 正常的患者。

八、总结

机器人辅助右半结肠切除术，为 21 世纪结直肠外科医生增添了一个新的技术和工具。机器人辅助右半结肠切除术可以是着手复杂的盆腔手术前的一个教学工具。目前的证据表明，这种技术是安全、可行的，具有相似的肿瘤学结果。这个技术的原则和步骤与开腹或腹腔镜手术大致相同，最重要的是根据外科医生的经验可以很容易进行调整，比如选择体内或体外吻合。机器人安装过程复杂，因此，有经验的手术室团队是至关重要的。

九、参考文献

1. Zimmern A, Prasad L, Desouza A, Marecik S, Park J, Abcarian H. Robotic colon and rectal surgery: a series of 131 cases. World J Surg. 2010;34(8):1954-8.

2. Liao G, Zhao Z, Lin S, Li R, Yuan Y, Du S, Chen J, Deng H. Roboticassisted versus laparoscopic colorectal

surgery: a meta- analysis of four randomized controlled trials. World J Surg Oncol. 2014; 12(1):122.

3. Kim CW, Kim CH, Baik SH. Outcomes of robotic-assisted colorectal surgery compared with laparoscopic and open surgery: a systematic review. J Gastrointest Surg. 2014;18(4):816-30.

4. Spinoglio G, Summa M, Priora F, Quarati R, Testa S. Robotic colorectal surgery: first 50 cases experience. Dis Colon Rectum. 2008;51:1627-32. PubMed.

5. Deutsch GB, Sathyanarayana SA, Gunabushanam V, Mishra N, Rubach E, Zemon H, Klein JD, Denoto G. Robotic vs. laparoscopic colorectal surgery: an institutional experience. Surg Endosc. 2012;26(4):956-63.

6. Huettner F, Pacheco PE, Doubet JL, Ryan MJ, Dynda DI, Crawford DL. One hundred and two consecutive robotic-assisted minimally invasive colectomies-an outcome and technical update. J Gastrointest Surg. 2011;15(7):1195-204.

7. Baek SK, Carmichael JC, Pigazzi A. Robotic surgery: colon and rectum. Cancer J. 2013;19(2):140-6.

8. Saklani AP, Lim DR, Hur H, Min BS, Baik SH, Lee KY, Kim NK. Robotic versus laparoscopic surgery for mid-low rectal cancer after neoadjuvant chemoradiation therapy: comparison of oncologic outcomes. Int J Colorectal Dis. 2013;28(12): 1689-98.

9. de Souza AL, Prasad LM, Park JJ, Marecik SJ, Blumetti J, Abcarian H. Robotic assistance in right hemicolectomy: is there a role? Dis Colon Rectum. 2010;53(7):1000-6.

10. D'Annibale A, Pernazza G, Morpurgo E, Monsellato I, Pende V, Lucandri G, Termini B, Orsini C, Sovernigo G. Robotic right colon resection: evaluation of first 50 consecutive cases for malignant disease. Ann Surg Oncol. 2010;17(11):2856-62.

11. Luca F, Ghezzi TL, Valvo M, Cenciarelli S, Pozzi S, Radice D, Crosta C, Biffi R. Surgical and pathological outcomes after right hemicolectomy: case-matched study comparing robotic and open surgery. Int J Med Robot. 2011. doi: 10.1002/rcs.398 [Epub ahead of print].

12. Trastulli S, Desiderio J, Farinacci F, Ricci F, Listorti C, Cirocchi R, Boselli C, Noya G, Parisi A. Robotic right colectomy for cancer with intracorporeal anastomosis: short-term outcomes from a single institution. Int J Colorectal Dis. 2013;28(6):807-14.

13. Witkiewicz W, Zawadzki M, Rząca M, Obuszko Z, Czarnecki R, Turek J, Marecik S. Robot-assisted right colectomy: surgical technique and review of the literature. Wideochir Inne Tech Malo Inwazyjne. 2013;8(3):253-7.

14. Ballantyne GH, Ewing D, Pigazzi A, Wasielewski A. Teleroboticassisted laparoscopic right hemicolectomy: lateral to medial or medial to lateral dissection? Surg Laparosc Endosc Percutan Tech. 2006;16ci:406-10.

15. Zawadzki M, Velchuru VR, Albalawi SA, Park JJ, Marecik S, Prasad LM. Is hybrid robotic laparoscopic assistance the ideal approach for restorative rectal cancer dissection? Colorectal Dis. 2013;15(8):1026-32.

第 *10* 章　右半结肠和回盲部切除术：单孔机器人手术

Vincent Obias，Scott Sexton

一、简介

单孔机器人手术在很多科室都有应用，不仅限于结肠切除术、前列腺切除术、胆囊切除术、子宫切除术。与常规腹腔镜相比，单切口机器人手术的最大优势是符合人体工程学的优越性，通过达芬奇机器人的交叉机械臂技术回归三角解剖关系，这提高了三维清晰度、镜头的稳定性、更好的助手定位。缺点包括增加了手术时间、机器人连接定位时间和使用机器人的花费，这些缺点可通过外科医生更丰富的经验和缩短的住院时间相应地克服。大样本和成本效益分析的研究将有助于指导未来的机器人外科手术。

二、背景

菲利普·特纳博士首次记录了一个 90 多年前的双侧腹股沟疝的案例，其疝囊通过单个横向的耻骨联合上切口切除。从那以后，在单孔技术上不断进步。单切口手术已经在几乎所有外科领域应用和报道，包括但不限于结肠切除术、胆囊切除术、肾上腺切除术、脾切除术、阑尾切除术、肺叶切除术、疝修补术、肝切除术、子宫切除术、卵巢切除术。到目前为止，已经有超过 1100 条引用文献，单独报道关于单切口腹腔镜手术——其中单切口胆囊切除术、单切口结肠切除术是引用最多的（分别引用次数 > 250 和 > 115）。

无论是单孔还是多孔，在置套管针前，都必须考虑血管损伤、肠道损伤、切口疝。一般来说，腹腔镜手术并发症在 0.1% ~ 10%。将近 50% 套管针导致的肠、血管的损伤发生在开始进入腹腔时，其中分别有 30% ~ 50% 和 15% ~ 50% 在损伤时并没有及时发现。文献表明，最常见的并发症是肠管和血管损伤，而切口疝罕见，报道的发生率 < 1%。大多数报道的切口疝是由于 Trocar 孔 > 10mm 所致；然而，发生在 5mm 套管针位置的疝虽然罕见，但已被一些学者报道过。因此，5mm 切口并不是完全"没问题"的，单孔手术可能会减少部分套管针的并发症。

单孔腹腔镜检查与多切口相比有独特的优势，由于经单端口腹腔镜可减少腹腔进入频率。除了切口少和美容的优势外，还包括很小的腹壁创伤，减轻术后疼痛和切口疝发病率低、使用较少的麻醉药而致术后肠麻痹持续时间变短和减少住院时间等。

随着 1991 年第一例腹腔镜结肠切除术的报道，单孔和常规腹腔镜手术被广泛推广普及。在一些对于结肠切除术的病例对照研究中显示，单孔腹腔镜结肠切除术比常规手术时间长（134 分钟 vs. 104 分钟，P=0.000 2），而发病率和住院时间大致相同。此外，29 例患者中有 4 例转为多孔腹腔镜手术，有 1 例转为开腹。这项研究得出的结论是，单孔腹腔镜结肠切除术是安全可行的，但往往需要更长的手术时间。一个对年龄、性别、体重指数、ASA 评分、既往腹部手术史、脾曲游离时间的研究表明，单孔与常规腹腔镜乙状结肠切除术对比，手术时间、中转率、估计失血量和二次住院率是相当的。作者还指出，住院时间明显缩短（3.7 天 vs. 5.0 天，$P < 0.05$），单孔手术后 1 ~ 2 天视觉模拟疼痛评分明显降低。另一项 Wolthuis 等进行的将单孔结肠切除术与传统腹腔镜对比研究显示，中位手术时间、失血量、疼痛评分、镇痛需求、炎症反应、住院时间大致相同。然而文献综述表明，单孔腹腔镜结肠切除术可安全、成功地实施和完成。其他研究证实，在适当切除结肠系膜的前提下，单切上腹腔镜半结肠切除术在肿瘤学上是安全可行的手术。

在单孔腹腔镜结肠切除术的早期多机构的研究发现，外科医生认为单孔腹腔镜手术难点主要在以下几个方面：显露组织、器械设备操作方法、如何控制镜头、弯曲部位分离、外科人体工程学及操作器械容易发生冲突。该研究指出，在完成的 39 例单孔腹腔镜结肠切除术中，中转率为 12.8%，并发症发生率为 7.7%。

尽管单孔腹腔镜手术提供了许多优势，该技术也存在一些缺点。单孔腹腔镜本身在技术上具有挑战性：仪器设备交叉，助手较难定位，相对不舒适的人类工程学，镜头不稳定和二维的手术视野。之前的研究对关于手术时间有不同报道，大多表现出时间增加的趋势。住院时间也各不相同，文献回顾表明是在逐渐缩短。机器人手术可以克服这些技术挑战吗？

随着机器人手术的出现，通过一个稳定的三维电视辅助的可视化控制台，多个机械臂可被远程操作，可以明显减少上述许多缺点。机器人手术最大的优势可能是在符合人类工程学优势的前提下避免了器械碰撞。达芬奇系统利用一个机械臂交叉技术，系统的左边和右边的控制是相反的，并且体外机械手臂是交叉的。利用该技术，外科医生不再需要在脑海中想象交换右手和左手来完成操作。机器人的手腕器械能使模仿人手腕的动作在更大范围活动，能够在单孔条件下在更小的空间操作。机器人附加的关节和交叉操作臂技术也为手术的分离操作提供了一个三角区域。这种技术解决了助手定位的难题，助手可位于机器人的手臂间，在手术过程中发挥更重要作用。

目前，单孔机器人手术包括但不限于结肠切除术、前列腺切除术、胆囊切除术和子宫切除术。第一例机器人辅助单切口右半结肠切除术的报道中，对三例患者采用 3 个 Trocar 孔（12mm，8mm，8mm）通过一个 4 cm 长的切口，采用从中间到外侧手术路径，在体外切除并进行吻合。总共手术时间为 152 分钟，由于漏气转开腹率为 33%。另一方面，Lim 等报道了 22 例机器人辅助单切口前切除治疗乙状结肠癌的报道，称该方法是安全、可行的。Lim 等报道了平均失血量为 24.5ml，平均手术时间为 167.5 分钟，皮肤切口的大小中位数为 4.7cm，平均清理淋巴结数目为 16.8 个。

乔治·华盛顿大学（GWU）做了类似的机器人辅助单孔手术研究，观测了需进行右半结肠切除的息肉患者和结肠癌患者共 11 例。初步结果显示没有中转开腹，3 例转为腹腔镜治疗，3 例出现术后并发症（肠梗阻、切口感染和吻合口出血）。相比之下，对照 10 例患者进行腹腔镜下右半结肠切除术和回结肠切除术，1 例由于粘连中转开腹，1 例出现术后并发症（术后出血）。机器人手术与腹腔镜手术对比，在手术时间、估计失血量、住院时间、淋巴结数目和并发症等方面没有差异。

尽管如此，机器人辅助单孔手术也有它的缺点。虽然手术和设备连接时间较长可能是一项劣势，但对于更有经验的外科医生和助手团队，手术和设备连接时间均与非机器人手术类似。外科医生越来越丰富的操作经验可以弥补机械臂导致的触觉丧失，增强的三维视野清晰度和机器人镜头的稳定性可以抵消触觉反馈的弊端。进行机器人之前应考虑其成本，高成本也许可以选择更难或需要更长的手术时间的方法来替代。事实上，住院时间的减少，可弥补机器人的使用成本，最终使患者获益。大样本量和成本效益分析的远期研究将帮助指导机器人手术的未来应用，吸引关注这些手术技术的具体优劣。

三、手术室布置及患者体位

患者在手术台上呈仰卧位，身下置塑型袋。全身麻醉后，置胃管和 Foley 导尿管，双腿放在黄色马镫上。双臂固定在患者的身边，然后吸出塑型袋内气体。如果肥胖患者不适合放置在手术台，可将左手臂放置在手术台之外。然后对腹部进行消毒等常规准备。

主显示器放在患者的右边与肩同高。第二个显示器放在患者左边同等高度，这主要是为助手或观察见习人员提供的。助手站在患者的左边。台上护士的器械台放在患者腿部的右侧。优先选择向上成角的 30°镜头。

四、Trocar 孔位置和标本取出位置

单孔设备通常是放置在中线和脐周，此位置也可作为标本取出的位置。除了镜头孔外，只需再使用两个机械臂。机械臂 1 和机械臂 2 在筋膜处交叉，一个上偏 30°的内镜在两个机械臂下通过（图 10.1）。5mm 辅助 Trocar 孔可以通过 GelPOINT 使用。机器人手臂转

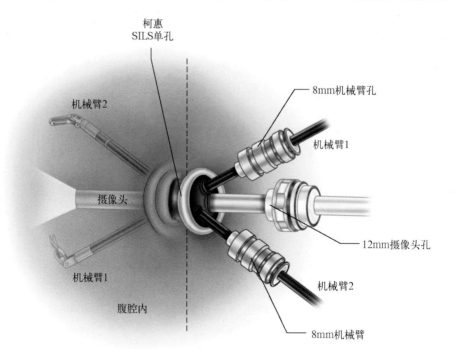

图 10.1　机器人手臂交叉

换到操控台人工控制，外科医生可以控制腹腔中观察的区域。

五、手术步骤（表 10.1）

（一）单孔插入和腹腔镜探查

脐部取一 4cm 垂直切口。切口深入到腹白线，然后使用 Kocher 钳提起两侧的中线。电刀打开两 Kocher 钳间的筋膜，Kelly 钳钝性打开腹膜。

表 10.1　操作步骤

操作步骤	技术难度等级（1 ~ 10 级）
1. 单孔插入和腹腔镜探查	1
2. 单孔接入定位	3
3. 识别和结扎回结肠血管	4（由内侧到外侧）
4. 分离腹膜后平面并识别十二指肠	4（由内侧到外侧）
5. 游离右侧结肠和末端回肠	2
6. 游离近端横结肠和结肠肝曲	4
7. 识别和结扎中结肠血管	6
8. 体外吻合，关闭和再次检查	4

确认已经进入腹腔后，插入 SILS® 孔（柯惠公司，Mansfield，MA，USA），或 GelPOINT® 高级操作平台（应用医学，Rancho Santa Margarita，CA，美国），抑或是套在切口牵拉器上的一个无菌手套。带有 1 个 12mm 和 3 个 5mm 的腹腔镜 Trocar 孔由单端口插入，切换到机器人 Trocar 孔时，移走 2 个 5mm 的 Trocar 孔。

助手现在移动至患者的左边，站在术者一边，靠近患者足侧。调整患者体位，左低右高为 15° ~ 20° 倾斜，大多手术台均可以实现这一体位。该体位有助于将小肠移至左侧腹腔。患者取小角度的头低足高位。这一体位有助于依靠重力移动网膜和横结肠远离手术区。然后手术者置入 2 个无损伤抓钳。翻开位于横结肠上方的大网膜，如果上腹部没有空间，那么必须确认胃管已充分减压胃内气体。下一步将小肠移到患者左侧，剩下的小肠留在上腹部和盆腔，以保证可直视回结肠系膜蒂。

（二）单孔连接

机器人床旁操作系统以垂直的角度靠近患者的右侧（框 10.1）。通过 GelPOINT 置入 2 个 8.5mm Trocar 孔，分别放入 # 1 和 # 2 机械臂®（R1 和 R2）。R1 和 R2 在筋膜水平交叉（见图 10.2 和图 10.3）。机器人的左臂交叉并成为内部的右侧器械，反之亦然。两个机械臂下方置入 1 个 30° 的镜头。最后 1 个 5mm 操作孔由助手使用。机械手臂 # 1 和 # 2 可以在机器人操控台上手动切换，这样，腹腔内部操作时外科医生就可根据需要选择适合的器械。

框 10.1 提示
当机械臂相互碰撞或无法到达某些区域，尝试调高机械臂，使较低的机械臂向上抬高的位置。这有助于进行操作，减少碰撞的发生。

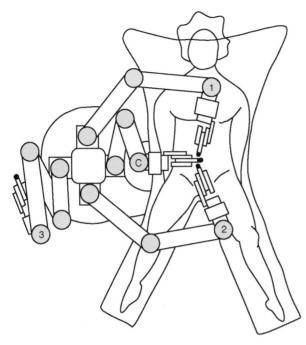

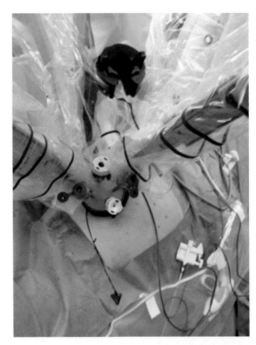

图 10.2　机器人单孔接入（C）镜头，(1) 机器臂 1（R1），(2) 机器臂 2（R2）

图 10.3　机器人 Trocar 孔和机械臂的位置摆放

（三）识别和结扎回结肠血管

机器人无损伤抓钳经 R1 孔放在回盲交接部的肠系膜上（框 10.2）。该区域随后被牵拉到右下腹操作端口，牵拉血管并从后腹膜处提起血管。几乎所有手术中均可在回结肠蒂内侧和后腹膜间发现一处沟槽。经 R2 臂使用单极电钩或剪刀，沿着这条间隙打开腹膜。从腹膜后钝性分离，提起血管，从头侧打开平面，从肠系膜上动脉直到回结肠动脉的根部（图 10.4）。然后再用单极电刀在血管外侧的腹膜打开一个小口。注意确保分离平面位于覆盖了腹膜后腔、十二指肠、输尿管的固有腹膜层前面。只要保护好这层结构，始终保持在十二指肠前面分离，一般情况下不需要辨识右侧输尿管。如果夹子或其他能量器械不能有效地控制血管出血，可预防性地分离血管并结扎其起始部。如果没有机器人切割闭合器，可由助手或者手术者用夹子或其他能量器械来分离血管。也可通过 12mm 辅助 Trocar 孔使用闭合器。

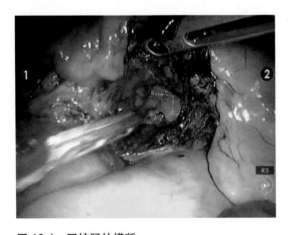

图 10.4　回结肠的横断

框 10.2 提示

分离时有一个限制因素是由于镜头孔会妨碍分离和抓取某部的机械臂 1 和机械臂 2。有些外科医生建议将镜头移出手术区域，在外周的 Trocar 孔进行操作。

（四）解剖腹膜后的平面

已经完成分离血管后，向侧面延伸结肠肠系膜和后腹膜之间的平面，至结肠外侧的附着物，之后向上方在十二指肠和胰腺的前面游离肠管，通常分离至肝脏下缘（见图 10.5）（框 10.3）。

框 10.3 提示

当由内向外侧游离升结肠肠系膜时，向中线和前方牵拉肠系膜，以拉出网状组织附着物，这将有助于加快分离速度。

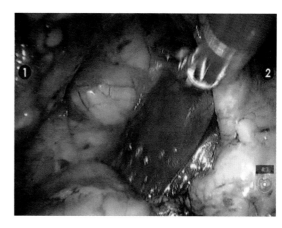

图 10.5 内侧向外侧游离

（五）游离近端横结肠和结肠肝曲

这时助手用无损伤抓钳提起升结肠，向下牵拉。手术者左手用机器人 R1 臂无损抓钳提起近端横结肠，向中线和下方牵引升结肠。这样可使结肠肝曲处于张力状态，允许手术者右手通过 R2 臂使用剪刀或电刀分离胃结肠韧带。手术者继续沿着这个游离平面分离，向下和中线内侧牵拉结肠肝曲。在肝区游离结肠肝曲时，必须小心以避免损伤胆囊和十二指肠降部。在游离胃结肠韧带时，改变牵拉方向，以方便助手抬高横结肠，以及术者向内侧旋转近端结肠。助手可使用能源器械，帮助牵拉、吸引或分离。

随着分离的继续，可以看到先前的游离回结肠蒂部后的腹膜后腔的分离区域。一旦进入这个区域，唯一剩下的附着物就是沿升结肠的外侧腹膜。用电刀分离 Toldt 白线。这条线沿右侧向下，直至回盲部，沿这一方向有可能完全游离阑尾和盲肠根部至中线。然后，结肠完全从十二指肠和后腹膜分离，完全拉至中线。此时完成从上至下对结肠肝曲的游离。

（六）识别和结扎的中结肠血管

结肠肝曲游离后，注意力转向横结肠系膜（框 10.4）。确定中结肠血管右支后可以用夹子或能量工具进行夹闭切断。这样能够充分游离结肠，方便体外切除及吻合肠管。

框 10.4 提示

结肠肝曲完全游离后，特别是对于肥胖患者通常更容易分离中结肠动脉的右支。

（七）游离右结肠和回肠末端

大多数手术采用上方手术路径游离升结肠。可以看到小肠位于上方以及位于小肠和末端回肠肠系膜之间的附着物的根部，然后，即可以看到腹膜后腔。提起末端回肠的系膜，暴露脏腹膜和腹膜后腔的连接处。用剪刀和电刀从后腹膜游离末端回肠。通常只有一层薄薄的腹膜需分离。分离线从回盲肠连接处向肠系膜上动脉起始部延伸。虽然该分离过程一开始

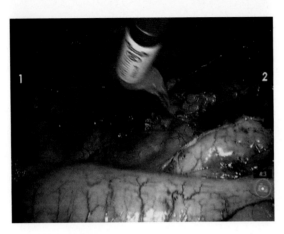

图 10.6　外侧游离

用电刀，但在游离近端时更多将只使用剪刀。这是为了避免损伤十二指肠升部，该结构的出现说明分离过程接近结束（见图 10.6）。扩展后腹膜和末端回肠之间的平面，可以看到末端回肠位于中间靠近头侧的位置。髂血管、右输尿管和性腺血管仍位于壁腹膜下方。至关重要的是，内侧分离至十二指肠水平，以确保手术最后能够取出完整的标本。术者右手通过 R2 臂使用无损伤抓钳，左手通过 R1 臂使用剪刀或血管闭合器，来完成所有分离步骤。助手可用无损抓钳来帮助提起位于上方的末端回肠。

（八）体外吻合

取出标本之前，术者应抓住右结肠，将其拉到左边，以确保它充分游离，完全成为整个中线的结构组织（框 10.5）。在某些手术中，还有些残余的间隙附着物需要游离。至关重要的是，回肠系膜根部应尽可能地游离，以保证容易通过中线切口牵拉小肠。完成整个完整标本的游离后再检查一遍，取出标本前进行止血。

框 10.5 提示

游离大网膜和横结肠至或超越中线，有利于标本的取出，特别是对于肥胖患者而言。

通过辅助 Trocar 孔，用抓钳牢固提起阑尾或盲肠。通过 Trocar 孔释放气腹后，延长操作端口，至 4 ～ 5cm 的正中切口。如需去除较大的蜂窝织炎团块或肿瘤，可能需更大的切口。GelPOINT® 公司的一款切口保护器，可在癌症相关的病例中使用。

经腹取出右半结肠。评估远端小肠，体外分离小肠系膜并使用 0 号多聚乙醇酸酯缝线结扎止血。回肠系膜较肥厚的情况下，可缝合结扎肠系膜。对于肥胖患者，可用 GIA 75 闭合器分离小肠及其系膜，近端小肠末端放置一把 Allis 鼠齿钳，可防止其滑回腹部。然后拉出右半结肠。这使标本取物口稍微小一些。对于较瘦患者，切记最后游离剩下的小肠，以避免肠扭转。

现在关注点转向结肠。能源器械或钳分离结肠系膜。确认系膜内的动脉血管，并用 0 号多聚乙醇酸酯缝线结扎血管。用 GIA 75 闭合器切断结肠，移除标本，并检查确认病

变及足够的近端和远端切缘。GIA 75 闭合器进行侧侧吻合，外加 3-0 线缝合加固吻合口的交叉部位。然后使用 TA 60 的切割闭合器关闭 GIA 75 切割闭合器插入而形成的开口。检查吻合口，止血并送回到腹部。此时还可注射吲哚菁绿，使用机器人的荧光成像系统，以确保吻合处有适当的血流灌注。不关闭肠系膜窗。

六、总结

单切口结肠切除术已经获得了广泛关注，但尝试在腹腔镜下完成是困难的，并没有被普遍采用。机器人可以克服腹腔镜辅助单孔结肠切除术的难点，通过三角解剖，助手协助，增加先进技术如 3D 视野，荧光成像，血管吻合器和切割闭合器等。来自其他机器人公司的未来科技以及诸如来自 Initiative 的 SP 机器人等新模型，将引领单切口外科手术前进的道路。

七、参考文献

1. Turner P. Case of double inguinal hernia in which both sacs were removed through a single transverse suprapubic incision. Proc R Soc Med. 1922;15(Sect Study Dis Child):29.

2. Khambaty F, Brody F, Vaziri K, Edwards C. Laparoscopic versus single incision cholecystectomy. World J Surg. 2011;35(5):967-72.

3. Magrina JF. Complications of laparoscopic surgery. Clin Obstet Gynecol. 2002;45(2):469-80.

4. Nezhat C, Nezhat F, Seidman D, Nezhat C. Incisional hernias after operative laparoscopy. J Laparoendosc Adv Surg Tech A. 1997;7(2): 111-5.

5. Plaus WJ. Laparoscopic trocar site hernias. J Lap Surg. 1993;3(6): 567-70.

6. Reardon PR, Preciado A, Scarborough T, Matthews B, Marti JL. Hernia at 5-mm laparoscopic port site presenting as early postoperative small bowel obstruction. J Laparoendosc Adv Surg Tech A. 1999;9:523-5.

7. Matter I, Nash E, Abrahamson J, Eldar S. Incisional hernia via a lateral 5mm trocar port following laparoscopic cholecystectomy. Isr J Med Sci. 1996;32(9):790-1.

8. Toub D. Omental herniation through a 5-mm laparoscopic cannula site. J Am Assoc Gyncol Laparosc. 1994;1(4 pt 1):413-4.

9. Moreaux G, Estrade-Huchon S, Bader G, Guyot B, Heitz D, Fauconnier A, Huchon C. Five-millimeter trocar site small bowel evisceration after gynecologic laparoscopic surgery. J Min Inv Gyn Repro Med. 2009;16(5):643-5.

10. Vilos GA, Vilos AG, Abu-Rafea B, Hollett-Caines J, Nikkhah-Abyaneh Z, Edris F. Three simple steps during closed laparoscopic entry may minimize major injuries. Surg Endosc. 2009;23:758-64.

11. Jacobs M, Verdeja JC, Goldstein HS. Minimally invasive colon resection (laparoscopic colectomy). Surg Laparosc Endosc. 1991;1(3):144-50.

12. Braga M, Frasson M, Vignali A, Zuliani W, Civelli V, Di Carlo V. Laparoscopic vs open colectomy in cancer patients: long term complications, quality of life, and survival. Dis Colon Rectum. 2005;48(12):2217-23.

13. Bucher P, Pugin, Morel P. Single-port access laparoscopic radical left colectomy in humans. Dis Colon Rectum. 2009;52(10):1797-801.

14. Rieger NA, Lam FF. Single incision laparoscopically assisted colectomy using standard laparoscopic instrumentation. Surg Endosc. 2010;24(4):888-90.

15. Champagne BJ, Lee EC, Leblanc F, Stein SL, Delaney CP. Single incision vs straight laparoscopic

segmental colectomy: case controlled study. Dis Colon Rectum. 2011;54(2):183-6.

16. Vasilakis V, Clark CE, Liasis L, Papaconstantinou HT. Noncosmetic benefits of single-incision laparoscopic sigmoid colectomy for diverticular disease: a case matched comparison with multiport laparoscopic technique. J Surg Res. 2012;180(2):201-7.

17. Wolthius AM, Penninckx F, Fieuws S, D'Hoore A. Outcomes for case-matched single-port colectomy are comparable with conventional laparoscopic colectomy. Colorect Dis. 2012;14(5):634-41.

18. Remzi F, Kirat HT, Kaouk JH, Geisler DP. Single port laparoscopy in colorectal surgery. Colorectal Dis. 2008;10(8):823-6.

19. Leroy J, Cahill RA, Asakuma M, Dallemagne B, Marescaux J. Single access laparoscopic sigmoidectomy as a definitive surgical management of prior diverticulitis in a human patient. Arch Surg. 2009;144(2):173-9.

20. Ramos-Valadez DI, Patel CB, Ragupathi M, Bartley Pickron T, Haas EM. Single incision laparoscopic right hemicolectomy: safety and feasibility in a series of consecutive cases. Surg Endosc. 2010;24(10):2613-6.

21. Hottenrott C. Single incision surgery for colorectal cancer. Surg Endosc. 2011;25:2764-5.

22. Ross H, Steele S, Whiteford M, Lee S, Albert M, Mutch M, Rivadeneira D. Early multi-institution experience with single incision laparoscopic colectomy. Dis Colon Rectum. 2011;54(2):187-92.

23. Joseph RA, Goh AC, Cuevas SP, Donovan MA, Kauffman MG, Salas NA, Miles B, Bass BL, Dunkin BJ. "Chopstick" surgery: a novel technique improves surgeon performance and eliminates arm collision in robotic single incision laparoscopic surgery. Surg Endosc. 2010;24(6):1331-5.

24. Ostrowitz MB, Eschete D, Zemon H, DeNoto G. Robotic assisted single incision right colectomy: early experience. Int J Med Robot. 2009;5(4):465-70.

25. Lim MS, Melich G, Min BS. Robotic single-incision anterior resection for sigmoid colon cancer: access port creation and operative technique. Surg Endosc. 2012;27(3):1021.

第11章 右半结肠和回盲部切除术：机器人体内吻合

Stephen M. Rauh, Margaret De Guzman, and Steven J. Ognibene

一、简介

右结肠切除术中进行体内吻合，可获得最大收益。微创手术对于治疗肿瘤及非肿瘤性疾病具有显著优势，这已经被充分报道。然而，当进行体外胃肠道重建时，其优势会变得不那么明显。通过腹部切口来使用任何体外吻合设备，增加了以下几点不良后果：疝、浅表创面感染、疼痛及不理想的术后美容效果。此外，对肥胖患者的体外吻合，技术难度更大。本章将阐明通过使用机器人平台完成体内回肠吻合术的一些技术问题。

二、背景

近几十年，微创手术已经被广泛使用，特别是腹腔镜手术相对于开放手术有着诸多优势，包括更短的住院时间、减轻术后疼痛、肠道功能更早的恢复以及患者迅速恢复工作等。在接受结直肠癌切除术患者的短期预后表明，腹腔镜组和开腹组之间无显著差异。这些研究已经促进了腹腔镜手术的巨大技术发展和应用，同时拓展其操作难度系数更高的手术的能力。尽管有此诸多优势，腹腔镜结肠切除术仍然没有成为"金标准"，且相对于开放手术，其使用依旧不够广泛。原因可能包括住院医师接触机会较少、学习所需时间较长及需要更大强度的训练。

为了解决这个问题，机器人手术，特别是右半结肠切除术，早已被提出作为一种应用于更多患者治疗结肠疾病的微创方式。特别值得一提的是，右半结肠切除术相对简单，可以作为一个培训手术来训练年轻外科医生。虽然近期一项针对结直肠外科医生的调查发现，使用腹腔镜下右半结肠切除术行体内吻合是目前最难的腔镜手术之一，但使用机器人可以简化这种技术。在最近一项对比腹腔镜下右半结肠切除术体内和体外吻合的系统综述发现，术后吻合口瘘、总体术后并发症及术后30天死亡率是没有差异的。在机器人对癌症患者进行的右半结肠切除术中，体内吻合的优势在于仅需更小的腹部切口取出标本、避免了体外吻合牵拉肠管时对肠管及肠系膜造成的损伤，以及可能会有更好的美容效果、较轻的术后疼痛以及更低的术后疝发生率。有研究表明，在癌症患者行机器人右半结肠切除术，在围手术期肿瘤学结果方面都是安全可行的，包括围术期肿瘤学结果，具体机器人手术时期，总手术时期，住院期间，肠道功能恢复期等时期及术中并发症、中转为腔镜或开放手术、清扫淋巴结的数目、结肠系膜切除术后质量以及 30 天的并发症发病率和死亡率。关于机器人右结肠切除术中的技术步骤，包括精确地淋巴摘除、体内吻合口缝合以及从自然孔道取出标本，均已被证实是安全及可行的。

三、手术室布置和患者体位

一个专业的手术室团队是必不可少的。需要使用分腿位，以便给助手提供必要时在患者下腹部操作口的空间。机器人床旁机械臂系统放置在患者右侧靠近躯干中部，这样对于大多手术操作，可以提供接近末端回肠及横结肠中部的空间。如果患者需要做更多的盆腔内分离或者需要更广泛的横结肠切除，机械臂的位置则要偏向右下腹或右上腹，或者甚至要放在肩以上的头侧。优先选择采取小角度的头低足高左侧卧位，这是为最后一步进行机器人连接定位前调整腹腔镜做准备。

四、Trocar 孔位置及标本取出位置

镜头 Trocar 孔位于左锁骨中线（见图 11.1 Trocar 孔布局）。镜头端口的倾斜角度与 CO_2 填充完成后的腹腔（充盈度）相适应。因此，低 BMI 患者镜头孔通常位于腹壁上血管外侧，以便尽可能充分直视逐渐分离的右半结肠清晰可见。镜头位置的参照之一是脐相对于剑突和耻骨的位置。镜头位于拥有最长的垂直径线的象限里。如果患者脐位置较高，那就放置在下半区；如果患者脐较低，那镜头最好由上半区穿入。

右手位置 R2 Trocar 孔可以位于一条横穿左右两侧肋中线的任何地方，尽量远离镜头，靠近头侧放置，注意肋骨边缘。

常采用耻骨弓上缘中线 15mm 的 Trocar 孔，这也是机器人辅助结肠癌切除术中广泛通用的位置，用于取出标本。同时，15mm Trocar 孔可以用来作为辅助 Trocar 孔：在左臂的 15mm Trocar 孔中，套叠着一个 8mm 机器人 Trocar 孔 R1。这样就减少了一个切口。这种超大的 Trocar 孔用来容纳吻合器以及传递超大号的标本袋。

另外，在熟练掌握机器人辅助右半结肠切除术前，需要放置左臂 R1。可使用位于右下腹的 8mm 达芬奇 Trocar，该位置在盆腔内分离时是使用频率最低的。位于左下腹（尽量靠近边缘）的端口 R1 孔 可以协助盆腔组织

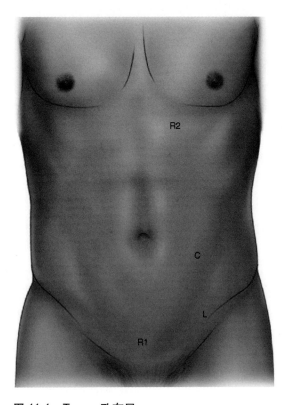

图 11.1 Trocar 孔布局

C：镜头端口；R1 和 R2 为 1、2 臂的操作端口；L：辅助端口

分离，如游离的深部的末端回肠。

基本的 Trocar 孔设置，还有位于左侧尽量靠近外侧缘的 5mm 辅助 L1 孔，这个位置可以插入操作器械，操作时不受视野外肠管的干扰。这个 5mm 的 Trocar 孔位置可以位于上腹或下腹，需根据镜头和机械臂之间的空间来调整。

腹腔内吻合的优势在于可以为外科医生提供选择，通过远离中线的小的 Pfannenstiel 切口或者扩大一侧体侧的 Trocar 孔，进行标本取出。

五、手术步骤（表 11.1）

首要的是游离足够长的回肠和结肠，以达到所要求的无张力吻合。吻合口近端和远端必须留有足够的回结肠肠管，以保证使用吻合钉、缝线或者两者都用的情况下，在牵拉和稳定过程中，仍旧保持回肠和结肠在体内吻合端的齐整。

以下步骤和前一章节描述的腔外吻合是相同的。

1. 腹腔镜探查。
2. 识别并结扎回结肠血管。
3. 分离后腹膜平面。
4. 游离右半结肠。
5. 游离近端横结肠及结肠肝区。
6. 识别并结扎中结肠血管。

表 11.1　手术步骤

手术步骤	技术难度等级（1 ～ 10 级）
1. 腹腔镜探查和机器人连接	2
2. 识别并结扎回结肠血管	3（内侧到外侧） 3（外侧到内侧）
3. 分离腹膜后平面并识别十二指肠	3（内侧到外侧） 3（外侧向内侧）
4. 游离右半结肠和末端回肠	2
5. 游离近端横结肠和结肠肝曲	4
6. 识别并结扎中结肠血管	6
7. 游离回肠肠系膜和横结肠系膜	3
8. 体内吻合	3

（一）离断回肠肠系膜和横结肠系膜

在体内完全离断回肠系膜及结肠系膜，游离的标本可以放置在肝上或者盆腔内。之后将其装入标本袋，从耻骨上缺少筋膜覆盖处（15mm）或者外侧的取物孔取出，如果有必要的话，可以将切口扩大 3cm。

（二）体内吻合

大多数外科医生更喜欢用不断升级的吻合器械进行微创体内吻合。目前，机器人回结肠体内吻合主要使用的是 3 种不同的吻合器。其中，包括两个顺向肠蠕动，如"I"和"M"形吻合，以及一个逆向肠蠕动，如"V"形。

手术有很多选择，比如吻合器型号、缝线型号及其他使用耗材，我们无法详细地描述，因为没有任何一个外科医生采用全部的选择。所有人的喜好选择共同组成了这些方法的各个方面。

（三）完成体内吻合的共同要点

1. 回结肠切除术可以全程用缝线缝合，或者使用吻合器吻合，或者两者结合。
2. 吻合设备由手术者（通过控制台）或者助手操作均可。
3. 除特殊情况外，吻合钉的高度一般使用 3.5mm（蓝色）。
4. 吻合器腔内的尺寸依照外科医生个人喜好调整。
5. 放置预留线，以便留有充足长度的回肠，形成合适的共同通道。预留线同时还具有将末端回肠的系膜游离部和横结肠的系膜游离部并排对齐的作用。
6. 固定缝线，暂时将新重建的肠管固定到镰状韧带或者壁腹膜上，确保肠管的定位和回缩。还可以通过助手利用额外操作端口，在手术台旁使用组织抓钳来实现。以上装置最后都要移除。
7. 使用吻合器吻合时，要避免使用型号过大的器械，以减少渗出，方便最后关闭切口。
8. 由于该手术方法缺乏外科医生触觉反馈，使用机器人吻合器时，需要格外小心以避免肠壁划伤，在外科医生操作台控制机械臂，容易做出力量较大的动作。可以通过使用可见的提示以及报警器来避免损伤。
9. 吻合的直径应该保留足够的长度，以避免在关闭肠道公共切口时造成狭窄。
10. 使用缝线或者吻合器关闭肠道的公共切口。

（四）逆肠蠕动的"V"型吻合

手术切开的末端回肠顺着吻合线放置在患者的右侧。远端结肠放置在回肠头侧，在吻合线的位置，也位于患者右侧。预留的固定缝合线放置在之前描述的位置。

为放置吻合器，切开肠管的位置可以选择在重建肠管的任意一端，其吻合方式根据吻合器入口的位置决定。施行肠切开术是为了给体内吻合提供足够的肠管长度，以及为使用吻合钉提供有效空间。

使用缝线或者吻合器关闭剩余的公共切口，尽量和刚才的吻合线保持一定距离。

（五）顺肠蠕动的"I"型吻合

手术切开的末端回肠沿着吻合线方向放置在患者的左侧。远端结肠放置在患者右侧。预留的固定缝合线位置按之前描述布置。

用电刀在远离之前的吻合线和邻近的结肠切除处烧灼切开。重建时无论靠近回肠吻合线或者结肠吻合线处，都是可行的，只要选择方向在吻合器进入后，可更有效对齐即可。注意避免对另外一侧肠管壁造成潜在损伤。直线切割吻合器从视野相对不好的机械臂进入，观察内部的缝合线是否有出血处。

使用缝线或者直线切割吻合器关闭共同开口，确定和刚才切开的吻合线保持距离。在最后一次吻合前，最好能保证所有 3 条吻合线互不接触。切除的组织一定要立即移除或者放入特大号的标本袋里。

（六）顺肠蠕动的"m"型吻合

本方法吻合时需使末端回肠顺时针 180°弯曲，同时横结肠保持逆时针 180°弯曲，并排放置。这种定位可以通过使用耻骨上操作端口进行吻合，这是随后的标本取出位置。预留的固定缝线位置同上述相同。

在肠系膜对侧一角落打开吻合线，行肠管切开术。相比于切开拐角的传统体外操作方法，这样打开吻合线更加方便。这种方式不会使得肠管过多游离而增加腹腔内的操作难度，并且切开部分之后与吻合钉一起取出。同时，这些不切断角落构造的缝合线"标签"，也便于关闭切开的肠管时充分缩回。当吻合钉存在时，不利于观察直线切割闭合器的较大或较长的底座向前伸入切开的回肠和结肠。操作时注意不要损伤对侧肠壁。最后检查腔内吻合线。

在进行最后吻合时，应尽力避免与之前的三排吻合线互相接触。切除的组织应立即取出或者放置在特大号标本袋中。

（七）吻合口重建后常规注意事项

1. 吻合线（缝合线）处可以采用连续或间断缝合。

2. 可以进行重建后吻合口瘘检查，如 CO_2 结肠镜等。

3. 依据手术医生个人习惯关闭打开的肠系膜。

将标本放置在一个特大号标本袋中。将耻骨上的套管针缺口沿着皮肤、筋膜、腹膜逐层扩大，然后将标本袋取出。

六、总结

机器人体内回结肠吻合减少了许多潜在的困难，缩短了手术时间，也降低了术后伤口感染和疝的发生率。这项技术应该成为所有微创外科医生掌握的技能，并在合适情况下尽量使用，以使得患者获得最好的预后。

七、参考文献

1. Lacy AM, et al. Laparoscopy-assisted colectomy versus open colectomy for treatment of non-metastatic colon cancer: a randomised trial. Lancet. 2002;359(9325):2224-9.

2. Abstracted from: Nelson H, Sargent D, Wieand HS, et al.; for the Clinical Outcomes of Surgical Therapy Study Group. A comparison of laparoscopically assisted colectomy is as safe and effective as open colectomy in people with colon cancer. Cancer Treat Rev. 2004;30(8):707-9. Web 21 Jun 2014.

3. Guillou PJ, et al. Short-term endpoints of conventional versus laparoscopic- assisted surgery in patients with colorectal cancer (MRC CLASICC trial): multicentre, randomised controlled trial. Lancet. 2005;365(9472):1718-26.

4. Delaney CP, et al. Clinical outcomes and resource utilization associated with laparoscopic and open colectomy using a large national database. Ann Surg. 2008;247(5):819-24.

5. Zimmern A, et al. Robotic colon and rectal surgery: a series of 131 cases. World J Surg. 2010;34(8):1954-8. Web. 21 June 2014.

6. deSouza AL, Prasad LM, Marecik SJ, et al. Total mesorectal excision for rectal cancer: the potential advantage of robotic assistance. Dis Colon Rectum. 2010;53(12):1611-7. Web. 21 June 2014.

7. Baik SH, et al. Robotic versus laparoscopic low anterior resection of rectal cancer: short-term outcome of a prospective comparative study. Ann Surg Oncol. 2009;16.6(6):1480-7. Web. 21 June 2014.

8. Pigazzi A, et al. Multicentric study on robotic tumor-specifi c mesorectal excision for the treatment of rectal cancer. Ann Surg Oncol. 2010;17(6):1614-20. Web. 21 June 2014.

9. Antoniou SA. Robot-assisted laparoscopic surgery of the colon and rectum. Surg Endosc. 2012;26:1-11.

10. Witkiewicz W, et al. Robot-assisted right colectomy: surgical technique and review of the literature. Wideochir Inne Tech Malo Inwazyjne. 2013;8(3): 253-7. Web. 21 Jun 2014.

11. DeSouza AL, Prasad LM, Park JJ, et al. Robotic assistance in right hemicolectomy: is there a role? Dis Colon Rectum. 2010;53(7): 1000-6. Web. 21 June 2014.

12. Jamali FR, et al. Evaluating the degree of difficulty of laparoscopic colorectal surgery. Arch Surg (Chicago, Ⅲ : 1960). 2008;143(8): 762-7; discussion 768.

13. Trastulli S, et al. Robotic right colectomy for cancer with intracorporeal anastomosis: short-term outcomes from a single institution. Int J Colorectal Dis. 2013;28(6):807-14.

14. Cadiere GB, et al. Feasibility of robotic laparoscopic surgery: 146 cases. World J Surg. 2001;25(11):1467-77.

15. Cirocchi R, et al. Intracorporeal versus extracorporeal anastomosis during laparoscopic right hemicolectomy E systematic review and. Surg Oncol. 2013;22(1):1-13.

16. Stein SA, Bergamaschi R. Extracorporeal versus intracorporeal ileocolic anastomosis. Tech Coloproctol. 2013;17 Suppl 1:S35-9. Web. 21 June 2014.

17. Trastulli S, et al. Robotic resection compared with laparoscopic rectal resection for cancer: systematic review and meta-analysis of short-term outcome. Color Dis : Off J Assoc Coloproctology G B Irel. 2012;14(4):e134-56. Web. 22 June 2014.

18. Morpurgo E, et al. Robotic-assisted intracorporeal anastomosis versus extracorporeal anastomosis in laparoscopic right hemicolectomy for cancer: a case control study. J Laparoendosc Adv Surg Tech A. 2013;23(5):414-7.

19. Park SY, et al. Robot-assisted right colectomy with lymphadenectomy and intracorporeal anastomosis for colon cancer: technical considerations. Surg Laparosc Endosc Percutan Tech. 2012;22(5):e271-6. Web. 21 Jun 2014

第 *12* 章　横结肠切除术：腹腔镜手术

David E. Rivadeneira，Scott R. Steele

一、简介

　　即使对于经验丰富的外科医生，游离和切除横结肠时，中结肠血管的结扎都是一项艰巨的任务。在进行微创手术时，其难度将进一步增大。熟悉解剖平面，同时使用多种器械有效处理大网膜、胃壁附着物并控制潜在出血，可以最大限度地减少术后并发症，并获得更好预后。在本章中，我们将讨论腹腔镜下游离并切除横结肠的手术方法，并重点讨论结肠中血管的处理方法。

二、背景

　　外科医生遇到的需要进行横结肠切除术的最常见的疾病是结肠恶性肿瘤，巨大无蒂息肉、高级别上皮内瘤变息肉、狭窄、憩室等。 此外，横结肠切除术也作为全结肠切除的一部分，全腹结肠切除应用于肠蠕动减慢引起的便秘，溃疡性结肠炎或息肉综合征。对于结肠恶性肿瘤，采取哪种合适的手术方式一直有争议。结肠癌根治术要求进行足够的区域淋巴结清扫和切除足够的结肠组织以保证癌变组织的彻底切除。横结肠横跨腹腔，以及其多来源的丰富血供，是手术中考虑切除方案的重要因素。根据肿瘤所在位置，其淋巴回流路径不尽相同。尤其对于位于横结肠中部的肿瘤，其可能通过结肠中血管回流。位于结肠肝区附近的肿瘤可能通过右结肠血管回流，相反，位于脾区附近的肿瘤可能通过左结肠血管回流。更复杂的是，中结肠动脉在解剖上存在多种变异。外科医生在手术中可能遇到 1～5 种不同的变异，包括从直接分出左右分支到走行较长主干后再分支的各种情况。中结肠血管从肠系膜上血管发出分支的方式也可能存在多种变异。外科医生必须准备做好处理其各种变异的准备。这种解剖上的多种变异决定了在对横结肠恶性肿瘤行外科手术时，医生会采取不同的手术方式来进行结肠切除。由于对于横结肠肿瘤切除术缺乏大家一致认同的某种统一手术方式，所以对于腹腔镜结肠手术的大量随机试验研究中，均将横结肠肿瘤排除。尽管如此，众多研究已表明，腹腔镜横结肠切除术是安全可行的，并足以媲美其他腹腔镜切除术。在选取了合适的手术方式后，同开腹手术相比，腹腔镜手术具有相同的肿瘤学预后，并可减少出血量、缩短住院天数及减轻术后疼痛。

三、术前准备

准备进行横结肠切除术的患者应具有明确的位于横结肠明确病变的病理检查结果或有横结肠切除（如，直肠结肠切除）的标准手术方式。由于横结肠往往是长条状的，且系膜活动度大，所以位于横结肠的病变可能局部侵袭至更大范围（框 12.1）。尤其对于体积较大的肿瘤，可借助 CT 或者钡剂灌肠时，确定其位置。另一方面，肿瘤或者息肉较小的患者，通常进行术前结肠镜下定位技术，如镜下行黏膜下注射墨汁确定病变位置。理想情况是在结肠镜下通过硬化针在距离病变几厘米远的位置注入墨汁标记。注射位置包括结肠的四个不同的象限，并且通常位于病灶的远端。此标记将帮助外科医生准确识别病灶并进行精准切除。公认的近端横结肠（比如肝曲），以及位于脾曲的横结肠远端部分，是众人皆知的在肠镜下难以在浆膜表面标记的困难区域。这往往是由于该处结肠位于腹腔高位凹陷处，同时，其周围的组织结构如肝脏、脾脏及大量的腹腔内脂肪、大网膜等的存在，影响了手术操作的视野。通常情况下，为了便于可视化操作，结肠肝区及脾区需要充分游离。准备进行腹腔镜下横结肠切除的患者应该完成所有相应的术前检查，包括常规血液检查、胸部影像学检查和心脏检查。术前一天，患者应进清淡液体饮食，并做好充分的肠道准备，如服用聚乙二醇类似物等。尽管有研究表明，不做肠道准备也能达到相同甚至更好的预后，最好还是进行肠道清理，以便手术中行结肠镜检查，特别是对施行术前定位较有难度的腹腔镜下横结肠切除术。此外，肠道准备使得 5mm 孔径的腔镜器械更容易在肠管中操作，在肠管充满内容物的情况下，这种操作会尤为困难。所有患者都应预防性使用抗生素及预防深静脉血栓形成的药物。腹腔镜下横结肠切除术理论上没有绝对禁忌证。当术中切除部分显示为恶性时，手术必须达到对应的标准的肿瘤切除手术原则，包括切缘阴性，广泛清扫相应区域淋巴结，以及完整切除任何周围需要切除的邻近的组织和器官。如果无法通过腹腔镜完成，术者应中转开腹继续手术。

> **框 12.1 提示**
>
> 术前在进行腔内使用墨水定位的同时，在腹部 X 线引导下放置夹子进行双重标记，可以进一步明确横结肠肿瘤位置（近端、中部或者是远端）同时可以明确结肠肝区、脾区及结肠的解剖。

四、手术室布置及患者体位

患者可以采用截石位，或者调整后的 Lloyd-Davies 体位，或者穿上弹力压缩袜后采取分腿体位。其重点是使得患者两腿分开，双脚放在脚蹬上，以便允许外科医生可以站在其两腿之间能够更好地对肝区和脾区部位进行游离。患者采用该体位的另一优点是，如果需要的话，外科医生可以进行术中结肠镜检查，也可以进行低位盆腔吻合（取决于手术操作）。

五、Trocar 孔位置及标本取出位置

端口/套管针部位的定位可能会由于身体情况或病变的位置而不同；不过在标准的 5mm Trocar 孔手术中，通常选择脐周镜头端口加上两侧上下各一的侧腹端口（见图 12.1 Trocar 孔布局）（框 12.2）。建议全部选择使用 5mm Trocar 孔。这是假定使用 5mm 的镜头及使用能量的闭合血管器械等。该方法允许手术者进行全腹腔内操作，包括使用两个用于游离和提拉的 Trocar 孔，以及两个助手用于提拉的 Trocar 孔。另外，如果有条件的话，可以让第二助手掌控腹腔镜/镜头。关于助手使用两把无损钳的操作在此不再赘述，操作同之前描述。对于横结肠及结肠系膜的操作中，最重要的是采取适当的牵引、提拉，以及将组织平面呈三角形暴露。在本章关于手术步骤的讲解中，将会重点描述合理牵拉的重要性。

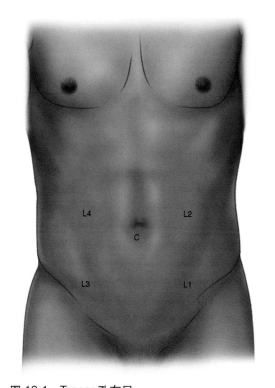

图 12.1　Trocar 孔布局

C：5mm 或 12mm 镜头端口；L1-4：5mm Trocar 孔（由低开始手术路径）；L1-3：5mm Trocar 孔（由高开始手术路径）

框 12.2 提示

额外放置一个 5mm 的 Trocar 可以提供额外的牵拉，以使得腹腔镜下操作更加方便。无论是对体积较大的大网膜还是小肠回路的操作，都可能会来回移动。额外的牵开设备可以使操作更为方便。

由于腹腔镜下横结肠切除的高难度及复杂性，部分学者提出了使用手辅助腹腔镜技术，以便于手术完成。我们可以通过绕脐腹正中切口或者 Pfannenstiel 切口利用手辅助 GelPort™（应用医学，圣塔玛格利塔 Rancho，CA）等设备，进行体外结直肠或者回直肠吻合。手术者的手通过 GelPort™ 设备内部可以更好地牵拉或钝性分离结肠。有报道证明此种方法同完全使用腹腔镜的方法相比，可以缩短手术时间。

六、手术步骤（表 12.1）

（一）腹腔镜探查

放入腹腔镜并且充分建立气腹气后，彻底探查腹部，应着重探查手术区域。只有只进行横结肠切除时，才可以根据具体结构调整操作端口位置。除此之外，在手术开始前，操作端口必须按照手术要求摆放并开始手术。患者应处于一个头高足低体位，以方便小肠进入盆腔，有助于分离横结肠。基于其弯曲，患者可能被置于右侧卧（脾区）或左侧卧（肝区）体位。

表 12.1　手术步骤

手术步骤	技术难度等级（1 ~ 10 级）
1. 腹腔镜探查	1
2. 大网膜分离或切除	3
3. 结肠肝曲游离	4
4. 结肠脾曲游离	5
5. 识别并结扎中结肠血管	6（下方） 5（上方）
6. 体外吻合，关闭及再次检查	1

麻醉后给患者放置胃管，并使引流瓶保持负压，这将使胃缩小，进而提供更好的手术视野。

（二）网膜分离或切除

大网膜可以选择同标本一起切除或者从结肠剥离并保留在腹腔内（框 12.3）。如果选择后者，最好是把它放在上腹部横结肠的上方。有时镰状韧带可能需要被部分分离以防止其影响手术操作。向尾部牵拉结肠，提起网膜以充分显露结肠壁旁的无血管平面。这可以用一个能量设备或镜下剪刀 / 电刀进行游离。当它同标本一起切除时，可以用能量设备将其从胃大弯侧直接离断，如血管闭合器、闭合器或超声刀（见图 12.2）。在这种情况下，大网膜应一开始就覆盖在肠壁上。确认横结肠和胃前壁后，可以使用能量装置或电刀来离断网膜，进入网膜囊。应注意避免无意中损伤胃网膜血管。

> **框 12.3 提示**
> 结肠冗长将很难保持方向正确。首先离断大网膜，并逐步切除肠系膜，以明确术中方位。

（三）结肠肝曲游离

游离肝区时，手术医生站在患者左侧或者两腿之间。手术医生通过从左下方操作端口操作无损钳，通过左上方操作端口操作分离器械或者双极血管闭合设备。助手将使用两个无损肠钳，站在患者右侧或者两腿之间适当牵拉，显露出手术视野。采取侧腹开始的手术路径，游离肝区右侧腹膜边缘，并沿着横结肠上缘持续分离。必须小心分离胆囊周围的粘连。站在患者左侧的手术医生必须小心抓起结肠，或者通过左下腹的操作端口向左下象限牵拉系膜。随着结肠逐步游离和牵拉结肠，肝曲越来越明显，必须小心辨认其下方 "C" 形的十二指肠（见图 12.3）。在手术视野中定位十二指肠并使其保证不被任何设备损伤是极其重要的。

（四）结肠脾曲游离

脾曲与肝区游离方法相近。手术者站在患者的右侧或两腿之间，并同时使用右侧操作

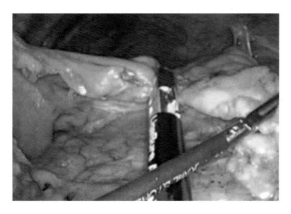

图 12.2 进入网膜囊

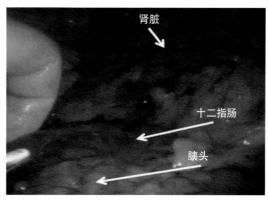

图 12.3 游离肝曲

端口进行牵拉和分离。助手是在手术者对侧、患者的左侧，操作两个肠钳以牵拉结肠。术者从左侧结肠附近的腹膜开始，使用能量血管闭合装置仔细分离脾结肠韧带和附着物。手术者和助手必须从始至终小心不要用力牵拉结肠脾曲，因为脾脏包膜容易撕裂而引发大出血，最终导致紧急切除脾脏。所有附着在脾脏附近的小血管都必须小心牵拉（见图 12.4）。随着脾区逐渐游离，术者可以看见胰尾。胰尾边界是很重要的术中标记，这同游离肝区时十二指肠的出现有同样重要的临床意义（见图 12.5）。

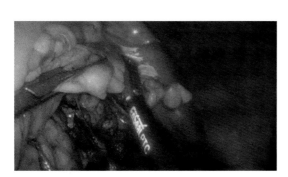

图 12.4 游离脾曲

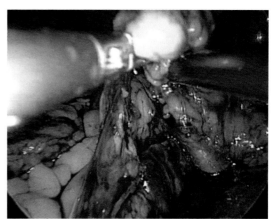

图 12.5 胰尾

（五）识别和结扎中结肠血管

游离并结扎中结肠血管是本手术的核心环节。特别是在这过程中，手术者及整个团队需要时刻意识到潜在的极其严重甚至可能危及生命的并发症。针对这些血管止血难度大，可能会导致血管残端或者肠系膜上血管大量出血。另外，不恰当的高位结扎（更接近近端）可能会导致腹腔内的器官严重缺血或十二指肠和胰腺的损伤。处理血管右支和蒂部时，术者站在患者的左侧，助手从右侧牵拉。最关键的操作是助手必须牵拉横结肠，使之处于正上正下的位置，这样就使得整个肠系膜或横结肠系膜被视为一个垂直壁，其中结肠在壁的顶部，肠系膜构成壁的中下部。这也被很多人描述为"斗牛士斗篷"（见图12.6），而且由于这个原因，这个操作通常被称为"奥莱（Ole）操作"。这都是助手双手通过右侧腹的两个操作端口操作无损钳牵拉横结肠完成的。将横结肠系膜完全呈扇形展开，以辨认其系膜的完整底部是极为重要的。必须清楚地看到十二指肠。由站立于患者左侧或者两腿之间的手术者继续分离肠系膜（框12.4）。术者需要小心分离肠系膜，并轻柔地分离每一个独立的分支血管（见图12.7和图12.8）。手术中外科医生必须时刻保证足够良好的视野，而这仅可通过助手所提供的适当的张力来实现。当右支和中间支已经正确地结扎后，术者和助手互换位置，以处理营养脾曲和横结肠的左支。此时，手术者站在患者右侧，助手则要从左侧操作端口进行"奥莱操作"。手术者必须再次清楚地看到胰腺和十二指肠，并且保证

Ole 操作显露中结肠血肠

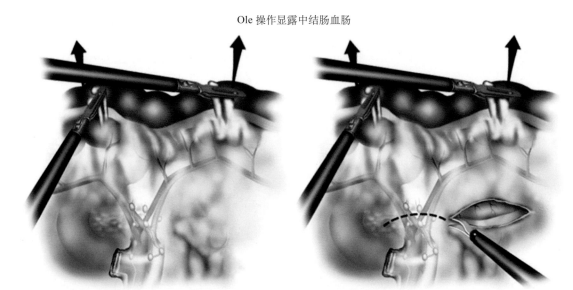

图 12.6 通过奥莱（Ole）操作来显露的中结肠血管（经伯姆等的许可）

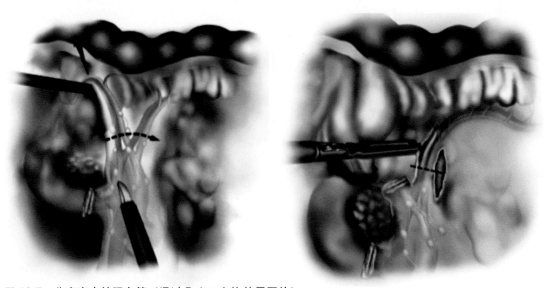

图 12.7 分离离中结肠血管（通过 Bohm 允许使用图片）

在整个游离并结扎中结肠血管的左支的整个过程中，上述器官始终位于视野之中并不受到任何损伤（见图12.9）。否则，则可能导致极其严重的十二指肠、胰腺或者肠系膜上动脉的损伤。

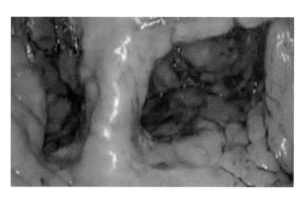

图12.8　分离中结肠血管

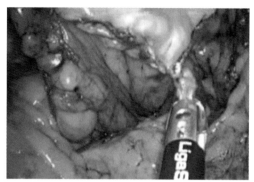

图12.9　从下方离断中结肠血管

框12.4 注意事项

　　在结扎系膜之前，用抓钳抓住中结肠血管。保留较长系膜蒂（在遵守肿瘤学原则下）以使用止血夹如ENDOLOOP（爱惜康的Endo-外科，辛辛那提，俄亥俄州），或者其他闭合器械，处理少量出血。

　　除了上述经典的下方入路的手术方式外，中结肠血管可以从上方手术入路（框12.5）结扎。当肝曲被完全游离出来后，在回结肠系膜和中结肠动脉右支之间出现一个空隙窗口。向左下方牵拉结肠肝曲和近段横结肠，即可显露上述空隙。该间隙窗口可以作为分离横结肠系膜的起点，应注意，要一直分离到该系膜前缘，并确定小肠系膜的位置。

框12.5 提示

　　上方手术入路在使用手辅助技术时尤为简单，同时对于无需血管高位结扎的良性病变是十分实用的。

　　如果外科医生无法看清血管周围解剖，这时应停止腹腔镜手术。根据在此之前的游离的程度以决定手术开腹切口的大小，中结肠血管可以通过开腹的方式进行分离。

（六）体外吻合，关闭及再次检查

　　切除完成后，即准备吻合。最常用的是通过做绕脐正中切口，将近端、远端结肠取出并在体外离断。建议使用切口保护器，这可以防止肿瘤转移到切口并降低切口感染率，同时也可以起到扩张切口的作用。对于位于近端横结肠的肿瘤，应当行扩大的右半结肠切除术，并进行回肠-远端横结肠远端吻合术。对于位于远端横结肠的肿瘤，应该行扩大的左半结肠切除术，并进行横结肠（保留的中结肠血管右支）直肠吻合，或者行结肠次全切除

术并行回肠 - 降 / 乙状结肠（保留肠系膜下动脉）或回肠直肠吻合术。如果患者在横结肠中部有一个小的病变，且患者结肠较长，也可以行单纯横结肠切除术并进行结肠结肠吻合。其中的关键是要充分游离结肠肝曲和脾曲，这样可以避免可能在吻合时存在张力。

七、总结

对于外科医生而言，尤其是在早期学习曲线中的医生，腹腔镜下横结肠切除术是具有挑战性的。当然，该手术对患者有着诸多潜在优势，有经验的和技术精湛的外科医生可以很安全地施行，然而，外科医生必须对解剖结构有着非常透彻的理解，尤其是中结肠血管走向，十二指肠、胰腺和肠系膜上动脉的位置关系等。随着外科医生掌握了越来越多的知识和对步骤越来越熟悉，腹腔镜手术可以减少并发症，同时最大限度地提高患者的预后。

八、参考文献

1. Yada H, Sawai K, Taniguchi H, Hoshima M, Katoh M, Takahashi T. Analysis of vascular anatomy and lymph node metastases warrants radical segmental bowel resection for colon cancer. World J Surg. 1997;21(1):109-15.

2. Hirasaki Y, Fukunaga M, Sugano M, Nagakari K, Yoshikawa S, Ouchi M. Short- and long-term results of laparoscopic surgery for transverse colon cancer. Surg Today. 2014;44(7):1266-72.

3. Yamamoto M, Okuda J, Tanaka K, Kondo K, Tanigawa N, Uchiyama K. Clinical outcomes of laparoscopic surgery for advanced transverse and descending colon cancer: a single-center experience. Surg Endosc. 2012;26(6):1566-72.

4. Zmora O, Bar-Dayan A, Khaikin M, Lebeydev A, Shabtai M, Ayalon A, Rosin D. Laparoscopic colectomy for transverse colon carcinoma. Tech Coloproctol. 2010;14(1):25-30.

5. Kim HJ, Lee IK, Lee YS, Kang WK, Park JK, Oh ST, Kim JG, Kim YH. A comparative study on the short-term clinicopathologic outcomes of laparoscopic surgery versus conventional open surgery for transverse colon cancer. Surg Endosc. 2009;23(8):1812-7.

6. Schlachta CM, Mamazza J, Poulin EC. Are transverse colon cancers suitable for laparoscopic resection? Surg Endosc. 2007;21(3):396-9.

7. Ichihara T, Takada M, Fukumoto S, Kuroda Y. Lymphadenectomy along the middle colic artery in laparoscopic resection of transverse colon. Hepatogastroenterology. 2004;51(56):454-6.

8. Takakura Y, Okajima M, Yoshimitsu M, Hinoi T, Ikeda S, Ohdan H. Hybrid hand-assisted colectomy for transverse colon cancer: a useful technique for non-expert laparoscopic surgeons. World J Surg. 2009;33(12):2683-7.

9. Rivadeneira DE, Marcello PW, Roberts PL, Rusin LC, Murray JJ, Coller JA, Schoetz DJ, Schoetz Jr DJ. Benefi ts of hand-assisted laparoscopic restorative proctocolectomy: a comparative study. Dis Colon Rectum. 2004;47(8):1371-6.

10. Böhm B, Milsom JW, Nakajima K, editors. Laparoscopic colorectal surgery. 2nd ed. New York: Springer; 2006.

第 3 部分

乙状结肠和左半结肠切除术，Hartmann 术式

第 *13* 章　乙状结肠和左半结肠切除术：腹腔镜手术

Charles B. Kim，Ovunc Bardakcioglu

一、简介

本章节旨在回顾施行乙状结肠切除和左半结肠切除术所需的腹腔镜技术。我们将会详细地讲解基本操作步骤，包括患者的体位、操作端口的布置、重要结构的识别（肠系膜下动脉、肿瘤、输尿管）、游离技术、标本取出位置以及肠管重建的方法。尽管有许多不同的方法来完成乙状结肠切除术或 Hartmann 术式，但本章节只单纯讨论腹腔镜方式。此外，我们也会介绍行乙状结肠切除时的特殊考虑和可能遇到的问题。

二、背景

对于很多治疗来说，腹腔镜已经成为标准方式，包括胆囊切除术、阑尾切除术、肾切除术、肾上腺切除术及胃旁路术。传统开腹手术对于结肠良性和恶性疾病的传统治疗及根治性切除已经有很多详细的记录。1985 年，Erich Muhe 完成了人类第一例腹腔镜胆囊切除术。对于有症状的胆石症、胆囊炎、胆道运动功能障碍，腹腔镜手术已经获得广泛的认可。1991 年，腹腔镜技术首次应用于结肠切除术。腹腔镜治疗结直肠癌最初是受到质疑的，质疑腹腔镜不能完成足够的肿瘤学切除，且不利于远期生存率。曾有 Trocar 孔复发的报道，这更增加了对腹腔镜治疗恶性肿瘤方面的质疑。这促成大量的对根治性结直肠癌预后比较的随机对照研究。2002 年，Lacy 和他的同事发表了第一个单中心前瞻性随机对照试验，比较了腹腔镜与传统开腹两种方式。在总生存率上，对于 Ⅱ 期患者，5 年生存率没有差异。然而，对于 Ⅲ 期患者，腹腔镜治疗患者在总生存率上显著提高。此外，腹腔镜组在住院时间及术后并发症方面都显著降低。2004 年完成的大型多中心随机对照 COST 试验比较了腹腔镜与开腹两种方式，结果显示两组的总生存率相似。此外，腹腔镜组有 2 例 Trocar 孔复发，开腹组有 1 例切口复发。其他两个前瞻性随机试验也报道了相似的结果。这些试验均指出，对于根治性结直肠癌切除，腹腔镜并不对肿瘤学安全性及总生存率造成影响。对于部分结肠切除术的患者，腹腔镜操作被证实有着大量优势，包括疼痛轻、肠道功能恢复快及更快恢复正常生活。然而，尽管具有微创这一优势，腹腔镜切除术仍然未被广泛接受。在医学中心进行的全国性数据观察显示，2008 ~ 2011 年间有 85 712 例患者进行了结肠切除术。腹腔镜结肠切除术仅占其中的 42%。很多因素阻碍了腹腔镜的应用，包括学习曲线较长，需要增加对腹腔内血管解剖结构的熟悉，手术时间较长，需更大的切口取出标本，以及担心是否能完成足够的肿瘤学意义上的切除。

在选择腹腔镜作为手术方式时，乙状结肠切除术具有额外且独特的难度和挑战。总的来说，左侧切除术比之右侧更有挑战性。此外，在憩室炎情况下乙状结肠切除术操作难度尤其大。由于左侧输尿管与乙状结肠十分接近，必须在手术中识别组织结构以防止损伤左侧输尿管。为达到无张力吻合，需要游离结肠脾曲，这增加了肠管重建的复杂性。美国学术中心进行了一项回顾性研究，比较了 2003 ～ 2006 年间 10 603 例因良性或恶性疾病行腹腔镜及开腹乙状结肠切除术的患者。有趣的是，仅有 10%（1092）患者进行了腹腔镜下的乙状结肠切除术。在两组的比较中，腹腔镜组在统计学上体现出了更短的住院时间和更低的感染率。总体发病率、30 天再入院率、死亡率及住院花费，两组无明显差异。在一项关于乙状结肠癌的前瞻性研究中，共有 18 例经筛选及随机后纳入腹腔镜与开腹切除术的比较研究。结果表明，腹腔镜技术可在统计学上表现出更短的住院时间，疼痛更轻，以及术后恢复更快。

乙状结肠憩室可以引发明显的病理性改变，这可导致患者最终需要行乙状结肠切除术。选择性乙状结肠切除术的明确指征包括憩室狭窄、瘘、梗阻、腹腔内脓肿及可疑的恶性肿瘤。对于不具备上述条件的复发性疾病情况是否施行乙状结肠切除仍存在很大的争议。基于美国结直肠外科医师协会（ASCRS）指南，建议患者在患两次憩室炎时接受乙状结肠切除术。然而，病灶发作的绝对次数却未被推荐作为行乙状结肠切除术的主要决定因素。正在进行的前瞻性随机试验 DIRECT，将预期进行非手术治疗组与手术切除组比较，有望明确行乙状结肠切除术治疗复发性单纯乙状结肠憩室炎的最佳时机。虽然对于单纯的乙状结肠憩室炎行乙状结肠切除术的时机仍需要进一步研究明确，许多研究，包括一个已经完成的随机前瞻性研究和系统性观察，明确地表明了微创手术的优势。这些研究共同表明，与开腹相比，腹腔镜乙状结肠切除术可减少术后并发症、缩短住院时间、减少全身麻醉药使用、降低切口感染率、减少肠梗阻率以及更早地恢复肠道功能。

三、手术室布置及患者体位

腹腔镜推车及显示器和监护仪屏幕应分别放在患者两侧。术者位于患者右侧，第一助手位于患者左侧。第二助手位于术者的左侧，负责控制腹腔镜镜头。结肠镜推车应置于患者的足侧，其显示器则置于腹腔镜显示器旁以便通过结肠镜检查达到内外结合从而更准确地进行腹腔内部定位观察。

患者体位按照指南中以截石位固定，且在头低足高位及左侧向上位置过程中不滑动患者，同时避免形成压迫部位及神经损伤。可以使用一个简易的凝胶垫或小沙包，凝胶垫具有快速分开手臂并形成固定牵拉系统的优势，以方便术中转开腹的操作。

四、Trocar 孔位置及标本取出位置

镜头孔位置选择在脐上或脐下以保证气体充入腹腔的顶点。这样能够提供整个腹腔最好的视野。在过度肥胖患者中，套管针需要设置在肚脐的更上方。术者的主要操作端

口 L1 和 L2 分别设置于右下腹、右侧中腹部或右上腹；助手操作端口 L3 及可选用的操作端口 L4 设置于对侧，即左侧下腹、左侧中腹部或左上腹。这构成了典型的盒式结构，可以完成全腹腔内的操作。所有工作端口均为 5mm 的套管针，如使用腹腔镜肠吻合器进行直肠乙状结肠横断，可扩大右下腹的 L1 端口，使用 12mm 的 Trocar 孔（见图 13.1 Trocar 孔设置）。

全腹腔镜下乙状结肠切除术最常用的取物位置通常为限制性 Pfannenstiel 切口或者由左下腹套管针的 Trocar 孔扩大形成的肌肉切口。与腹正中切口相比，这样的位置能减少切口疝的发生。在少数情况下，过胖患者因腹壁过厚，通过 Pfannenstiel 切口操作体外缝线及底座放置时因距离较远无法触及，因此取物位置可以选为脐周切口。另一种可选的方法是，底座在体内可通过放置套圈等各种设备来固定。

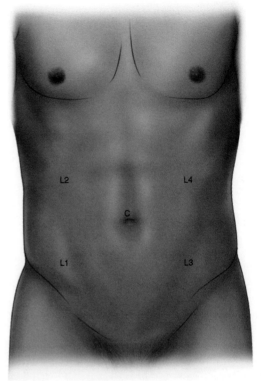

图 13.1　Trocar 孔设置

C：5mm 或 12mm 镜头孔；L1：5mm 或 12mm（切割闭合器用）右手 Trocar 孔；L2：5mm 左手 Trocar 孔；L3：5mm 辅助 Trocar 孔；L4：可选择的 5mm Trocar 孔

五、手术步骤（表 13.1）

表 13.1　手术步骤

手术步骤	技术难度等级（1 ~ 10 级）
1. 腹腔镜探查	1
2. 识别输尿管及结扎肠系膜下动脉	5
3. 游离乙状结肠	3
4. 游离降结肠和结肠脾曲以及识别并结扎肠系膜下静脉	5
5. 横断乙状结肠	4
6. 吻合及检测是否有吻合口瘘	2

（一）腹腔镜探查

对于恶性肿瘤患者，应探查腹腔和肝脏，仔细评估转移情况（见图 13.2 和图 13.3）。对于存在严重憩室疾病、炎症、粘连及蜂窝织炎的患者，需进一步评估使用腹腔镜的安全可行性（框 13.1）。当条件不允许时，应及时在早期转为手辅助手术，或者仅使用腹腔镜游离结肠脾区以缩小开腹切口的尺寸。

框 13.1 提示

根据病理不同分级情况，评估标本的最终大小，以便决定是否需要更大的切口以进行手辅助操作取出标本，而不是在腹腔镜操作结束时都做同样大小的切口。

（二）识别输尿管及结扎肠系膜下动脉

在结扎血管前，必须找到左侧输尿管（框 13.2）。助手通过 L3 和 L4 Trocar 孔向上牵拉乙状结肠或直肠乙状部以使得直肠乙状部的肠系膜获得张力（见图 13.4）。手术者在 L2 Trocar 孔使用肠管抓钳，在 L1 使用分离器械。通过切开及钝性分离腹膜后的疏松结缔组织找到骶前间隙。一旦进入这一无血管层面，可以向上将乙状结肠系膜与后腹膜分离，并找到左侧输尿管。在靠近腹膜的肠系膜上切开一个窗口以显露并切断肠系膜动脉下动脉蒂部。在识别出肠系膜下动脉根部及左结肠动脉分叉处后，依据患者的个体解剖情况及进行切除手术的指征，于动脉分叉处的上方或下方结扎（见图 13.5）。可以使用多种不同的双向血管闭合器、血管夹或内镜吻合器等。

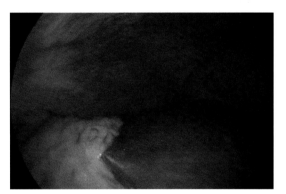

图 13.2　探查肝右叶

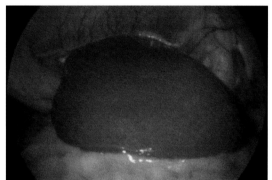

图 13.3　探查肝左叶

框 13.2 提示

如果乙状结肠与骨盆粘连较重，那么在上直肠动脉及骶前筋膜前打开一个窗口可能较困难。可先松解粘连，或者先进入肠系膜下动脉头侧的平面。

（三）乙状结肠的游离

完全通过内侧手术入路将乙状结肠系膜与腹膜后间隙分离时，有一个很薄的层面能轻松地分离腹膜，其在腹膜上呈暗色调（见图 13.6）（框 13.3）。如内侧方法难以继续或不能识别左侧输尿管，可先游离外侧来完成内侧到外侧的手术路径。类似开放手术，术者及助手向内侧牵拉乙状结肠，结肠系膜会同包括输尿管在内的腹膜后结构分离，这样就可看见左侧输尿管。

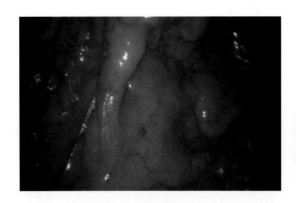

图 13.4 乙状结肠肠系膜上张力

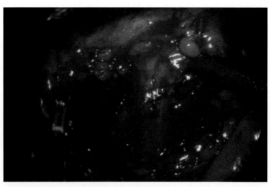

图 13.5 识别肠系膜下动脉

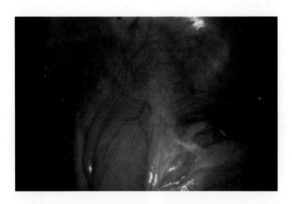

图 13.6 内侧方法分离后的腹膜外侧层面

框 13.3 提示

往往会遇到解剖较难分离的病例，在内侧与外侧路径之间来回切换可能有助于分离组织。

（四）游离降结肠和结肠脾曲同时识别并结扎肠系膜下静脉

肠系膜下静脉可于十二指肠处或在平行于肠系膜下动脉远端结扎，这取决于高位结扎的具体需求，以确保无张力吻合。高位结扎将会于直肠切除术章节中的结肠肛门吻合中描述。个别患者解剖结构不同，这就要求在腹腔镜乙状结肠切除术中行肠系膜下静脉的高位结扎。

结肠脾曲的游离可以从内侧、外侧及上方手术路径进行。患者呈头高足低体位。

内侧手术方法是继续分离降结肠系膜与腹膜后腔及 Gerota 筋膜（见图 13.7）。此方法适合分离并高位结扎肠系膜下静脉。继续分离时可识别胰腺下缘，而一旦超过边缘将会进入小网膜囊，所以该过程一定要小心谨慎。助手再次通过 L3 和 L4 Trocar 孔牵拉降结肠，手术者使用 L1 和 L2 Trocar 孔。对于过度肥胖的患者，内侧路径会因为小肠滑进手术视野而受到限制。

外侧法类似于开放手术。助手位于患者右侧，通过 L2 Trocar 孔向中间牵拉降结肠。

手术者位于患者两腿之间，通过 L1 Trocar 孔牵拉结肠并通过 L3Trocar 孔完成分离。结肠逐渐向内侧翻转并从 Gerota 筋膜分离。在结肠脾曲交界处向内侧翻转很重要，注意不要沿着 Toldt 线向脾脏外侧分离。

通过上述方法将大网膜与远端横结肠分离并进入小网膜囊。助手通过 L4 Trocar 孔将大网膜或者胃向上牵拉。术者通过 L1 Trocar 孔和在 L2 Trocar 孔通过分离器械将结肠向下牵拉。这样可以提供良好的操作视野，观察逐渐分离的脾结肠附着物，此时结肠已被翻向下方并与先前的分离平面相遇。

（五）乙状结肠的横断

在明确远端切缘后，将覆盖于直肠壁的腹膜从两侧切断至直肠前壁。轻轻地通过钝性分离及游离部分直肠系膜以创建一个操作窗口（见图 13.8）。使用镜下切割闭合器通过右下腹 L1 Trocar 孔或者镜头端口以完成对结肠的垂直横断。

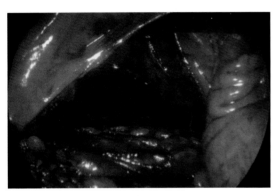 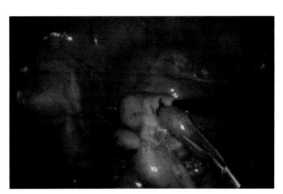

图 13.7　由内侧向外侧游离　　　　　　　图 13.8　肠系膜窗

（六）吻合及检测吻合口瘘

明确近端切缘后，向骨盆及直肠残端牵拉以测试无张力范围，并以单极能量器械标记（框 13.4）。在左下腹象限做一经腹直肌切口或者 Pfannenstiel 切口，使用切口保护圈，并将结肠取出，在体外近端横断结肠。吻合器抵钉座通过荷包口缝合线固定牢固后，将切口保护圈旋转 360°并用环夹夹住以便腹腔再次充气。圆形吻合器在腹腔镜引导下通过直肠置入。吻合器的钉从中间或者稍偏右侧穿出（见图 13.9），将吻合器钉与底座安全地连接，并进行吻合（见图 13.10）。如果吻合器难以穿出直肠残端，可以让吻合器钉在直肠前壁距离远端侧 5 cm 处穿过并进行反式 Baker 吻合。

框 13.4 提示

使用吻合器时不要太靠近直肠残端。充分地游离残端直肠有助于该操作，但吻合力度过大会导致钉线过早分离或直肠前面撕裂。

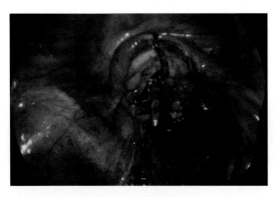

图 13.9　腹腔镜引导下吻合器前伸

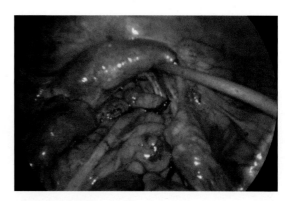

图 13.10　吻合

吻合器线的切缘需检查完整性，并送病理行良恶性检查。使用结肠镜检查吻合口是否存在出血或者是否闭合完整。将近端结肠关闭，结肠镜内吹气以检查吻合处是否漏气，并使用液体灌洗再次检查。乙状结肠切除术后应在吻合口处保留较长的远端肠管长度，如果发生漏气，需重新吻合。直肠可能需要按照在直肠切除章节中描述的方法进一步游离。

六、手术路径

（一）内侧至外侧方法

内侧至外侧的路径遵从步骤 1 ~ 6。它的优点是分离精确并容易识别肠系膜下动脉，包括左结肠动脉分支，利于后续的高位结扎。该方法在外侧附件区因炎症而严重粘连时，能在最初平面上显露出左输尿管。继续向上分离游离出近端肠系膜下静脉以行高位结扎，而这在外侧手术路径是不能完成的。

（二）外侧至内侧方法

此方法遵从步骤 1，3，2，4，5 和 6。因为同开腹手术中的分离平面相近，有利于初学的外科医生获得腹腔镜经验。需注意的是高位结扎仍需从内侧开始，而初学者可以从正中的一个低位小切口在开腹手术条件下向这一必要步骤靠拢。

能够熟练完成内侧路径的腹腔镜术者，仍偶尔会通过外侧分离来达成内侧路径。应用内侧或外侧法时结肠与腹膜后结构间游离的多少，取决于每个患者输尿管识别的难易和高位血管结扎。

（三）由上至下方法

由上至下方法应用较少，步骤为 1，4，3，2，5 和 6。早期游离结肠脾曲保证了仅靠术者的主观判断即可完成无张力吻合。此方法更多地应用于全结肠切除术，在相关章节中将会详细地介绍。

（四）腹腔镜左半结肠切除术

左半结肠切除术的指征包括位于左半结肠及结肠脾曲的损伤及恶性肿瘤或延长至此处

结肠段的憩室炎。结肠中动脉的左侧分支、横结肠、结肠肝曲及升结肠往往都需要游离。这在横结肠切除术及全结肠切除术章节中会详细描述。

另一种方法处理对结肠脾曲的损伤是次全结肠切除术，将回肠与降结肠吻合并保留肠系膜下动脉，这样能够轻松地完成吻合并避开近端结肠与直肠的吻合的难度。

（五）腹腔镜 Hartmann 还纳术

在进行 Hartmann 还纳术的患者中，微创手术具有独特的优势。1923 年，一个名叫 Henri Albert Hartmann 的法国外科医师，描述创造了一种以末端结肠造瘘术治疗近端直肠癌的方法，从而避免了吻合口瘘导致的潜在并发症及死亡的风险。如今，Hartmann 术式应用于憩室炎穿孔、缺血性结肠炎、炎性结肠炎、梗阻及吻合口瘘的患者。在最初的报道中，腹腔镜完成 Hartmann 还纳术是安全可行的。更多的调查发现，包括一项比较传统开腹方式与微创方式的系统性回顾显示，腹腔镜有胃肠功能恢复快、住院时间短、出血少、并发症发生率低的优势。

（六）外科操作技巧

进入腹腔的路径通常是经过左上腹象限的 Palmer 点位。一旦确认左上腹部存在范围粘连，套管针的放置位置类似于腹腔镜乙状结肠切除术：一个脐周的镜头 Trocar 孔分别位于右下腹和右上腹的 Trocar 孔 L1 和 L2。患者处于头低足高位以评估骨盆处的小肠粘连是否可在腹腔镜模式下松解以便在镜下显露直肠残端。如有必要，可于耻骨上开一手辅助端口以游离直肠。在游离皮下及放置体外底座之前，应先在腹腔镜下将造瘘所使用的肠管及脾区游离。而后如前所述完成吻合。

七、特殊情况及并发症

（一）腹部再次手术的患者

需特别注意的是，判断粘连的程度及范围的依据并非是先前的腹部及盆腔手术的次数、范围和类型。外科医生经常会遇到患者为自己仅因一次开放手术形成微小粘连而不适合进行腹腔镜手术而感到惊奇。所有类型都可以用"峰孔"来评价粘连，即该 Trocar 孔能否按照其余章节描述的方法安全地放置。同时，手术者需基于个人的腹腔镜技术来正确判断是继续进行，还是及早转换成开腹手术而不是延长手术时间。术者应意识到腹腔镜的优势将会随操作时间的延长而消失。

（二）病理性肥胖

病理性肥胖给腹腔镜乙状结肠全切除术造成了很多困难。对于此类患者，细致的体位摆放是必需的，因为肥胖患者压伤的风险增加，而且在手术操作中将更多地依赖其自身重力以完成适当的牵拉。头低足高位可能有损肺部通气，这可能使腹腔镜手术无法进行。如果因肠管的体积过大或不能采取头低足高位而导致在腹腔镜下患者的小肠仍不能被置于盆腔外，那么最好中转手辅助手术。如果结肠系膜增厚，使得识别解剖结构及分离肠系膜下动脉和肠系膜下静脉变得尤为困难。应遵循相同的原则并避免大量盲乱结扎，以避免出现不完全的结扎和出血。此外，镜下切割闭合器很适合在这种情况下使用。

大网膜的厚重常常造成降结肠与侧腹膜的粘连。这种情况需要进行分离，且大网膜会展开并定位脾曲的解剖结构。脾曲的游离通常需要结合内侧、外侧及上方三种方法。

（三）憩室炎

炎症及溃疡可导致严重的粘连及密集的瘢痕结构，这会使得直肠乙状结肠和骨盆的解剖发生重大改变。这些会极大地增加腹腔镜乙状结肠切除术的难度，并限制腹腔镜的触觉反馈。术者需根据原则评估以判断是否需转为手辅助式或开腹手术。如继续进行腹腔镜手术，总的原则是重建组织解剖学并从没有受到影响的平面开始解剖。小肠可能需要从骨盆中移出，结肠系膜首先由内侧至外侧的方法取出，这有利于识别左侧输尿管。如果通过内侧路径时视野不佳，由于皱襞或者系膜与骨盆侧壁、膀胱或直肠间存在粘连，那么则可以通过从上方游离脾区和降结肠以达到肠系膜下动脉近端。这样能够在异常的解剖结构中找到近端输尿管。术前预先放置输尿管支架可能会有所帮助，这样术中可以使用解剖器械的顶端触及其位置。如果发现膀胱瘘，在手术进行中没有亚甲蓝从膀胱渗出，这就可以用Foley导尿管引流，或者通过腹腔镜或Pfannenstiel切口来关闭。

（四）局部进展期癌

进展期恶性肿瘤疾病的手术目的是完成R0切除。术前的CT及核磁影像能清晰地鉴别结肠外组织的受累情况。例如，术前需识别肾盂积水，如果是则可能需要准备进行切除并重建输尿管。因此，腹腔镜手术经常应用于脾曲的游离。如果腹壁、卵巢及膀胱顶部有粘连，对于经验丰富的腹腔镜医师，全腹腔镜手术是可行的但有挑战性。

（五）出血

由于离断器械而引发的肠系膜下动脉的出血很少发生。如果使用双极设备，封闭处应与横断面垂直且需贯穿整个血管的宽度。应提前明确高风险的患者并更换使用的镜下切割闭合器。最重要的步骤是留下一个小的残端并准备一个内镜抓钳以备随时止住潜在的出血。一旦发生出血，套圈可以安全地放置用来止血。

（六）无法鉴别的肿瘤

对于乙状结肠损伤的切除术应用结肠镜快速术中取物及精确远端切缘方面具有独特的优势。理想情况下，肿瘤在术前应明确定位以排除直肠转移并在远端进行标记。

（七）结肠长度不足时进行无张力吻合

无张力的近端结肠是完成骨盆内吻合的关键，在腹腔镜术式中有多种方法可以完成。首先，完全地游离并向内侧旋转远端横结肠、脾曲、降结肠及肠系膜，一般情况下，Gerota筋膜及胰尾部将被完整地显现。其次，将所有的网膜与降结肠及横结肠末端分离，这个操作可以一直延续到横结肠处。高位结扎肠系膜下动脉不仅是从肿瘤学观点出发，而且有利于结肠的游离。于左结肠支分叉上方或下方结扎需个体化根据患者情况处理。于十二指肠旁高位结扎肠系膜下静脉，以便增加游离的长度。要注意的是，近端横断结肠的边缘不取决于近侧结肠的长度和可及范围，而是基于恶性肿瘤的位置及憩室炎的范围。

八、总结

相关文献综述指出，腹腔镜乙状结肠切除术可以适用于非姑息性且肿瘤学上需足够安全切除的恶性肿瘤患者。对于患良性憩室疾病的患者，应用腹腔镜并不增加并发症及死亡率。腹腔镜手术的优势同样在进行 Hartmann 手术的患者中得到了验证。

九、参考文献

1. Muhe E. Die erste: Cholecystektomie durch das laparoskop [The first laparoscopic cholecystectomy]. Langenbecks Arch Surg. 1986; 369:804.

2. Fowler DL, White A. Laparoscopy-assisted sigmoid resection. Surg Laparosc Endosc. 1991;1:183-8.

3. Jacobs M, Verdaja JC, Goldstein HS. Minimally invasive colon resection (laparoscopic colectomy). Surg Laparosc Endosc. 1991;1:144-50.

4. Redwine DB, Sharpe DR. Laparoscopic segmental resection of the sigmoid colon for endometriosis. J Laparendosc Surg. 1992;1(4): 217-20.

5. Alexander RJ, Jacques BC, Mitchell KG. Laparoscopic assisted colectomy and wound recurrence. Lancet. 1993;341:249-50.

6. Lacy AM, Garcia-Valdecasas JC, Delgado S, et al. Laparoscopyassisted colectomy versus open colectomy for treatment of nonmetastatic colon cancer: a randomized trial. Lancet. 2002;359: 2224-9.

7. Nelson H, Sargent D, Wieand HS, et al. The clinical outcomes of Surgical Therapy Study Group: a comparison of laparoscopically assisted and open colectomy for colon cancer. New Engl J Med. 2004;350:2050-9.

8. Goillou PJ, Quirke P, Thrope H, et al. Short-term end points of conventional vs laparoscopic-assisted surgery in patients with colorectal cancer (MRC-CLASSIC trial): multicenter randomized control trial. Lancet. 2005;356:1718-26.

9. Valdekamp R, Kuhry E, Hop WC, et al. Laparoscopic surgery versus open surgery for colon cancer: short-term outcomes of a randomized trial. Lancet Oncol. 2005;6(7):477-84.

10. Milsom JW, Bohm B, Hammerhofer KA, et al. A prospective, randomized trial comparing laparoscopic versus conventional techniques in colorectal surgery: a preliminary report. J Am Coll Surg. 1998;187:46-57.

11. Franklin ME, Rosenthal D, Abrego-Medina D, et al. Prospective comparison of open vs laparoscopic colon surgery for carcinoma: five year results. Dis Colon Rectum. 1996;39:35-46.

12. Simirov A, Shaligram A, Shostrom V, et al. Laparoscopic colon resection trends in utilization and rate of conversion to open procedure: a national database review of academic medical centers. Ann Surg. 2012;256(3):462-8.

13. Martel G, Boushey RP. Laparoscopic colon surgery: past, present, and future. Surg Clin N Am. 2006;86:867-97.

14. Hinojosa MW, Murrell ZA, Konyalian VR, et al. Comparison of laparoscopic vs open sigmoid colectomy for benign and malignant disease at academic medical centers. J Gastrointest Surg. 2007;11:1423-9.

15. Kaltoft B, Gogenur I, Rosenburg J, et al. Reduced length of stay and convalescence in laparoscopic vs open sigmoid resection with traditional care: a double blinded randomized clinical trial. Color Dis. 2011;13(6):123-30.

16. Collins D, Winter DC. Laparoscopy in diverticular diseases: controversies. Best Pract Res Clin Gastroenterol. 2014;1:175-82.

17. Rafferty K, Shellito P, Hyman NH, et al. Standards Committee of American Society of Colon and Rectal Surgeons Practice parameters for sigmoid diverticulitis. Dis Colon Rectum. 2006;49(7): 939-44.

18. Van De Wall BJ, Consten EC, Van Der Graaf Y, et al. DIRECT trial. Diverticulitis recurrences or continuing symptoms: operative versus conservative treatment. A multicenter randomized clinical trial. BMC Surg. 2010;10:25.

19. Klarenbeek BR, Veenhof AA, Bergamaschi R, et al. Laparoscopic sigmoid resection for diverticulitis decreases major morbidity rates:a randomized control trial: short-term results of the Sigma trial. Ann Surg. 2009;249(1):39-44.

20. Cirocchi R, Farinella E, Trastulli S, et al. Elective sigmoid colectomy vs open surgery, a systematic review. Color Dis. 2012;14(6): 671-83.

21. Gaertner WB, Kwaan MR, Madoff RD, et al. The evolving role of laparoscopy in colonic diverticular disease: a systematic review. World J Surg. 2013;37:629-38.

22. Siddiqui MR, Sajid MS, Qureshi S, et al. Elective laparoscopic sigmoid resection has fewer complications than conventional surgery: a meta-analysis. Am J Surg. 2010;200(1):144-61.

23. Siddiqui MR, Sajid MS, Khatri L, et al. Elective open versus laparoscopic sigmoid colectomy for diverticular disease: a meta-analysis with the sigma trial. World J Surg. 2010;34(12):2883-901.

24. Hartmann H. Note sur un procede nouveau d'extirpation des cancers de la partie du colon. Bull Mem Soc Paris. 1923;49:1474-7.

25. Delgado GF, Garcia LA, Domingo del Pozo C, et al. Laparoscopic reconstruction of intestinal continuity following Hartmann's procedure. Rev Esp Enferm Dig. 1998;90(7):499-502.

26. Macpherson SC, Hansell DT, Porteus C, et al. Laparoscopic- assisted reversal of Hartmann's procedure: a simplified technique and audit of twelve cases. J Laparoendosc Surg. 1996;6(5):305-10.

27. Bouillot JL, Badawy A, Milhade JF, et al. Laparoscopy-assisted colonic surgery. Initial experience. Apropos of 49 cases. Ann Chir. 1996;50(7):542-7.

28. Mazeh H, Greenstein AJ, Swedish K, et al. Laparoscopic and open reversal of Hartmann's procedure-comparative retrospective analysis. Surg Endosc. 2009;23:496-502.

29. Siddiqui MRS, Sajid MS, Baig MK. Open vs laparoscopic approach for reversal of Hartmann's procedure: a systematic review. Color Dis. 2009;12:733-41.

30. De'Angelis N, Brunetti F, Memeo R, et al. Comparison between open and laparoscopic reversal of Hartmann's procedure for diverticulitis. World J Gastrointest Surg. 2013;5(8):245-51.

31. Cellini C, Deeb AP, Sharma A, et al. Association between operative approach and complications undergoing Hartmann's reversal. Br J Surg. 2013;100(8):1094-9.

32. Yang PF, Morgan MJ. Laparoscopic versus open reversal of Hartmann's procedure: a retrospective review. ANZ J Surg. 2014. doi: 10/1111/ans.12667.

第14章 乙状结肠和左半结肠切除术：手辅助腹腔镜手术

Danielle M. Bertoni，David A. Margolin

一、简介

乙状结肠切除术和左半结肠切除术可通过开放、腹腔镜以及手辅助装置来完成。外科医师发现通过一个手辅助 Trocar 孔，可以安全有效地完成此类手术，并且可以做到在保持开放手术触感的同时仍具有微创手术的优势。在本章节中，我们将论述手辅助腹腔镜乙状结肠切除术、左半结肠切除术及 Hartmann 还纳术。

二、背景

自从 20 世纪 90 年代初被首次使用至今，医疗人员已证明了腹腔镜结肠切除术在具有相同肿瘤学预后情况下，具有疼痛轻、胃肠功能恢复快、出血少、切口并发症少及术后肠梗阻发生率低的优势。尽管腹腔镜结直肠手术具备这些优势，仍仅有不到 10% 的结肠切除术是通过腹腔镜完成的。这是由于技术上的困难及腹腔镜结直肠手术难以学习掌握而造成的。据估算，外科医师若想熟练掌握此技术每年需要完成 25 ~ 60 例手术，而这一数字超出了很多医生每年的手术量。在 20 世纪 90 年代中期医疗人员察觉到这些困难后，手辅助式腹腔镜手术（HALS）问世。通过触摸，HALS 给予术者触觉反馈，允许其进行钝性解剖，在出血时进行快速止血。随机对照试验表明 HALS 与腹腔镜手术具有相似的优点，包括降低麻醉剂的用量，缩短住院时间，减少伤口并发症、肠梗阻及出血，加快胃肠功能恢复等。此外 HALS 可减少术后主要并发症的发生率，相比于直接腹腔镜手术具有更低的中转开腹率，在花销方面尽管单纯手术费相对更高但总体住院治疗花费较低。Marcello 等在一项随机对照试验中也证明相较于腹腔镜手术，HALS 用时更短。HALS 的推广会使微创手术成为很多外科医生的实际选择。

三、手术室布置及患者体位

在进行手术前，术者需确保手术需求的所有设施及设备均可用。对于手辅助式腹腔镜乙状结肠切除术，术者需要至少一个无创抓钳、一个高级的电刀（例如 LigaSure，EnSeal，超声刀）、电凝钩、腹腔镜剪刀、腹腔镜切割吻合器、EEA 吻合器及一套标准的腹腔镜设备。气腹机、吸引器、桥式套圈及钉仓应常备于手术室，且应备好开放手术器械以防中转开腹。

目前有多种的手孔道操作设备，最常用的是 GEL 公司（圣玛格丽塔牧场，加州，美国），具体使用的设备要依据术者的操作习惯和可用设备而决定。

患者以改良膀胱截石位卧于凝胶垫上，使用黄色脚蹬固定，确保臀部角度不超过 10°。双腿需小心放置并加垫子以避免会阴神经损伤。膝盖要与对侧的肩部保持在同一直线上，双臂加垫并内收固定。这样能确保术者有足够的操作空间。对于体型较大的患者，可能需要用到臂托来将双臂安全地固定。患者的胸部及头部需牢固固定于手术台以防止术中调整体位时产生移动。在手术开始前应先放置好胃管并留置 Foley 导尿管。所有的手术都应使用下肢连续加压装置及上身热风供暖保温装置。在术前准备及铺单前，手术台应测试向各个方向旋转倾斜以确保患者已被安全固定。完成直肠灌洗后，直肠及会阴区域用聚维酮碘擦洗消毒。腹部用 2% 氯己定（洗必泰）溶液进行术前消毒。

手术中需要使用两个显示器。一个置于患者左侧，另一个放置于患者右肩部或右侧邻近头部处以便助手及台上护士观察。注气套管、电灼器供能线路、相机线路、灯光线路及吸液管均应从患者左腿处经过。在大部分手术中将采用一个 10mm 或 5mm 的带有 30° 及 0° 镜头的腹腔镜。

四、Trocar 孔位置及标本取出位置

在放置腹腔镜 Trocar 孔前，术者需决定经手 Trocar 孔的位置并于下腹部标记切口（框14.1）。这确保了即使 HALS Trocar 孔设置完毕，腹腔镜镜头孔仍可用。经手孔径的大小取决于术者操作手的尺寸，通常为 6cm 或 7cm（框 14.2）。经手 Trocar 孔的位置有三个选择：低位中线，Pfannenstiel 切口（耻骨上腹部横行半月状切开）或脐周。无论位置选择如何，经手 Trocar 孔经常作为取物口。最初，镜头孔可置于脐上，通过 Hasson 或 Veress 技术建立气腹，以便用腹腔镜进行粗略的腹内探查并确保其他 Trocar 孔包括 HALSTrocar 孔设置于最有利的位置。若未发现微创手术禁忌证（如转移性疾病，严重的粘连），则设置其余 Trocar 孔。建立气腹后，设置任何 Trocar 孔前，应在体外将 HALS 设备放置于腹部并标出其印迹。

> 框 14.1 提示
> 对于过度肥胖患者，选择脐周部位作为手辅助孔位置，更易于将近端结肠取出以进行荷包缝合。

> 框 14.2 提示
> 如患者之前进行过剖腹手术或中线处存在粘连，最初的 Trocar 孔应置于左上象限的 Palmer 点处。

当 HALS 装置放置于 Pfannenstiel 切口或低位中线处时，脐孔则会成为镜头孔（框14.3）。若 HALS 装置首先插入，那么可用插入的辅助手托起腹壁将其与腹部内容物分离，并直接引导镜头套管使其安全地置入。辅助手握成拳状并撑起腹壁。拇指和示指形成一个

环，以使得套管针通过此环进入腹壁置入腹腔。而后 Trocar 孔 L1 置于右下象限 HALS 区域外侧。如肠管横向经过手辅助孔切口处，则 L1 为 5mm Trocar 孔，否则 L1 使用 12mm Trocar 孔孔以便进行腔镜下吻合。也可选择套管为 5mm 位于右上象限的 L2，以及很少用到的左下象限的 L3（见图 14.1 Trocar 孔位置）。

若 HALS 装置位于脐周，镜头孔移至耻骨上方的一个 5mm 套管针处（见图 14.2 Trocar 孔位置）。其他套管针的设置如前所述。

框 14.3 提示

对于没有手术史的腹部，手辅助孔可以通过直接一个开放式切口来设置，这样就避免了先设置套管可能出现的复杂情况。

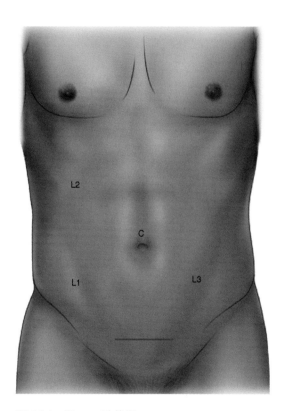

图 14.1 Trocar 孔位置
手辅助孔：右手；C：5mm 或 12mm 镜头孔；L1：5mm 左手 Trocar 孔，如需通过吻合器则 12mm；L2：用于由上方进行脾曲游离时的选择性 5mm 辅助孔；L3：用于由外侧进行脾曲游离时的选择性 5mm 辅助孔

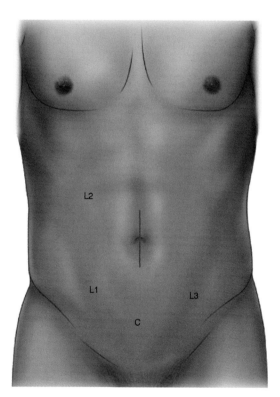

图 14.2 Trocar 孔位置
手辅助孔：左手；C：5mm 镜头孔；L1：12mm 右手 Trocar 孔；L2：用于由上方进行脾曲游离时的选择性 5mm 辅助孔；L3：用于由外侧进行脾曲游离时的选择性 5mm 辅助孔

五、手术步骤（表 14.1）

表 14.1　手术步骤

手术步骤	技术难度等级（1 ~ 10 级）
1. 探查腹腔镜及辅助手孔的嵌入	1
2. 鉴别输尿管并结扎肠系膜下动脉	3
3. 游离乙状结肠	2
4. 确认并结扎肠系膜下静脉并游离降结肠及脾曲	4
5. 乙状结肠的横切	3（体内） 2（体外）
6. 吻合及检瘘试验，闭合并再检查	2

（一）探查腹腔镜及辅助手孔的嵌入

术者位于患者的右侧，腹腔镜由脐上 Trocar 孔插入以探查腹腔及盆腔。对于癌症患者，应该探查腹膜及大网膜以明确是否存在腹膜转移及肿瘤种植转移。肝脏也需进行仔细的检查以排除转移。如有必要可采取反式 Trendelenburg 卧位协助探查。对于女性患者，需对盆腔进行仔细探查以排除卵巢种植转移。左手通过 HALS 辅助孔，可触诊乙状结肠，既可鉴别肿瘤也可明确憩室疾病的范围。检查完成后，患者应置于 Trendelenburg 卧位（垂头仰卧位）并向右侧转动。于横结肠上方提起大网膜并向上腹部牵拉，通过辅助手孔用湿的推举器或蓝色外科湿巾将小肠推挤至右侧腹部。

（二）鉴别并分离肠系膜下动脉

患者处于 Trendelenburg 卧位并向右侧旋转。小肠被推举至右侧腹部，显露左结肠系膜根部。如有必要的话，将乙状结肠侧壁同骨盆的粘连松解以牵拉乙状结肠，向内侧显露出结肠系膜（框 14.4）。术者的左手置于脐周 HALS 辅助孔，抓取乙状结肠并提至前部。这样可以给术者提供肠系膜下动脉（IMA）的视野。通过右下象限 Trocar 孔 L1 使用剪刀或者电刀给肠系膜下动脉（IMA）远端被牵拉的肠系膜做标记（框 14.5）。这样可以允许气体进入腹膜后腔，以帮助下面的分离操作。左侧输尿管位于肠系膜下动脉后方的外侧处，生殖血管则位于输尿管外侧处。另一种情况是，术者的右手置于低位中线或 Pfannenstiel HALS 辅助孔，以同样手法抬高乙状结肠，用左手于右下象限 L1 Trocar 孔使用器械继续进行分离。

> **框 14.4 提示**
> 如果用手举起结肠不能给结肠系膜创造出足够的张力，可以将之放置于解剖平面并直接举起结肠系膜。

框 14.5 提示
　　打开覆盖于直肠系膜末端的腹膜至肠系膜下动脉处，鉴别并少许分离骶前无血管层面，有助于找到结肠系膜和腹膜后腔之间的正确层面。

　　少数情况下，左输尿管可能会难以识别。在这些病例中，解剖平面往往过于深入且输尿管已发生位移（框 14.6）。辨认出肠系膜下动脉和输尿管后，环形游离肠系膜下动脉。血管都可用高级供能设备分离至其根部，除非其有很严重的钙化。一些术者用白色钉仓的腔镜下切割闭合器来分离肠系膜下动脉。特别要强调的是，在分离肠系膜下动脉前必须先辨认并保护左侧输尿管（框 14.7）。

框 14.6 提示
　　如果乙状结肠粘连较重且被拉入骨盆深处，那么首先应当在安全的情况下解除粘连。否则，肠系膜下动脉也可能随之被拉入骨盆中，这会导致难以找到正确的内侧平面。

框 14.7 提示
　　如果左侧输尿管无法鉴别，不要结扎肠系膜下动脉，从外侧寻找鉴别输尿管，或中转开腹手术。

　　肠系膜下动脉也可按照类似于开腹手术的方式，由外侧至内侧进行分离结扎。这一步骤可能会有些困难，但与游离且冗余的结肠比起来还是容易一些。面对这种情况，术者用左手抓起乙状结肠并将其向内侧牵拉。在保持结肠内侧游离的同时将外侧粘连分离，直至左侧输尿管显露于视野中。鉴别出左侧输尿管后，向上牵拉结肠，而后自根部处隔离并安全地分离肠系膜下动脉。一旦将肠系膜下动脉分离完成，剩余乙状结肠及降结肠的肠系膜可以从内侧向外侧进行分离。此时，气腹将有助于分离的进行。与之前类似，用左手通过脐周的辅助孔提起结肠给予肠系膜适当的张力。

（三）乙状结肠的游离

　　一般来说，在游离出肠系膜下动脉后沿其内侧分离平面进行乙状结肠的游离。另一种方法是从外侧游离乙状结肠。术者将左手置于脐周 HALS 辅助孔将乙状及左结肠向中线收回。分离完肠系膜下动脉后，用剪刀或高级能量设备沿左侧壁 Toldt 筋膜（肾筋膜前层）的白线处向上锐性分离至脾脏水平。如手辅助孔位于 Pfannenstiel（凡能斯提耳氏切口）位置，术者可站于患者两腿之间，左手通过 HALS 辅助孔向内侧前面牵拉，将左下象限的 L3 作为 Trocar 孔。术者亦可用他 / 她的右手通过 Pfannenstiel 切口位置而将供能设备通过右下象限 L1 Trocar 孔，沿 Toldt 筋膜进行分离。

（四）脾曲的游离

　　脾曲的游离可以通过外侧，内侧 / 下方，或上方三种方式来完成（框 14.8）。术者不必严格遵循这些方法，而是可以相互结合使用。

框 14.8 提示

注意避免用手对结肠尾部进行大量牵引，提前加入附加套管可以避免脾脏损伤。

从内侧游离完降结肠及其系膜后，顺势从内侧进行脾区游离（框 14.9）。通过沿结肠系膜与腹膜后腔或 Gerota 筋膜来进行分离，很容易即可游离至脾曲。若右手置于下中线或 Pfannenstiel 切口，那么通过右下象限 L1 Trocar 孔来分离往往会受到限制。鉴别出胰腺下缘后，解剖保持在胰腺前方进行直至进入网膜囊。

框 14.9 提示

在进行连续内侧分离时，应辨认出胰腺下缘以防损伤胰腺。

类似的，从外侧游离乙状结肠后可随之进行外侧脾曲游离。在这种情况下，术者可站于两腿之间，左手牵拉肠管并选择通过左下象限 L3 Trocar 孔进行分离操作。某些情况下，这一 Trocar 孔需从左下象限 L3 Trocar 孔移至左上象限 L4 Trocar 孔进行。随着乙状结肠同侧腹壁分离，结肠会向内侧旋转，而 Gerota 筋膜、胰尾部、脾的尖端将会显露出来。在此外侧分离中，应注意保持在 Toldt 筋膜的界线以内。若分离过于靠外，则会进入腹膜后腔造成出血并有可能损伤腹膜后组织及脾。到达脾曲周围后，打开网膜并进入网膜囊。

从上方游离通常作为整个操作的第一步。设置脐周 HALS 辅助孔能使之更易于操作。用右手将横结肠向下牵拉，从右下象限 L1 Trocar 孔或右上象限 L2 Trocar 孔使用器械到达网膜囊。另一种方式是，助手的左手向下牵拉横结肠，右手控制镜头孔（LM）的腔镜。术者随后通过右下象限 L1 Trocar 孔用右手器械进行分离，并通过右上象限 L2 Trocar 孔用左手器械抬升网膜以进行反向牵拉。如果 HALS 辅助孔位于下中线或 Pfannenstiel 位置，则不使用 HALS 孔从上方游离脾曲。助手通过右上象限 L4 Trocar 孔辅助向回牵引，而术者则利用 L1 及 L2 Trocar 孔来进行操作。这一分离方式是从中结肠动脉左侧开始至脾结肠韧带周围。如果之前分离的部分足够，术者会看到降结肠侧的脾曲组织呈紫色。

可选择性地行高位结扎肠系膜下静脉。第一步需要辨认 Treitz 韧带。完成鉴别后，于其外侧可见肠系膜下静脉。将静脉轻柔地分离，于 Gerota 筋膜前一层的解剖平面进行操作。这一步骤往往不借助于手辅助孔而是直接在腹腔镜下完成。然而，位于患者左侧的助手可以用其左手穿过 HALS 辅助孔向前方和外侧牵拉乙状结肠和左结肠，这更有利于分离肠系膜下静脉。肠系膜下静脉分离完成后，若在从上方、内侧或外侧游离脾曲后尚未游离此静脉，则向外侧切开至侧壁以将其分离。需特别注意，操作要保持在 Gerota 筋膜的腹侧面，之后可向头侧进行分离至胰腺下缘。

肠系膜下静脉的高位分离常常使降结肠到达骨盆的长度比结肠肛管吻合所需的长，而在结直肠吻合中此长度也偏长。

（五）乙状结肠的横断

结肠可于内镜下用腹腔镜切割闭合器离断，也可借助下中线或 Pfannenstiel 处的 HALS 辅助孔在开放下完成。如果远端横断是首先在腹腔镜下完成的，则在预计分割处，通常也是与结肠带汇合的直肠近端，结肠周围脂肪组织及肠系膜会变薄。腹腔镜吻合器由右下象限 L1 Trocar 孔插入。此时，术者由脐周 HALS 辅助孔通过的左手是调节吻合器下直肠乙状结肠汇合处位置的关键。铰接式吻合器（articulating stapler）更有助于操作但并非必要的。近端的分割经由 HALS 辅助孔来完成。将乙状结肠于 HALS 辅助孔处牵出，并决定近端横断面的位置。隔离结肠并检查是否存在背部出血，环状吻合所用的抵钉座置于近端结肠并用荷包线缝合固定牢靠。如果以开放方式完成远端横断，乙状结肠祥应首先经由 Pfannenstiel 切口的 HALS 辅助孔牵出，然后近端再用吻合器进行横断。在将保留的乙状结肠肠系膜在开放状态下分离完成后，将降结肠还纳回腹腔。通过 HALS 辅助孔将乙状结肠末端收回后，可以在开放状态下，仔细分离远端断端的结构并通过 HALS 孔使用 GIA 弯曲闭合器。

（六）吻合及检瘘试验

采用环状吻合器完成端端吻合是最常见的吻合方法。通过手辅助孔，将抵钉座置于近端结肠并收紧荷包线。此时，手辅助孔可被关闭，制造气腹并在内镜下完成吻合，或者术者也可从手辅助孔完成吻合。助手轻扩肛门括约肌，将吻合器置于中线上，并将吻合钉置于腹腔镜吻合线前方或后方 1 ~ 2mm 处。在正式吻合前，检查以确认结肠未被扭转且近端结肠无张力。将吻合口置于水中并经肛门注入空气以检查有否渗漏，此步骤最好能通过结肠镜进行。这样不仅能充入气体，而且还可直接观察吻合口。对吻合处检查满意后，检查腹腔以再次确认结肠无扭转无张力作用，同时进行过充分的止血。

六、手术路径

（一）由内至外法

这种方式最常用，步骤为 1 ~ 6。其优势是能较早鉴别出左输尿管，这样才能进行后续腹腔镜操作以及在肿瘤病例中进行肠系膜下动脉的高位结扎。术者也可对未被憩室炎炎症累及的组织进行分离。

（二）由外至内法

由外至内法最接近开放手术，其步骤为 1，3，2，4，5，6。此方法有助于腹腔镜初学者遵循已知的解剖平面。通常，此方法与由内至外法会一同交替使用。

（三）由上至下法

这种方法的步骤为 1，4，3，5，6，其优点为能首先完成脾曲的完全游离。这一方法的原理是使游离程度最大化以便进行无张力吻合，而不是依赖术者的主观判断、个体的差异及具体病例。此外，如果需要中转，最初的脾曲游离有助于缩短切口的长度。

（四）手辅助式腹腔镜左半结肠切除术

左半结肠切除术类似于乙状结肠切除术。除近端结肠的游离范围及进行横断的位置与乙状结肠切除术不同外，其余步骤与乙状结肠切除术基本相同。为便于同直肠进行无张力吻合，需要游离近端横结肠甚至偶尔需要游离肝曲。这一步骤往往在腹腔镜下进行而无需借助于手的辅助。切入结肠系膜根部十二指肠前方的无血管层面，分离至胆囊窝。特别注意不要牵拉十二指肠。到达胆囊窝后，将肝曲收于下方以便将网膜从结肠分离；一直分离至左侧与脾曲游离汇合。

近端横断的位置取决于肿块的位置。切除肿块时要留5cm的边缘。如果术者可触及肿瘤且能感觉出肿瘤近端的边缘，那么横断的位置可以选择在至少向近端延伸5cm处。对于标准的左侧结肠切除术，应结扎中结肠血管的左侧分支，并且近端结肠横断面应于此水平进行。

（五）手辅助式腹腔镜Hartmann还纳术

Hartmann还纳术的步骤类似于乙状结肠切除术的操作。手术范围取决于之前进行的手术。如果可能的话，最好在最初的手术中游离脾曲并放置防粘连薄膜（Seprafilm®）。这可以减轻在还纳术中游离脾曲的难度。

在游离直肠前不解除结肠造瘘，将有利于维持气腹，并确保近端肠管不妨碍手术视野。辨认左侧输尿管仍然十分必要。鉴别出直肠残端并清除掉前腹壁粘连后，将HALS辅助孔置于脐上位置。这有利于游离近端结肠并解除结肠造瘘术，这一步操作可依照前文所述完成。

下一步，对结肠造瘘术定位并沿腹壁包埋结肠的圆周进行分离。术者用左手牵拉结肠，并通过术者的右手使用腹腔镜下的剪刀或能量设备来游离尽可能多的腹腔内结肠。在造瘘口旁常常会形成疝，所以应特别注意在缝合处放缓分离速度。腹腔内分离完成后，将黏膜与皮肤的连接处切开并向下分离至筋膜附着处。如果分离是从内部完成，此连接处会是一个容易分离的薄层。术者可用HALS辅助孔中的左手给部分分离的造瘘口持续牵引以辅助完成这一分离。游离完成后，将结肠牵出造瘘口并切开，将圆形吻合器的抵钉座置于近端结肠内。在结肠长度足够拉至盆腔并辨别游离出直肠后，如前文所述完成吻合（框14.10）。

> 框14.10 提示
> 如果端端吻合不能达到直肠残端末尾处，可继续游离直肠残端或于距直肠横断面5cm处行端侧吻合。

七、特殊情况及并发症

既往腹部手术史

虽然早先的腹部手术史会使结肠切除术变困难，但并不是微创的禁忌证。先设置手辅助孔还是先设置镜头孔，取决于先前的手术。如果先前的手术是上腹部（例如胆囊切除术），则可以按前文描述的方式先设置一个下中线处的手辅助孔。应做一切口并确认邻近区域无粘连后，再设置手辅助孔以探查周围是否与腹壁存在粘连。在手的引导下用套管针在无粘连区域完成第一个Trocar孔。将镜头插入腹腔进行探查并寻找其他粘连。如果需要进行粘连松解，则在直视下于无粘连区域设置第二个Trocar孔以便用剪刀、电钩和高级能量设备进行粘连松解。如有必要，手辅助孔的切口也可用于解除粘连。完成粘连松解术并设置完所有的Trocar孔后，检查其余腹腔以确认整个切除区域都是可见的，游离小肠并移出术野范围，以及结肠可通过适当地游离以便完成无张力吻合。如果粘连太严重，有以上任何一项没有达到，则有必要选择中转开腹手术。

（一）病态肥胖

对于病态肥胖的手术患者，从麻醉到切口闭合等许多情况都会更加困难。由于难以摆出截石位并合拢患者手臂，摆放患者体位时可能会面临更大难度。无论是开放还是腹腔镜手术，患者都需要采取截石位以进行双排钉仓吻合。最好将手臂合拢，也可用臂托辅助将其安全固定。此外，用 Trendelenburg 卧位摆放患者，可能导致患者的通气困难。术者随时与麻醉医师保持交流是很重要的。

除摆放体位时的困难外，术中也有很多挑战。例如，腹壁过厚，则需要加长型器械。在腹壁上选择切口位置及切口愈合过程中，需要考虑血管翳的因素。右侧 Trocar 孔设置离中线更近，以求能够到达左结肠及脾曲。为得到合适的视野，气腹的压力可能需要稍高些。再次强调，术者需要随时与麻醉医师沟通，以确保患者的心肺功能可耐受当前的气腹。

肥胖患者通常有更多的腹内脂肪、增大的肝脏及肥厚的网膜。这些都使手术变得更困难。肥胖患者应该被反复告知在该人群中的手术风险，包括中转开腹概率增加、心肺相关并发症的增加、深部静脉血栓及肺栓塞风险的增加及伤口感染风险的增加等。

（二）憩室炎

因憩室炎而进行乙状结肠切除术时，可能会出现炎症、蜂窝织炎、脓肿及结肠膀胱瘘。如果怀疑有以上一种或多种情况，可以放置输尿管支架。由于解剖结构可能出现扭曲变形，辨认和保护输尿管显得尤为重要。手术方式取决于炎症发生部位及该区域粘连的程度。通常，从远离炎症的部位开始，从上游或下游向炎症部位进行分离。术者可以通过手辅助孔用手进行钝性分离，此方法优于直接在腹腔镜下操作。这同样适用于结肠膀胱瘘。将瘘处理完毕后，检查膀胱以确认没有造成缺损。通常，膀胱可以通过 Foley 导管导尿 5 ~ 7 日进行治疗。于膀胱旁放置一根导管，膀胱造影检查完成后再拔出 Foley 导管。对于膀胱存在明显缺损的病例，可以经腹腔镜或手辅助孔双层缝合膀胱。

尽管尽最大的努力去辨识和保护输尿管，输尿管的损伤还是时有发生。放置输尿管支架可以帮助术者鉴别输尿管，但不能防止损伤。如果术中发现输尿管损伤，那么就应在泌尿外科医师的慎重考虑之下转为开腹手术。

（三）局部进展期癌

侵袭了邻近器官的巨大的肿瘤会给手术增加难度，但并不排除使用手辅助式腹腔镜方法。如果术中发现肿瘤侵袭邻近器官，那么将有必要完成切缘阴性的联合切除。在手辅助式腹腔镜下，肿瘤可以被触及并通过侵入深度来评价腹腔镜下完成切缘阴性切除的可行性。对于乙状结肠肿瘤，局部侵犯的区域通常包括盆腔侧壁、膀胱及生殖器官。而对于盆腔侧壁，鉴别输尿管和生殖血管很重要。继续腹腔镜的决定，将很大程度上依赖于术者的经验和自信程度。

（四）出血

通过手辅助式的方法，由于用手可以直接压住或夹住出血血管，使出血可以更好更快地得到控制（框 14.11）。出血被暂时控制住后，处理原则与开腹及腹腔镜手术相同。找到出血的源头后，分离出血管，控制住根部及末端，然后结扎。出血可以用内镜夹、高级能量设备、吻合器、内镜套圈、缝合结扎及中转开腹手术处理。

> **框 14.11 提示**
> 通过手辅助孔放置的剖腹垫有助于迅速形成视野，并可以用于填塞。

（五）肠损伤

在乙状结肠及左半结肠切除术中，肠损伤可以发生在任何时间，包括在任何时间进入腹腔和游离肠管或手术的其他任何部分。为避免肠损伤，进入腹腔时要在开放下进行，且小角度进入腹膜。若患者先前有过手术史，则需要更加小心，最初进入腹腔时最好尽可能远离先前的手术部位。放置套管针时要避开粘连部位，并且需在术者手的保护或在直视下进行。如果出现粘连而无法放置套管针，在最初一个或两个套管针放置完成后，需要将粘连解除。在定位小肠时，最好使用钝性器械或用手进行操作，尽可能地避免抓取小肠。无创抓钳应从始至终一直使用从而避免使用不适宜的抓钳。

一旦出现肠损伤，应立刻控制污染。这一步可以用手、铺巾或抓钳来完成。如果肠损伤较小，可以通过镜下缝合来修复。如果损伤较大，可能需要开放手术来进行修复或切除吻合。通常，可以通过手辅助孔在开放下完成，将小肠取出修复后再进行还纳完成操作。如有漏出，需要进行腹腔灌洗。

（六）无法鉴别肿瘤

通常所有病变都需要在距其边缘向外 1 ~ 2cm 处标出。在手辅助腹腔镜方法中，肿瘤往往可以触及，不过在某些情况下却无法做到。如果无法标记肿瘤，术者无法在术中触感到病变，那么可以应用术中结肠镜检查定位。当内镜检查定位肿瘤位置后，术者应在肿瘤对应的肠壁处进行标记。切下的标本在台下打开，以确认可以看到肿瘤及足够的切缘。

（七）结肠长度不足以行无张力吻合

在偶然情况下，准备吻合并将近端结肠牵拉至下方时，尽管进行了脾曲的游离以及十二指肠旁肠系膜下静脉的高位结扎，仍会出现张力或长度不足以安全吻合。如果上述情况发生其一，应中转开腹手术以建立回肠窗或反转结肠。

八、总结

手辅助式腹腔镜手术（HALS）使更多的外科医师能安全地完成微创手术，使更多的患者从腹腔镜结肠手术中获益。然而，重要的是需要让很多外科医师知道和理解不只这一种手术方法，明白中转开腹手术并不意味着手术失败，而只是另一种可以为患者带来安全手术的方式。

九、参考文献

1. Delaney CP, et al. Gastrointestinal recovery after laparoscopic colectomy: results of a prospective,

observational, multicenter study. Surg Endosc. 2010;24(3):653-61.

2. Bonjer HJ, et al. Laparoscopically assisted vs open colectomy for colon cancer: a meta-analysis. Arch Surg. 2007;142(3):298-303.

3. Fleshman J, et al. Laparoscopic colectomy for cancer is not inferior to open surgery based on 5-year data from the COST Study Group trial. Ann Surg. 2007;246(4):655-62. discussion 662-4.

4. Cima RR, et al. Utility and short-term outcomes of hand-assisted laparoscopic colorectal surgery: a single-institution experience in 1103 patients. Dis Colon Rectum. 2011;54(9):1076-81.

5. Ding J, et al. Hand-assisted laparoscopic surgery versus open surgery for colorectal disease: a systematic review and metaanalysis. Am J Surg. 2014;207(1):109-19.

6. Bilimoria KY, et al. Laparoscopic-assisted vs. open colectomy for cancer: comparison of short-term outcomes from 121 hospitals. J Gastrointest Surg. 2008;12(11):2001-9.

7. Buunen M, et al. Survival after laparoscopic surgery versus open surgery for colon cancer: long-term outcome of a randomised clinical trial. Lancet Oncol. 2009;10(1):44-52.

8. Ringley C, et al. Comparison of conventional laparoscopic and hand-assisted oncologic segmental colonic resection. Surg Endosc. 2007;21(12):2137-41.

9. Kemp JA, Finlayson SR. Nationwide trends in laparoscopic colectomy from 2000 to 2004. Surg Endosc. 2008;22(5):1181-7.

10. Robinson CN, et al. Minimally invasive surgery is underutilized for colon cancer. Ann Surg Oncol. 2011;18(5):1412-8.

11. Schlachta CM, et al. Defi ning a learning curve for laparoscopic colorectal resections. Dis Colon Rectum. 2001;44(2):217-22.

12. Tekkis PP, et al. Evaluation of the learning curve in laparoscopic colorectal surgery: comparison of right-sided and left-sided resections. Ann Surg. 2005;242(1):83-91.

13. Pendlimari R, et al. Technical proficiency in hand-assisted laparoscopic colon and rectal surgery: determining how many cases are required to achieve mastery. Arch Surg. 2012;147(4):317-22.

14. Targarona EM, et al. Prospective randomized trial comparing conventional laparoscopic colectomy with hand-assisted laparoscopic colectomy: applicability, immediate clinical outcome, infl ammatory response, and cost. Surg Endosc. 2002;16(2): 234-9.

15. Hand-assisted laparoscopic surgery vs standard laparoscopic surgery for colorectal disease: a prospective randomized trial. HALS Study Group. Surg Endosc. 2000;14(10):896-901.

16. Marcello PW, et al. Hand-assisted laparoscopic vs. laparoscopic colorectal surgery: a multicenter, prospective, randomized trial. Dis Colon Rectum. 2008;51(6):818-26.

17. Aalbers AG, et al. Hand-assisted or laparoscopic-assisted approach in colorectal surgery: a systematic review and meta-analysis. Surg Endosc. 2008;22(8):1769-80.

18. Nakajima K, et al. Laparoscopic total colectomy: hand-assisted vs standard technique. Surg Endosc. 2004;18(4):582-6.

19. Ozturk E, et al. Hand-assisted laparoscopic colectomy: benefits of laparoscopic colectomy at no extra cost. J Am Coll Surg. 2009; 209(2):242-7.

20. Noblett SE, Horgan AF. A prospective case-matched comparison of clinical and financial outcomes of open versus laparoscopic colorectal resection. Surg Endosc. 2007;21(3):404-8.

21. Roslani AC, et al. Hand-assisted laparoscopic colectomy versus standard laparoscopic colectomy: a cost analysis. Color Dis. 2009;11(5):496-501.

22. Liu Z, et al. Cost comparison between hand-assisted laparoscopic colectomy and open colectomy. J Laparoendosc Adv Surg Tech A. 2012;22(3):209-13.

第 *15* 章 乙状结肠和左半结肠切除术：单孔腹腔镜手术

Rodrigo Pedraza，Chadi Faraj，Eric M. Haas

一、简介

单孔腹腔镜技术可广泛应用于各类结直肠手术。本章我们将会介绍单孔腹腔镜技术的手术步骤以及此技术与多孔腹腔镜在乙状结肠切除术、Hartmann 术后造口还纳术方面的区别。

二、背景

单孔腹腔镜手术是一种创新的微创方式。这种手术中，镜头及其他器械仅通过单孔进入腹腔。在率先应用于妇科手术之后，单孔腹腔镜手术在胆道手术、减重代谢手术及结直肠切除术中均取得了成功。2008 年报道了首例单孔腹腔镜结肠切除术，自那以后单孔腹腔镜也被证明是一种安全可靠的可用于良恶性疾病的治疗方式。

这种手术方式要求全部的手术操作仅通过一个微小的 Trocar 孔，避免了使用其他周围 Trocar 孔的缺点。由于结肠手术中需要一个用来取出标本的小切口，所以这种方式对于此类手术是极其有意义的。

单孔腹腔镜技术与其他微创技术相比具有许多临床优势，譬如减少术后疼痛、加速康复、缩短住院时间、伤口更美观。此外，由于没有使用周围 Trocar 孔，也就避免了可能发生的 Trocar 孔相关并发症，如出血、感染、疝、恶性疾病的复发等。

单孔术式应用的同时也伴随着技术上的挑战，这会阻碍该术式的普及应用。操作器械过于接近以及共线的器械布局会导致手术中操作空间过于狭小。而腹腔内外器械操作上的冲突经常导致术者 / 助手在位置上的不适（见图 15.1）。然而，已有一些技术方面的改进有助于应用单孔方式进行腹腔镜下结肠切除术。

三、手术室布置和患者体位

此手术室设备的要求与其他腔镜手术室相同。医生 / 患者的布局是一种"医生 - 疾病 - 屏幕"的设置，这种布局设置是指外科医生位于患者病变结肠段的对侧，内镜显示器在病变结肠段的同侧。对于乙状结肠或者左半结肠切除术，术者和助手在患者的右侧，显示器处于患者左侧。

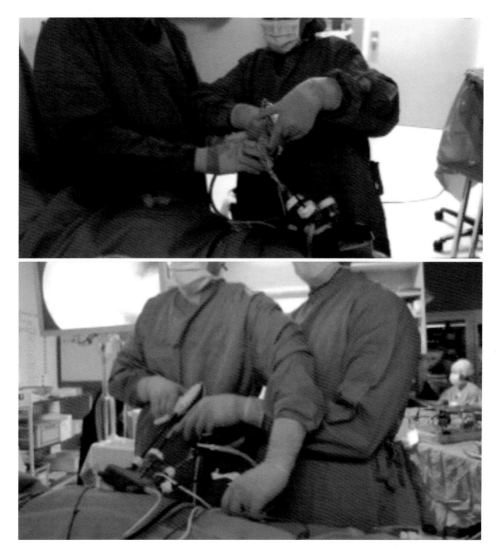

图 15.1　单孔腹腔镜结肠切除术中腹腔外器械操作的冲突导致术者和助手位置的不适

通过双臂固定改良截石位以及 Trendelenburg 卧位（头低足高位）并使其左侧抬高的方式将患者固定于手术台。为了保证患者足够的安全，用防滑橡胶垫防止患者从手术台上滑落。此外，一种"包裹"的技术方法通过将 3in 的胶带放在胸部位置为患者提供保护，但要注意保证胸部的正常扩张和通气。

四、Trocar 孔位置和标本取出位置

目前市场上有几种常见的单孔设备，包括 SILS®（Covidien, Mansfield, MA, USA），GelPOINT® 高 级 入 路 平 台（Applied Medical, Rancho Santa Margarita, CA, USA） 和 TriPort 入路系统（Olympus Corporation, Tokyo, Japan），以及其他一些品牌（见图 15.2）。此外，密封手辅助设备，如 GelPort®（应用医学），也同样可以被应用于单孔腹腔镜结肠切除术。在我们医院，主要是应用 SILS® 和 GelPOINT® 设备。

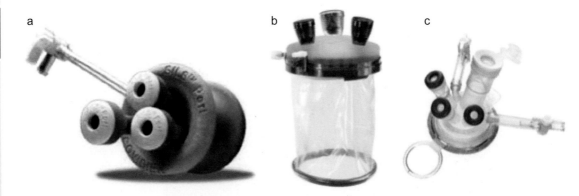

图 15.2　三种市场上可获得的单孔设备

（a）SILS® port（Covidien, Mansfield, MA, USA）；（b）GelPOINT® 高级入路平台（Applied Medical, Rancho Santa Margarita, CA, USA）；（c）TriPort 入路系统（Olympus Corporation, Tokyo, Japan）。

　　SILS® 是一个低端的一体设备，容易插入和移除。然而这种设备也有一些缺点，包括可塑性不佳，固定密集的 Trocar 孔位置，以及它必须在取出标本时被移除。虽然第四个 Trocar 孔可以使用，但这种情况下就无法使用排烟器。另外，无法扩大切口这一点限制了它的使用，特别是针对标本体积较大或皮下脂肪较厚的情况。另一个缺点是当患者腹壁较厚或仪器扭转时，SILS® Trocar 孔容易发生移动，从而释放气腹。

　　尽管 GelPOINT® 比较昂贵，但其却是一个更多样化的设备，它能适应多个操作位置，并允许 CO_2 充气和排烟器同时存在。此外，此设备还包含伤口保护器并且可基于切口长度和腹壁厚度随意调整。

　　与多孔腹腔镜相比，单孔腹腔镜的 Trocar 孔位置大幅简化了，单孔技术提供了一个简单的直接可视的腹腔入口，降低了 Trocar 孔位置的出血和（或）腹腔内脏器损伤的风险。

　　对于乙状结肠和左半结肠切除术，单孔腹腔镜设备通常经绕脐腹正中切口或经耻骨联合上方横切口（Pfannenstiel 切口）。两种 Trocar 孔位置都各有利弊，一种替代的方式是使用耻骨联合上方横切口（Pfannenstiel 切口），并增加一个 5mm 脐部 Trocar 孔用于置入镜头（单 +1 技术）（见 Trocar 孔配置图）。

　　经脐路径是通过一个 2.5 ~ 3.0cm 的皮肤切口。在分离皮下脂肪之后，脐部残端能够被辨认和分离（见图 15.3）。由于脐部残端是一个自然的筋膜缺陷，它的分离允许筋膜切口延伸约 5cm 而不需要延伸皮肤切口。这个方法扩展了 Trocar 孔的位置，从而减少了器械操作中的冲突，且有助于巨大肿块的切除。由于器械处于目标手术区域的中间位置，脐部 Trocar 孔增强了其多功能性和可操作性（见图 15.4a），因此能够更好地达到远端横结肠、脾曲及乙状结肠和上段直肠，所以这一切口位置被认为更适合刚开始接触使用单孔方式且经验较少的外科医生。然而，相比于耻骨联合上方横切口（Pfannenstiel 切口），脐部切口具有更高的疝发生率。

　　耻骨联合上方横切口（Pfannenstiel 切口）路径需要做一个 3.5 ~ 4.0cm 的皮肤切口，然后通过一种传统的肌肉分离技术到达腹膜。相对于脐部路径，这一路径提供了更好的美观效果及更低的疝并发率。但是 Pfannenstiel 切口路径要求较高的腹腔镜技术和临床经验。

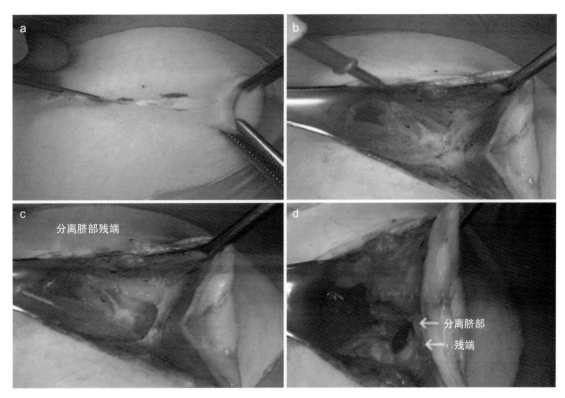

图 15.3 脐部的路径

通过一个 2.5 ~ 3.0cm 的皮肤切口进入，在分离了皮肤和皮下脂肪之后 (a, b)，辨认和分离脐部残端 (c, d)

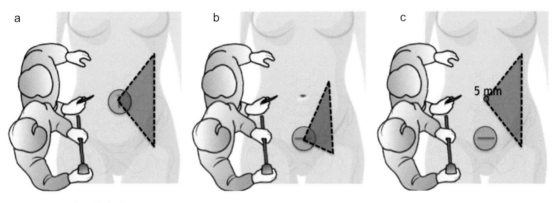

图 15.4 手术操作视角图

（a）经脐入路提供了最佳的视角并且能到达远端横结肠、脾曲及乙状结肠和上段直肠。由于器械过于靠近手术操作的目标区域，耻骨联合上方横切口（Pfannenstiel 切口）；（b）在游离脾曲时有一定局限，并且可操作性也受到了限制。"单 +1 技术"；（c）加强和扩展了视野，减少了器械操作的冲突，并有助于使用肥胖患者腹腔镜器械（较长）到达脾曲进行操作

当将腹腔镜器械导入单一 Trocar 孔时，它们的位置非常靠近乙状结肠和直肠乙状结肠接合部。因此，这种路径限制了可视性、可操作性和移动范围。此外，Trocar 孔位置与左上腹的距离也限制了到达脾曲的距离（见图 15.4b）。尽管存在这些挑战，但通过技术上的调整和改善，会使那些应用耻骨联合上方横切口（Pfannenstiel 切口）路径的手术成功完成。

为了提高手术区域的可视化和视角，可以在脐部增加一个 5mm 腹腔镜 Trocar 孔，即"单+1"技术（见图 15.4c）。这种技术提供了更好的扩展视野，有助于到达脾曲，并减少器械操作冲突。然而，在进行脾曲游离时常需要用到加长的器械进行牵拉和够触。

Trocar 孔位置本身取决于使用哪种设备。SILS®Trocar 孔位置通常是与弯夹配合使用。GelPOINT® 的插入是通过使用 Alexis®（Applied Medical）伤口牵开器而完成的，并紧接着安装 GelSeal®（Applied Medical）帽。为了避免受伤，在 GelSeal® 连接伤口保护组件之前，将 3 个套管针以三角的方式插入其中。无论哪一类型的设备，一旦单孔平台建立之后，即插入腔镜器械并建立气腹。

五、手术操作步骤（表 15.1）

表 15.1 手术步骤

手术步骤	技术难度等级（1 ~ 10 级）
1. 单孔插入和腹腔镜探查	1
2. 松解游离乙状结肠，识别左输尿管，结扎肠系膜下动脉	6
3. 松解游离降结肠和脾曲，识别和结扎肠系膜下静脉	6
4. 横断乙状结肠	5
5. 吻合及检瘘测试	2

（一）单孔插入和腹腔镜探查

手术开始时全面探查腹腔，在涉及恶性肿瘤患者中以此来评估是否存在远处转移。必要时迅速完成粘连松解。偶尔进入腹腔时会遇到粘连。这种情况下，在单孔设备插入和气腹建立之前进行腔镜下粘连松解术是十分有必要的（图 15.5）。这一步解除了粘连在腹壁的肠管并且清理了筋膜切口，从而保证了单孔设备的安全置入。

（二）松解游离乙状结肠，识别左输尿管，结扎肠系膜下动脉

腹腔镜探查之后,通过调整体位——Trendelenburg（头低足高位）和左侧抬高位——利用重力作用使小肠向右回收到手术操作区域之外（框 15.1）。辨认识别直肠乙状结肠结合处并通过对抗牵引向一侧收回，然后于骶骨岬位置做一腹膜中间切口，锐性切开或使用单极能源设备如单极电钩（见图 15.6a）。气腹剥离的出现能够验证切口是否进入准确的解剖平面，其特点是像一种泡沫状的结构扩展到无血管疏松结缔组织中（见图 15.6b）。这种无血管平面中的气腹剥离有助于在无血管区域进行干净准确的分离。骶骨前的无血管平面通过双极刀或其他设备得到进一步延伸，钝性或锐性分离的同时保持止血。利用一种三角技术进一步深化这一平面（见图 15.7b）。这种技术有助于以最小的器械碰撞暴露和分离腹膜后平面。在此技术中,一个器械抬高组织的同时,另一个进行分离。这种三角技术是单孔腹腔镜技术能成功完成的基础之一，需要以由内至外的分离方式进行。

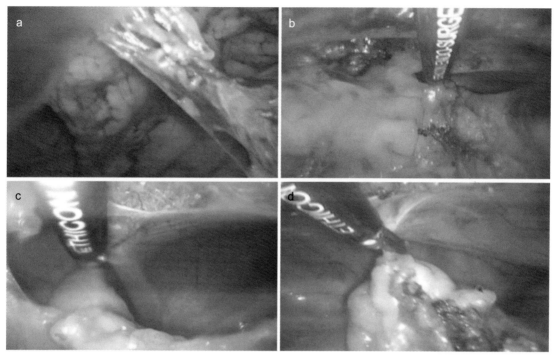

图 15.5 应在操作孔放置前完成粘连松解，以保证器械进入腹腔的安全性

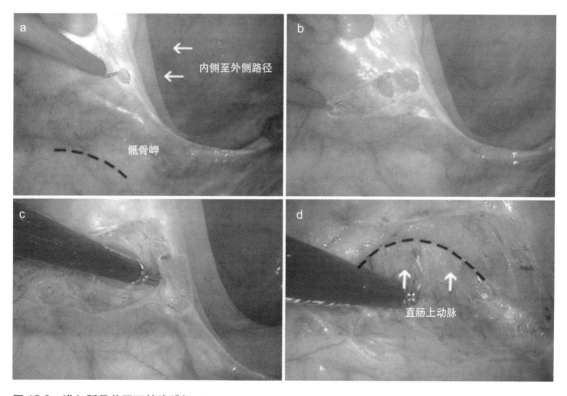

图 15.6 进入骶骨前平面的腹膜切口

骶骨岬是切口的解剖标志（a）；气腹剥离的出现能够验证准确的分离平面，其特点是像一种泡沫状的结构扩展到无血管疏松结缔组织中（b，c）；当此平面进一步延伸后，能辨认识别直肠上动脉（d）

框 15.1 提示

　　由于镜头和手术器械均从脐周的单一 Trocar 孔进入，切开腹膜并且持续性的从内侧到外侧分离至近端的肠系膜下动脉（而不是远端的直肠乙状结肠结合部）常常有助于分辨输尿管。

　　为了防止损伤内脏神经，此处的分离必须沿着正确的平面进行，并且避免触及更深的层次。在识别直肠上动脉后，分离并结扎此动脉（图 15.7d）。在这一层面，识别左输尿管是至关重要的（见图 15.7c）。

　　在一些恶性疾病中，需要高位结扎肠系膜下动脉，因此需要更高的分离平面。辨认识别、提起抬高左结肠动脉（见图 15.8a，b）。用双极刀于左结肠动脉上方做一腹膜切口（见图 15.8c）。这样就创建了一个通向腹膜后平面的窗口，这一平面沿胰体下缘向上方延展达 Gerota 筋膜并向外侧到达 Toldt 白线。此过程使用的是典型的单孔三角技术（见图 15.8d）。辨认并保护左输尿管（见图 15.8c）。继续进行分离至腹膜后平面全面暴露，并向上进行肠系膜下动脉的游离（见图 15.9a）。在这一层次上，能看见"鹰"的标志（见图 15.9b）。"鹰的身体"对应于肠系膜下动脉，位置高的"翅膀"对应于左结肠动脉，位置低的"翅膀"对应于直肠上动脉（见图 15.9b）。这一标志的显露表明准确地辨认和分离了血管。此时，

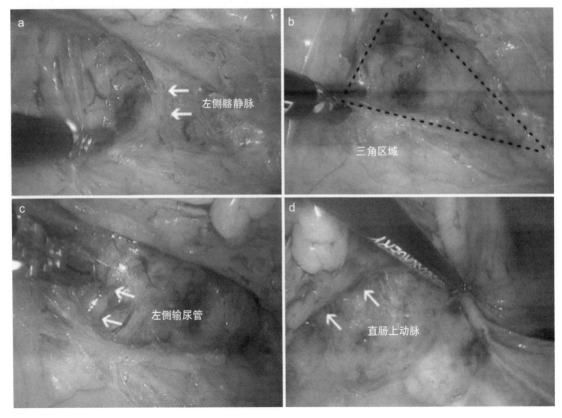

图 15.7　骶骨前层面分离

应用三角技术（a，b），这有助于以最小的器械碰撞分离和显露腹膜后平面。此时，辨认识别关键的组织结构如左侧输尿管（c）和直肠上动脉（d）是非常必要的

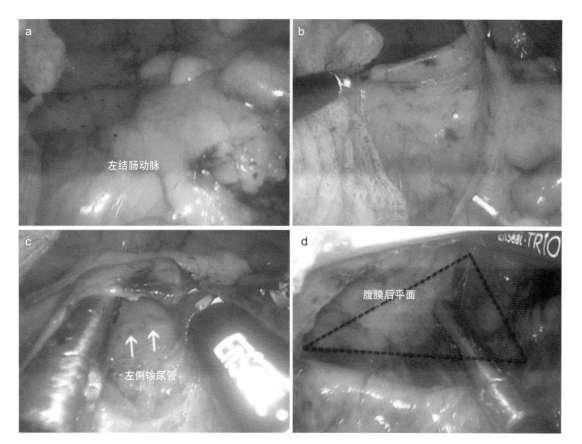

图 15.8 上层腹膜后平面的分离

（a，b）在左结肠动脉上方切开腹膜；腹膜后平面从上方沿胰体下缘延展达肾筋膜，并向外侧到达 Toldt 白线；（d）此过程使用的是典型的单孔三角技术；（c）辨认并保护左输尿管

通常是用直线切割吻合器（见图 15.9c）或先进的血管闭合器（vessel sealer）离断肠系膜下动脉根部。

（三）辨认结扎肠系膜下静脉以及松解游离降结肠和脾曲

迅速辨认肠系膜下静脉并对其进行高位结扎（见图 15.9d）。为了松解游离左半结肠，需要先切除降结肠外侧附着向上直至脾曲。进行这一操作需要用一个器械向内侧牵拉降结肠，并用双极刀解除降结肠外侧附着（见图 15.10）。

（四）横断乙状结肠

标本的分离需要引起重视。多余的直肠乙状结肠附件被进一步分离切除，以利于对近段直肠进行适当的松解分离（见图 15.11c，d）。通常来讲，翻转已经游离的肠管有助于肠系膜的分离。可在肠系膜做一切口来建立一个窗口（见图 15.12a）。将直线吻合器穿过此窗口，并用一能量设备切开或切除肠系膜（见图 15.12b～d）。随后将肠管翻转其正常的解剖结构，用直线切割吻合器切开直肠乙状结肠接合部（见图 15.13a，b）。将标本取出体外，切除近端肠管（见图 15.13c，d）。

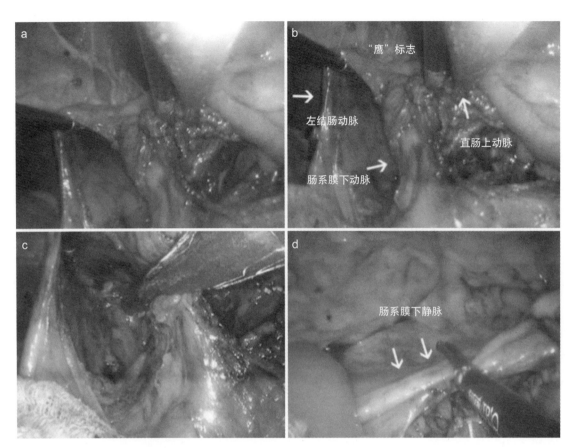

图 15.9　"鹰"的标志和血管离断

（a）分离脉管系统；（b）"鹰的身体"对应肠系膜下动脉，位置高的"翅膀"对应左结肠动脉，位置低的"翅膀"对应直肠上动脉；（c）离断肠系膜下动脉根部；（d）迅速辨认肠系膜下静脉并进行高位结扎

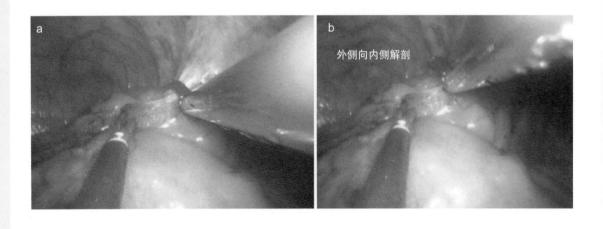

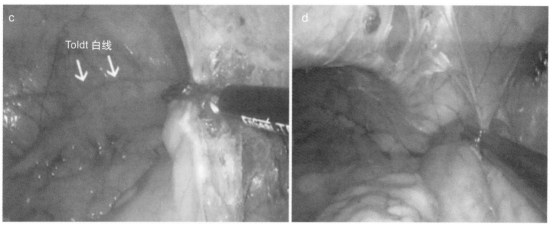

图 15.10 由外侧向内侧的分离。向中间牵拉降结肠的同时剥离降结肠外侧附着

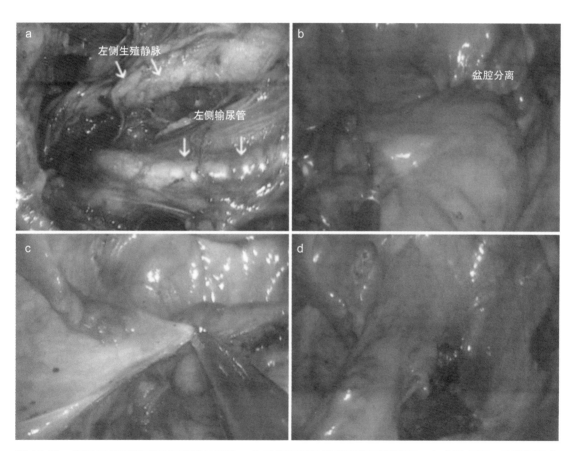

图 15.11 直肠乙状结肠旁组织附件的切除。为了能更好地游离松解近段直肠，多余的直肠乙状结肠骨盆附件组织进一步被切除

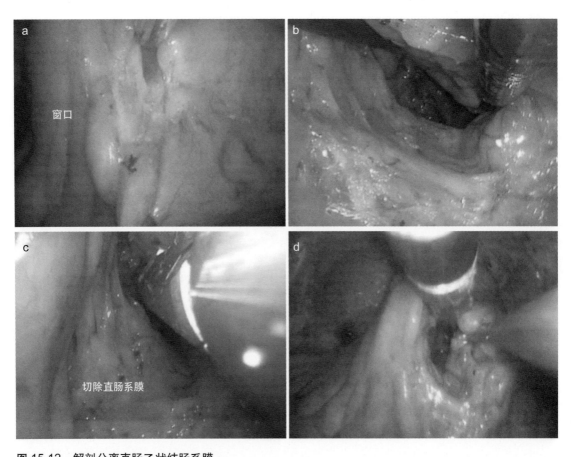

图 15.12　解剖分离直肠乙状结肠系膜

（a）翻转已经游离的肠管有助于肠系膜的分离，可在肠系膜用直线切割吻合器（或能量设备）做一切口来建立一个窗口；（b ~ d）解剖剥离肠系膜

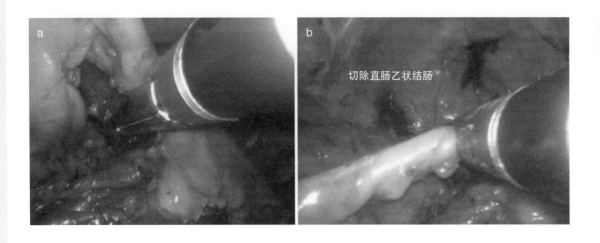

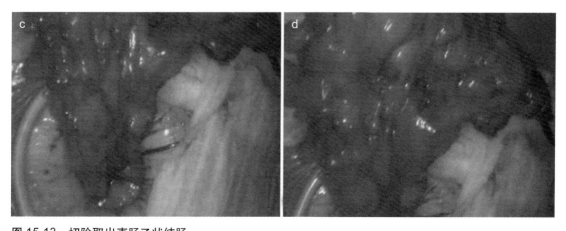

图 15.13 切除取出直肠乙状结肠

(a，b) 应用直线切割吻合器切除直肠乙状结肠接合部；(c，d) 将肠管取出体外以进行近端切除

（五）吻合及检瘘测试

通过圆形吻合器以传统方式进行端 - 端吻合术。这种吻合术是在重建气腹之后，在腹腔镜下进行的（见图 15.14）。吻合结束后通过肠镜充气试验，来确认这一吻合口的完整性

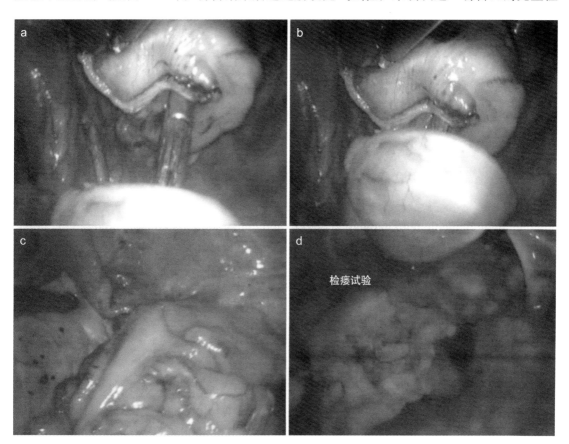

检瘘试验

图 15.14 结直肠吻合术

通过环形吻合器以传统方式进行端 - 端吻合术。(a ~ c) 这种吻合术是在重建气腹之后，在可视化腔镜下进行的；(d) 进行充气试验来确认此吻合术的可行性和完整性

和安全性。如果发现了气体泄漏，有必要考虑转换到腹腔镜下进行此吻合术的修复以确保吻合成功。

（六）方法

左半/乙状结肠切除术可以以由外至内或由内至外的方式进行。外侧至内侧的方式常应用于开腹手术，而内侧至外侧常应用于腹腔镜手术。由内向外的操作方式更适合单孔腹腔镜技术。这种方法在手术早期能够识别和保护关键的组织结构——左输尿管、盆腔神经丛及髂血管，这种方法也有助于对于单孔结肠切除术至关重要的"三角测量技术"（见上文）。此外，降结肠周围到侧腹壁的外侧组织可以作为一个固定点，这有助于从内侧到外侧的腹膜后分离。而腔镜的器械又位于中线位置，因此中间向两侧的解剖分离方式相比由外侧至内侧的方式更符合人体工程学。

（七）单孔腹腔镜 Hartmann 术后造口还纳

Hartmann 手术的腔镜还纳是一种微创的手术方式，这种手术相比开腹手术对患者有很多近期的益处。除了避免了大的切口创伤，腹腔镜 Hartmann 术后造口还纳能够有效减少失血量、术后并发症发生率及住院时间。因此腹腔镜 Hartmann 术后造口还纳已经逐渐获得了广泛认可和普遍应用。

近年来，单孔腹腔镜 Hartmann 术后造口还纳手术逐渐被推广应用。在这种技术中，整个手术都是通过放置在造口处的单孔设备完成的。与传统腹腔镜技术类似的是，单一切口的方式能提供腹腔内全面的评估及粘连的松解，必要时还可以切除肠管。而与传统腹腔镜手术相比，单孔腹腔镜 Hartmann 术后造口还纳完全避免了使用多余的 Trocar 孔或切口，避免了相关并发症。因此，这种手术可能会成为最得益于应用单孔腔镜技术的手术之一。

Hartmann 术后造口还纳手术可能也会面对一些挑战，尤其是对于那些有过严重炎症反应的病例。通过造口进入腹腔的过程中经常会遇到造口旁疝囊及粘连。如果不能在直接可视的情况下安全地分离粘连，那么腹腔镜可以在气腹建立之前提供视野上的帮助。在一些病例中，通过造口位置进入腹腔是不安全的，或者单孔设备无法放置，此时应谨慎起见考虑应用多孔方式。

进行一个全面的术前评估是非常必要的。应用直肠镜来评价直肠残端是一种标准的程序化要求。在直肠镜检查中标记直肠残端，可以作为还纳手术过程中识别分辨直肠残端的辅助方法。腹部的 CT 扫描对于脓肿的评价也是必要的，发现脓肿的病例则需要在还纳手术前进行经皮穿刺引流以及抗生素治疗。若怀疑直肠残端存在乙状结肠残留，则需要使用水溶性显影剂进行灌肠，残留的乙状结肠段在还纳术中需要被切除。关于 Hartmann 术后造口还纳的手术时机仍然具有争议。大量研究表明造口手术后的 10 ～ 15 周进行 Hartmann 术后造口还纳是安全的。然而值得注意的是，针对每个病例具体情况的术前临床判断是选择理想还纳时机的最好指标。事实上，在一些存在严重憩室炎的病例中，考虑术后造口还纳之前有必要进行其他手术如腹腔镜灌洗。

（八）手术技术

单孔腹腔镜 Hartmann 术后造口还纳手术的医生或患者的位置布局与左半结肠或乙状

结肠切除术是不同的。由于单孔设备会被放置在造口位置，所以术者和助手需要位于患者左侧。而患者的位置与左半结肠或者乙状结肠切除术相同。

结肠造口通常用一种传统的手术方式解除。在结肠造口周围做环形皮肤切口，然后进一步深入到筋膜和腹膜。为了完全打开结肠造口，可能需要进一步地解除粘连。完全松解游离结肠造口之后，以切线方式横向吻合显露的结肠造口，并将肠管放回腹腔。

将单孔设备放置于造口位置，并将穿刺套管穿过 Trocar 孔。探查评价腹腔情况，按要求进一步进行粘连以松解游离近端肠管达到预期的无张力吻合。这常要求进行脾曲的游离。这些手术步骤可能会面临一些技术上的挑战，并且在手术步骤中占据很大部分。然后辨认直肠残端，残端常常附着于邻近组织，为了能够完成吻合常常需要在松解分离直肠残端时倍加小心。经肛使用的 EEA 吻合器便于牵引拉钩。需要松解游离部分直肠以便经肛使用吻合器。将近端结肠取出体外，进行端 - 端结直肠吻合术（如上所述）。

六、总结

对于一些需要进行左半结肠或乙状结肠切除的疾病，单孔腹腔镜手术是一种安全有效的微创手术方式。典型的手术方式是先进行腔镜探查，然后游离直肠乙状结肠进入骶骨前的无血管区，同时辨认识别输尿管和关键的血管结构。左半结肠由内侧至外侧、由下至上游离到脾曲，然后解剖分离肠系膜下动脉，从盆腔边缘剥离降结肠外侧附件至脾曲。然后切断肠管进行端 - 端吻合术。应用三角测量技术有助于组织的分离及防止器械之间的冲突和碰撞。

尽管单孔 Hartmann 术后造口还纳手术出现较晚，但报道表明其是一种安全可行的手术方式。因为整个手术只需要通过结肠造口来完成，这一技术避免了额外的切口。在游离结肠造口之后，首先放置单孔设备，然后进行腹腔内粘连的松解，同时在单孔腹腔镜方式下进行直肠残端的松解分离。利用吻合器以传统的方式进行端 - 端吻合。

七、参考文献

1. Ahmed I, Paraskeva P. A clinical review of single-incision laparoscopic surgery. Surgeon. 2011;9(6):341-51.

2. Kirshtein B, Haas EM. Single port laparoscopic surgery: concept and controversies of new technique. Minim Invasive Surg. 2012;2012:456541.

3. Remzi FH, Kirat HT, Kaouk JH, Geisler DP. Single-port laparoscopy in colorectal surgery. Color Dis. 2008;10(8):823-6.

4. Champagne BJ, Papaconstantinou HT, Parmar SS, Nagle DA, Young-Fadok TM, Lee EC, et al. Single-incision versus standard multiport laparoscopic colectomy: a multicenter, case-controlled comparison. Ann Surg. 2012;255(1):66-9.

5. Gandhi DP, Ragupathi M, Patel CB, Ramos-Valadez DI, Pickron TB, Haas EM. Single-incision versus hand-assisted laparoscopic colectomy: a case-matched series. J Gastrointest Surg. 2010;14(12):1875-80.

6. Papaconstantinou HT, Thomas JS. Single-incision laparoscopic colectomy for cancer: assessment of oncologic resection and short- term outcomes in a case-matched comparison with standard laparoscopy. Surgery. 2011;150(4):820-7.

7. Poon JT, Cheung CW, Fan JK, Lo OS, Law WL. Single-incision versus conventional laparoscopic

colectomy for colonic neoplasm: a randomized, controlled trial. Surg Endosc. 2012;26(10): 2729-34.

8. Ramos-Valadez DI, Ragupathi M, Nieto J, Patel CB, Miller S, Pickron TB, et al. Single-incision versus conventional laparoscopic sigmoid colectomy: a case-matched series. Surg Endosc. 2012;26(1):96-102.

9. Lee L, Mappin-Kasirer B, Sender Liberman A, Stein B, Charlebois P, Vassiliou M, et al. High incidence of symptomatic incisional hernia after midline extraction in laparoscopic colon resection. Surg Endosc. 2012;26(11):3180-5.

10. Orcutt ST, Balentine CJ, Marshall CL, Robinson CN, Anaya DA, Artinyan A, et al. Use of a Pfannenstiel incision in minimally invasive colorectal cancer surgery is associated with a lower risk of wound complications. Tech Coloproctol. 2012;16(2):127-32.

11. Svenningsen PO, Bulut O, Jess P. Laparoscopic reversal of Hartmann's procedure. Dan Med Bull. 2010;57(6):A4149.

12. Di Carlo I, Toro A, Pannofi no O, Patane E, Pulvirenti E. Laparoscopic versus open restoration of intestinal continuity after Hartmann procedure. Hepatogastroenterology. 2010;57(98):232-5.

13. Chouillard E, Pierard T, Campbell R, Tabary N. Laparoscopically assisted Hartman's reversal is an effi-cacious and efficient procedure: a case control study. Minerva Chir. 2009;64(1):1-8.

14. Mazeh H, Greenstein AJ, Swedish K, Nguyen SQ, Lipskar A, Weber KJ, et al. Laparoscopic and open reversal of Hartmann's procedure-a comparative retrospective analysis. Surg Endosc. 2009;23(3):496-502.

15. Borowski DW, Kanakala V, Agarwal AK, Tabaqchali MA, Garg DK, Gill TS. Single-port access laparoscopic reversal of Hartmann operation. Dis Colon Rectum. 2011;54(8):1053-6.

16. Smith BM, Bettinger DA. Single-incision laparoscopic reversal of Hartmann procedure via the colostomy site only: first report. Surg Innov. 2011;18(4):NP5-7.

第16章 乙状结肠和左半结肠切除术：机器人手术

Rodrigo Pedraza，Eric M. Haas

一、简介

前面几章概述了腹腔镜乙状结肠切除术及 Hartmann 术后造口还纳术，之后我们将进一步扩展到应用达芬奇机器人系统进行此类手术。本章所描述的某些手术步骤，是后面章节机器人低位直肠前切除术的一部分。

二、背景

2002 年，机器人辅助下的腔镜手术首次被引入到结直肠手术，并且从那时起就已经被证明是一种安全可行的手术，它适用于各种不同的结直肠手术，包括结肠切除术、直肠切除术及直肠固定术。目前，大部分直肠癌病例需要行直肠以及全直肠系膜的切除。由于大部分此类手术是在盆腔内的狭窄空间中进行操作，所以这些手术更易突显出机器人平台本身特性所具有的独特优势。

机器人辅助腔镜手术的优势包括三维视图、稳定的镜头、动作缩放以及像手腕一样活动的机械仿真手。这些功能特性有助于可视化、可操作性和组织分离，尤其是在一个封闭狭小的手术区域譬如盆腔操作的时候。然而，当机器人手术方式在术中涉及多个象限区域的操作时可能会非常麻烦，需要重新安装放置机器人系统及改变患者体位，这可能会使手术变得更复杂。因此，当用于左半结肠或乙状结肠切除时，一种混合的方式可能是更好的选择。在这种方法中，应用传统的腹腔镜进行粘连松解及游离脾曲，应用机器人技术分离剩余的结肠（框 16.1）。

> 框 16.1 提示
> 引入机器人血管闭合系统和吻合器，应用机械手腕增加了腹腔手术的可操作性。

机器人左半结肠或乙状结肠切除术最常见的适应证是结肠腺癌、复杂的憩室炎及不适合内镜切除的大型息肉。其他相对少见的适应证包括直肠脱垂的切除固定术及炎症性肠病。在进入全直肠系膜切除的直肠切除术这类复杂手术前，提倡应用机器人系统进行良性病变的左半或乙状结肠切除作为过渡以提高手术技能。

三、手术室布置和患者体位

手术室的布局根据不同的手术套间设计而不同，手术室必须足够大以容纳三个机器人手术系统（床旁机械臂系统、主控台、视频成像平台）。对于左半结肠或乙状结肠手术，成像系统和床旁机械臂一般位于患者左侧，助手位于右侧（框16.2）。

> **框16.2 提示**
> 当患者使用脚架时，应该取Trendelenburg卧位（头低足高位）并使左侧抬高，这样患者放置于脚架上的左膝不会干扰机器人手术系统的安装。

患者被固定于手术台上后，两臂收拢采用改良截石位，患者取头低足高位并稍抬高左侧。这一体位是为了开始时的腔镜探查。必须意识到的是，在进行机器人手术阶段，为了利用重力作用，患者需要采用角度更大的仰卧位。但必须要注意确保患者在手术台上的安全。在我们医院，我们使用了一种"包裹"技术。用一条3in宽的丝绸绑带以一种安全的方式于上胸位置将患者固定于手术台，但要注意保证胸部能正常地扩张。或者利用一种防滑橡胶垫来防止患者在高仰卧位时从手术台上滑落。注意如果采用不合适的体位，将会导致严重的损伤。此外，一旦机器人系统安装完成，患者的体位就不能再改变了。

四、Trocar孔位置和标本取出位置

Trocar孔位置根据不同的因素而异，这些因素包括疾病的类型和位置、患者的体质及术前的临床或影像评估结果（框16.3）。此外，Trocar孔位置也往往由于外科医生的经验和习惯而不同。最佳的Trocar孔位置必须要在术前仔细地计划评估，以避免增加额外的切口、不必要的中断手术，以及器械或机械臂间的冲突。通常以12mm的机器人镜头Trocar孔为起始。位置在脐周右侧2cm及上方2cm或位于脐上，这与腹腔镜Trocar孔位置类似。通常来讲，最初的入路是利用可视化入路技术（OptiView®，Ethicon Endo-Surgery，Cincinnati，OH），它提供了一种无刀片模式的直接可视化入口。然而，腹腔Trocar孔也可以通过气腹针技术或者外科医生掌握的其他技术来完成。位置可以在左上象限的Palmer点，然后完成上述的机器人镜头Trocar孔。

> **框16.3 提示**
> 将镜头Trocar孔位置从中线移动至患者右侧会提高肠系膜下动脉底部的视野。

一旦建立气腹，剩余的穿刺套管能在直视下放入。在气腹建立之前，不要标记之前计划好的Trocar孔位置，因为随着腹围的增加，这些位置往往会改变。

推荐2个Trocar孔的位置布局。图16.1为脾曲的游离提供了2个操作的机械手臂，为盆腔的分离如全机器人操作的腹腔镜下直肠癌根治术（LAR）的腹腔部分提供3个工作的机械臂。图16.2为脾曲的松解游离提供了3个机械臂，为盆腔上层的分离如机器人辅

助乙状结肠切除提供了 2 个机械臂。

对于 Trocar 孔位置 1，将一个 5mm 的穿刺套管作为辅助的 Trocar 孔 L1 放置在右肋腹用来辅助脾曲的游离。4 个 8mm 的 Trocar 分别放置于右上象限、右下象限、左下象限及左肋腹（见 Trocar 孔位置 1）。对于 Trocar 孔位置，重要的是遵守"8cm 原则"。这有助于规范 Trocar 孔位置，减少 Trocar 孔位置的多变性，并且有助于避免机械臂间的冲突，右上象限 Trocar 孔 R2 位于锁骨中线肋缘下 2cm 的位置；这有助于在近端横结肠和脾曲的游离。脐与髂前上棘之间有一条假想的连线，右下象限切口 R1 位于腹中线右侧 8cm 平行线与此线的交点。Trocar 孔 R3 和 R4 用于第二部分的手术，其中包括盆腔分离部分。左上象限 Trocar 孔 R3 位于镜头切口下面 2cm 的平面，距镜头穿刺孔 8cm 远。左肋腹 Trocar 孔通常位于髂前上棘水平以上 2cm 的位置。重要的是避免 Trocar 孔位置过于靠近外侧，防止游离远端乙状结肠和直肠时器械与髂骨产生冲突。R1 和 R2 Trocar 孔用于脾曲的游离。

在图 16.2 中，机器人 Trocar 孔 R2，通过一个 12mm 的辅助 Trocar 孔 L1 深入向下移动，而机器人 Trocar 孔 R3 向上朝中线移动（见图 16.2）。机器人 Trocar 孔 R4 与 R1 呈镜像对称关系，只有在需要进行盆腔分离操作时才会使用。

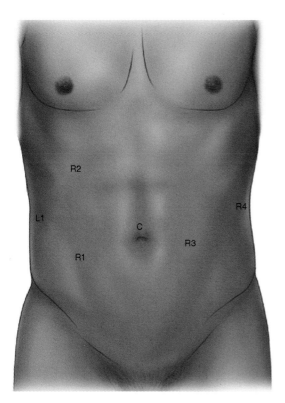

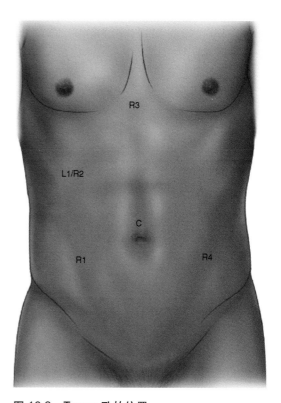

图 16.1 Trocar 孔的位置
C：12mm 镜头 Trocar 孔；L1：5mm 腔镜辅助 Trocar 孔；R1 和 R2：在脾曲游离中使用的机械臂 1 和机械臂 2 的 8mm Trocar 孔；R1，R3 和 R4：乙状结肠和盆腔分离时的机械臂 1、2、3 的 8mm Trocar 孔

图 16.2 Trocar 孔的位置
C：12mm 镜头 Trocar 孔；L1：乙状结肠或可能的盆腔分离时使用的 12mm 辅助 Trocar 孔；R1、R2 和 R3：机械臂 1 和机械臂 2 在乙状结肠和脾曲松解分离的机械手臂 1、2、3 的 8mm 机器人操作 Trocar 孔；R1 和 R4：局部盆腔分离时机械臂 1 和机械臂 2 的 8mm Trocar 孔

最常用的标本取出位置是耻骨联合上方横切口（Pfannenstiel 切口）位置，但如果吻合术的最后一步是在腔镜的辅助下来完成，可在左下象限的一个需离断肌肉的切口位置取出标本。在这种情况下，应延长左下象限 Trocar 孔到一定的尺寸，使其能通过切口保护器取出乙状结肠。

五、手术步骤（表 16.1）

这里，我们将以乙状结肠切除术中的 6 个主要手术步骤为例介绍机器人特殊的操作方式。在介绍混合方式的章节中，脾曲游离，尤其是对于肥胖患者来说使用混合方式比单独依靠腔镜的方式更有挑战性。如果手术采用单次安装的方式，只能采用从内侧到外侧的路径。而外侧的路径则局限于一种更耗时的两次安装方式，它需要将机械臂系统放置在患者左肩方向。

表 16.1　手术步骤

手术步骤	技术难度等级（1 ~ 10 级）
1. 腹腔镜探查和机器人安装	1
2. 游离降结肠和脾曲，识别和结扎肠系膜下静脉	5
3. 识别输尿管和结扎肠系膜下动脉	4
4. 游离乙状结肠	2
5. 横断乙状结肠	2
6. 吻合及检瘘测试	2

（一）腹腔镜探查和机器人安装

手术第一步是腹腔镜探查。这一步骤需完整探查腹腔，并且在必要时进行粘连松解。机器人的床旁机械臂通常呈锐角放置在患者下肢的左侧。另一个备选的方法是将机器人床旁机械臂放于患者两腿之间。然而当需要进行体内吻合时应避免采用这种布局，因为使用圆形吻合器时需要完全移走机械臂。此外，必须意识到当床旁机械臂系统放于患者两腿之间时，机械臂系统会阻碍会阴部入路及经直肠或阴道取出标本。由于增强了系统的多功能性，使之更容易在左上象限进行全左半结肠的游离，并且可使用会阴入路，所以床旁机械臂系统更适合位于患者左侧。这种布局设置能提供一种安全的结直肠吻合方式，并且不需要移动具有更可靠缝合技术的机械臂系统。

（二）游离降结肠和脾曲，识别和结扎肠系膜下静脉

手术的第一部分包括利用腹膜后平面游离降结肠。第一个机械臂放置于右下象限 Trocar 孔 R1 位置，作为术者的主控手并且使用单极电刀。第二个机械臂放置于右上象限 Trocar 孔 R2 位置，作为术者的辅助手，使用双极电刀。第三个机械臂放置于上半中线 Trocar 孔 R3 位置并使用抓钳。如果允许，经左肋腹切口的辅助 Trocar 孔可用于吸引、冲洗和拉钩。这一部分手术中没有使用左下象限 Trocar 孔。

小肠首先被游离并向右移动至手术区域以外。对于左半结肠，从内侧到外侧游离的方式比从外侧到内侧更好，这通常是由于操作器械长度的限制，它需要从右下象限 Trocar 孔到达脾曲周围。又因为机器人位于患者的左下方，这就更进一步限制了器械的操作。这一技术允许了腹膜后无血管界面的直接分离。此外，降结肠经其旁组织部分固定于腹壁有助于腹膜后中部平面的牵引拉钩和分离。这样一来，可操作性得到加强，从而使术者能够更快识别关键组织结构如左输尿管和血管蒂。

使患者处于合适的体位并牵拉开小肠，就很容易找到肠系膜下血管。在这一结合处，用单级电刀在无血管平面切开腹膜，做一个靠近血管蒂进入腹膜后平面的切口。第三机械臂的抓钳以无创伤的方式抓起并牵拉肠系膜，同时第二机械臂撑起腹膜。第一机械臂进一步暴露和扩展腹膜后平面。在这一层面，腹膜后平面下层的分离仍然以由内至外的方式来完成。分离向上至胰体下缘，向外侧至 Toldt 白线。腹膜后分离的过程中必须要注意识别和保护左输尿管。

当腹膜后分离全部完成之后，将胃结肠韧带与远端横结肠离断并分开。在进入网膜囊之后，脾曲很容易松解和游离。左半结肠完整游离，并将降结肠旁组织解除。这是以从上到下或向外侧的方式完成从脾曲到降结肠 - 乙状结肠结合部的分离。

此时，手术的第一部分已经完成，如果 Trocar 孔位置 1 已经使用，那么就需要重新调整机械臂的位置以进行手术的第二部分。

（三）识别和结扎肠系膜下动脉

机械臂 1 的位置不变，机械臂 3 放置在左肋腹 Trocar 孔 R4，机械臂 2 放置在左下象限 Trocar 孔 R3。此时机械臂 1 作为解剖分离的器械，而机械臂 2 作为辅助手，机械臂 3 用来暴露和牵拉。注意机械臂 2 和机械臂 3 能够前后进行切换，而且可以交换使用（框 16.4）。

> 框 16.4 提示
>
> 有时脐部镜头 Trocar 孔的位置会阻碍腹膜后头部方向的视野及辨认左输尿管，这是由于肠系膜下动脉蒂挡住了镜头。这种情况下，外侧和内侧游离的切换和交叉进行会有帮助。

机械臂 3 牵拉开直肠乙状结肠，在骶骨岬水平切开腹膜底部，显露骶骨前的无血管层面。进入此平面后以由内至外的方式进行分离。这时，辨认和保护腹下神经、左输尿管及性腺血管已经完成。若患者存在解剖结构不清晰的复杂憩息炎、松散的组织和（或）反应性腹膜后纤维化，建议早期进行输尿管松解术以辨认输尿管并使其远离分离平面。这部分是以由外侧至内侧的方式完成的。必须要注意的是防止损伤左髂静脉，这一情况通常发生于过度的外侧分离。

当腹膜后分离至肠系膜下动脉下缘时，血管"鹰"的标志完全显露出来。"鹰的翅膀"上下两个部分，分别代表左结肠动脉和直肠上动脉，"鹰的身体"代表肠系膜下动脉。

血管离断的层面位置取决于病灶的类型和位置，在肠系膜下动脉水平的离断可以在离断左结肠动脉之前或者之后。可以用机器人血管闭合器离断血管。

（四）游离乙状结肠

血管离断之后用第三机械臂抬高血管蒂，然后进一步分离腹膜后层面直到分离完成。剩余的腹膜旁组织很容易切除。如果之前没完成由内向外的分离，那么就如同开腹手术一样从外侧游离乙状结肠并辨认左侧输尿管。

（五）横断乙状结肠

注意确认将要切除层面的远端肠管。切除此远端肠管相应肠系膜，用双极电刀进行止血。切除其肠系膜之后，用机器人或腔镜直线切割闭合器横断肠管。

（六）吻合及检瘘试验

此时解除机械臂1的连接并旋转离开患者体侧以提供操作空间，然后做一耻骨联合上方横切口（Pfannenstiel 切口）。放置伤口保护器，将切除肠管取出体外。在吻合术进行之前，机械臂1重新对接，并重新建立气腹。在机器人可视系统下利用圆形吻合器进行端-端吻合。探查腹腔并确认是否充分止血，然后用空气充气试验验证吻合的完整性。此检验包括盆腔注水和随后的直肠充气两部分。如果发现了漏气，可在漏气的位置或可能的泄漏位置用缝线加强吻合。如果技术上允许，应该完全拆除并重新吻合。如果机器人系统没有重新安装，那么可以延长左下象限的 8mm 切口作为取出标本的切口，吻合术可以在腔镜的辅助下进行。

（七）混合方式

在机器人系统辅助下的左半结肠/乙状结肠切除术中，一种腔镜/机器人混合的手术方式成为一种替代方式。在这种手术方式中，首先用腹腔镜探查腹腔、游离脾曲及部分左半结肠，而腹腔/盆腔的分离则应用机器人系统。需要注意的是，Trocar 孔的位置是根据手术中的机器人部分而选择的，与单纯机器人手术相比，没有很大变化。在混合方式中，Trocar 孔位置变化仅是因为右上象限的 Trocar 孔在该手术中并不是必需的。

混合方式尤其利于复杂憩室炎病例。传统的腔镜手术有很多局限性，尤其是当在盆腔操作时或出现严重的炎症性疾病时；机器人手术提供了精细分离、更强的可操作性及最佳的视野等优点。因此，当在活动性疾病远端进行分离操作时，混合的手术方式加快了手术进程，包括应用腹腔镜游离左半结肠、脾曲；而且机器人能够在距离发炎的乙状结肠部位和其周围结构很近的区域进行分离等操作。

混合方式中的腹腔镜部分包括内侧至外侧的分离，离断肠系膜下静脉，从上方建立并完成腹膜后层面。还包括进入网膜囊、游离脾曲及切除降结肠旁组织。"鹰标志"上方的"翅膀"（即左结肠动脉）在腔镜的手术方式中也被显露出来。机器人系统使用图 16.1 的方式布置安装。这一部分包括骶骨前和直肠周围的分离，以及完全显露"鹰的标志"和离断肠系膜下动脉。当机器人系统放置就位后，如上所述，取出标本、离断、完成吻合。

六、机器人系统辅助 Hartmann 术后造口还纳

对于应用机器人系统平台进行结直肠手术来说，机器人辅助腔镜的 Hartmann 术后

造口还纳是一种不寻常的方式，但其显示了机器人分离技术对于盆腔和复杂的腹腔解剖的优势（框 16.5）。这种手术对于那些直肠残端较短的患者，或者盆腔狭窄且深的并且组织层面模糊不清的患者是非常理想的手术方式。通常来讲，这种手术方式适合那些之前由于恶性肿瘤或憩室炎经历了紧急乙状结肠切除或直肠乙状结肠切除导致直肠残端较短的患者。在这种情况中，机器人技术可以作为一种有助于在反应性纤维化和消失的组织层面进行精细分离的手术方式。确认并隔离直肠残端的同时避免损伤邻近的盆腔组织，这就要求术者具有先进的技术和专业知识。机器人器械还有助于围绕结直肠造口进行微创分离。

框 16.5 提示

机器人系统不仅能使游离直肠残端更加简便，还便于在盆腔深处或可能的造口疝周围进行肠粘连松解术。

腔镜入口通过左上象限的可视穿刺套管或者气腹针完成；其余的 4 个 Trocar 孔位置按照之前图片描述的位置。然后谨慎地进行腔镜下粘连松解术。

大部分病例中，要求完全松解游离左半结肠和脾曲，这样才能进行无张力吻合。需要在十二指肠悬韧带的层面进行解剖分离肠系膜下静脉以达到必要的长度。建议进行左输尿管松解术以防止输尿管损伤，并以外侧至内侧的方式安全地进行操作。向头端方向清除降结肠旁附件组织，随后游离脾曲。

以传统的手术方式拆除造口。造口在腔镜下松解分离，然后用直线切割闭合器沿切线方向切断并使其离开腹壁。将结肠取出体外，用 29 号的圆形吻合器进行吻合，并使用荷包缝合。造口的拆除也可以在机器人辅助盆腔粘连松解术后及游离直肠残端之后进行。对于造口旁疝粘连的松解，使用机械手腕相对于腔镜器械更容易，因为腔镜器械在筋膜层面周围或筋膜层面上进行操作有一定的局限性。

随后患者被重新调整位置，取高 Trendelenburg 卧位（头低足高位）且抬高左侧。机械臂操作系统以上文描述的原则安装。在机器人辅助下和更好的操作角度下将之前没完成的剩余小肠游离至盆腔外。在盆腔内的小肠粘连通常会很密集并且很冗长。在这种情况下，必须注意识别和修复切开的肠管或者手术中的肠壁损伤。机器人系统在盆腔进行细致的解剖分离以游离直肠残端。分离向后进行到肛提肌平面，向外侧到直肠侧韧带。如果直肠残端较短，就进一步向前游离，男性通过直肠膀胱筋膜，女性通过直肠阴道隔。

直肠残端游离完成之后，在机器人系统辅助下使用环形吻合器进行如上所述的端 - 端吻合。或者当遇到超低位直肠残端时，可以用经肛门会阴的手缝方式吻合直肠肛管。

七、结论

机器人系统辅助的乙状结肠切除术和 Hartmann 术后造口还纳不仅是可行的，而且可以增加器械的灵活性，还可以让外科医生同时使用三个器械进行操作，面对复杂的病理和解剖病例时，此方法与腔镜手术相比具有很大优势。

八、参考文献

1. Weber PA, Merola S, Wasielewski A, Ballantyne GH. Teleroboticassisted laparoscopic right and sigmoid colectomies for benign disease. Dis Colon Rectum. 2002;45:1689-94; discussion 95-6.

2. Germain A, Perrenot C, Scherrer ML, et al. Long-term outcome of robotic assisted laparoscopic rectopexy for full-thickness rectal prolapse in elderly patients. Colorectal Dis. 2014;16:198-202.

3. Park JS, Choi GS, Lim KH, Jang YS, Jun SH. Robotic-assisted versus laparoscopic surgery for low rectal cancer: case-matched analysis of short-term outcomes. Ann Surg Oncol. 2010;17:3195-202.

4. Ragupathi M, Ramos-Valadez DI, Patel CB, Haas EM. Roboticassisted laparoscopic surgery for recurrent diverticulitis: experience in consecutive cases and a review of the literature. Surg Endosc. 2011;25:199-206.

第 4 部分

低位直肠前切除术、腹会阴联合切除术和直肠固定术

第 *17* 章　直肠切除术和直肠固定术：腹腔镜手术

Kyle G. Cologne, Anthony J. Senagore

一、简介

　　低位直肠手术对任何一位外科医生而言都极具挑战性。狭窄的骨盆，特别是男性骨盆限制了操作空间。找到正确的平面非常困难，但也极其重要，因为它同时具有肿瘤学、功能学和解剖学意义。本章将深入探讨三种直肠手术：低位直肠前切除术（LAR）、腹会阴联合切除术（APR）和直肠固定术。我们的目标是以描述技术、难点和要点来帮助盆腔手术医生安全有效地完成这些手术。

二、背景

　　低位直肠前切除术保留了肛门括约肌以维持排便的可控性。顾名思义，连接处位于盆腔深处，需要切除直肠的距离因病例而异，并在腹膜反折水平以下进行吻合。那么问题是，应该切到多低呢？传统的"距肿瘤远端5cm"不再作为必要条件。事实上，对于肿瘤性切除，虽然尽可能距边缘2cm是首选，但是距边缘1cm也是可接受的距离。这是有根据的；有高达10%的直肠癌可能发生远端黏膜内扩散超过1.5cm，只有2%扩散超过2cm。内括约肌切除使外科医生可以完成更低位的吻合。外科医生之间的争议仍然是辅助治疗能否改变远端切缘。根据现有文献尚不清楚远端横断线能否随着肿瘤退行而同时安全移动。若无法获得足够的远端切缘就必须进行腹会阴联合切除术。

　　决定手术后，外科医生必须决定手术方式：开腹，腹腔镜，还是机器人。三种方法有各自的优势和不足。从肿瘤学的角度看，现有证据表明腹腔镜手术和开腹手术的效果相同。机器人肿瘤手术的远期预后数据较少，但是初步数据显示在肿瘤切除标本的质量和复发率方面没有差异。所以归根结底取决于手术中外科医生的舒适度。普遍认为机器人手术的优势包括改良的人体工程学、更大程度的自由活动度、外科医生控制镜头和三维视野。这些优势相对应的代价包括机器人手术费用更高及不能给外科医生提供触觉反馈。此外，机器人手术的学习曲线需要20～30例，而在学习期间手术时间更长。较传统开腹手术而言，采用微创手术具有明显优势。微创手术降低了住院时间、住院费用和并发症。详细讨论这些益处超出了本章的范畴。手辅助手术结合了腹腔镜手术和开腹手术。其步骤与腹腔镜手术相似且在低位直肠前切除术中应用并不广泛，因此在本章不做特别讨论。有些学者认为它在难度较大的手术中可能具有桥梁作用，以避免中转开腹。

正确手术技术的关键要素与具体手术方式无关。直肠手术的"神圣平面（最关键的平面）"是完成标准全直肠系膜切除术（或 TME）的关键（框 17.1）。这个无血管平面沿骶前筋膜延伸，可以沿潜在的直肠后间隙打开。这样使腹下神经得到保护，使直肠、直肠周围脂肪、淋巴结和血管作为一个完整的解剖单位被切除。这一步骤需要在直视下用电凝方式锐性完成。传统手术通过外科医生的手指在直肠周围进行清扫，用蛮力完成钝性分离，这在直肠切除术是不可接受的方法。不算意外的是，TME 方法对于维持适当平面原则的坚持，将传统手术的局部复发率从 25% 降低到了 3%～7%。一些外科医生更喜欢用机器人完成这一阶段的手术。无论选择哪种手术方式，成功的关键在于良好的牵引和正确平面的适当术野。

框 17.1 提示

　　以正确的 TME 术式全面提高直肠切除术微创手术的应用应该是外科医生的目标，在此基础上评估所有可用的工具，这将帮助他们将这一目标完成到最好。

三、手术室布置和患者体位

体位在结直肠手术，尤其在直肠手术中，是极其重要的方面。改良截石位允许在直肠置入吻合器或易弯的内镜。腹腔镜手术中，外科医生依靠重力辅助牵引。因此，豆袋椅（beanbag）是一种有用的辅助工具，增大头高足低位、头低足高位、右倾和左倾的角度。许多外科医生也用带子捆住胸部以防止下滑。患者处于改良截石位时，应注意确保患者腿部处于适当位置以防止腓神经损伤。下肢应指向对侧肩膀，且小腿内外侧应无压力。如果术中可能中转开腹，应确保手术台上有空间放置自动牵引器（如果需要的话）。这样能够避免在手术中不必要的在手术单下方延长手术台等问题。

四、Trocar 孔位置和标本取出位置

Trocar 孔设置是能否成功到达盆腔足够深处的关键（框 17.2）。一般情况下 Trocar 孔位于髂前上棘内侧 2～5cm 处，以减少器械的交叉碰撞，并在腹腔镜结肠切除术中更好地进行三角测量。这个一般性规则可以进行一些改良，将 Trocar 孔设置在更偏内侧的位置以进行深部盆腔尤其是下腹部套管的操作。这在肥胖患者中尤为重要，因为对肥胖患者需要增加长度才可能够到。

框 17.2 提示

　　设置适当的 Trocar 孔是进入狭窄盆腔的关键要素。评估 Trocar 孔进入位置、骶骨岬和侧骨盆入口来确定下腹部 Trocar 孔需要向内侧移动多少以允许直线器械到达。

镜头孔位于脐周，与腹腔镜结肠切除术的操作相似。术者工作孔 L1 和 L2 位于右下象

限（RLQ）和右上象限（RUQ）或右肋腹处。辅助孔 L3 和 L4 位于对应的左下腹（LLQ）和左上腹（LUQ）或左肋腹处。手术过程中，术者和助手可以变换位置进行直肠分离部分。如果使用内镜下吻合器横断直肠，那么 RLQ Trocar 孔要采用 12mm 套管。额外的 12mm Trocar 孔 L5 可以置于耻骨上方，允许置入吻合器或扇形钳托举膀胱或子宫（见图 17.1 Trocar 孔布局）。

　　可以采用不同的标本取出部位。一个小的耻骨联合上方横切口（Pfannenstiel 切口）对于低位直肠前切除术具有明显优势，它可以允许置入开放（TA）吻合器进行远端横断。也可以采用右下象限或左下象限经腹肌切口，较正中切口而言可以降低切口疝发生率。

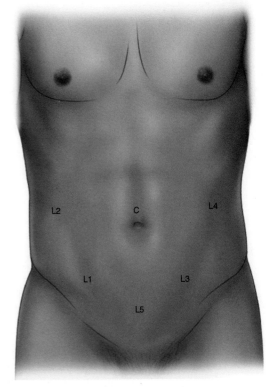

图 17.1　Trocar 孔布局
C：5mm 或 12mm 镜头孔；L1：5mm 工作孔，12mm 用于内镜下吻合器；L2：5mm 工作孔；L3 和 L4：5mm 辅助孔；L5：备选的 12mm 孔用于内镜下吻合器

五、手术步骤（表 17.1）

　　手术开始部分包括血管蒂结扎和脾曲游离，与前面章节描述的腹腔镜乙状结肠切除术相似（步骤 1 ~ 4）。

表 17.1　手术步骤

手术步骤	技术难度等级（1 ~ 10 级）
1. 腹腔镜探查	1
2. 辨认输尿管和结扎肠系膜下动脉	5
3. 游离乙状结肠	3
4. 游离降结肠和脾区，结扎肠系膜下静脉	5
5. 游离直肠	8
6. 横断直肠	6
7. 吻合及检瘘试验	2

（一）腹腔镜探查

　　用于初始进入的方法主要取决于术者的偏好。可以采用 Hasson 套管穿刺或气腹针技术。通常根据后面 Trocar 孔的设计、以前的瘢痕和体型先在脐部或脐旁放置镜头孔。完成腹腔的全面探查以排除病灶转移。

（二）辨认输尿管和结扎肠系膜下动脉

直肠癌根治性切除的第一步就是辨认和离断肠系膜下动脉或直肠上动脉。保留肠系膜下动脉干使侧支血流经过左结肠动脉而不会降低肿瘤预后。但是，这可能会限制被高位结扎的降结肠的活动性（框 17.3）。牵拉乙状结肠使其伸展，沿右髂总动脉内侧从血管蒂根部向盆腔和腹膜反折方向切开腹膜以辨认肠系膜下动脉血管蒂。通常在脂肪颜色上有微妙的变化，从黄色的肠系膜到暗淡不透明的覆盖区域，即从该区域切开（见图 17.2）。在直肠上动脉正下方小心地钝性清扫可将腹膜后组织扫至后方，尤其是位于血管蒂正下方的交感神经。如果在正确的无血管平面，可以分离这些结构，以便在离断血管之前辨认输尿管。这一步骤中大量出血意味着位置太高进入了肠系膜或者位置太低进入了腹膜后腔。从内侧到外侧，腹膜后腔内的结构包括腹下神经干、髂动脉、输尿管、生殖血管和腰大肌肌腱（见图 17.3）。在进行下一步之前，辨认输尿管是首要任务。如果不认真仔细地辨认输尿管并沿着其走行进行保护，输尿管很容易随着血管蒂一起被清扫和离断。应该在血管蒂水平以上或以下将输尿管扫开一段距离以避免受损。若该结构辨认失败就需要转换为外侧向内侧入路或中转开腹。

框 17.3 提示

首先进入上方的骶前平面并沿着它向头侧走行，可以轻易地辨认出乙状结肠系膜和腹膜后腔之间的平面。肠系膜下动脉逐渐升高到与主动脉垂直。

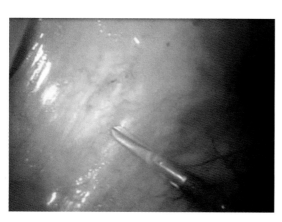

图 17.2　开始分离腹膜后腔的正确位置。在肠系膜与腹膜后腔连接处有一个从黄色到灰色的轻微颜色变化。通常可以看到肠系膜上球形的黄色脂肪。腹膜后腔的脂肪没有这种特征

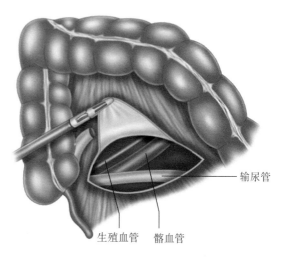

输尿管

生殖血管　髂血管

图 17.3　腹膜后腔结构。在肠系膜下血管蒂水平，从外侧到内侧可辨认的结构包括腰肌（未显示）、生殖血管、输尿管和髂血管。再向下方，可以在这些结构的内侧看到输尿管横跨髂血管

肠系膜下动脉血管蒂近端有一片裸露区域，该结构与肠系膜下静脉间的区域可以用来分离血管。可以用多种方法离断血管：外科缝合器、电刀或缝合结扎。结扎前可以剥离覆盖在血管表面的脂肪组织，以将设备故障的风险降到最低。当术者右手的器械用来横断血

管蒂时，左手的器械应该用来控制有可能出现的残端出血。此方法使术者能完全控制出血，进而用其他方法控制血管蒂，包括置入夹钳、缝合结扎或置入结扎圈套器。

（三）游离乙状结肠

离断动脉分支后，可以再次使用剪刀和钝性清扫使乙状结肠系膜离开其覆盖的腹膜后腔。向头侧和尾侧进行，使后面的切除术更容易。

沿乙状结肠和降结肠分离 Toldt 白线。如果从内侧到外侧的分离足够靠外的话，应该只有薄薄的一层组织剩余。从上方可以看到之前的切除平面并且进入。在这一步骤中有可能损伤输尿管，尤其是输尿管在骨盆缘水平下降至盆腔的部分没有被清扫至后方。对于低位盆腔吻合，分离沿外侧壁向上直至脾曲水平。

（四）游离降结肠和脾曲，辨认并结扎肠系膜下静脉

松解脾曲通常是为了左侧结肠的充分游离，使低位结直肠吻合或结肠肛管吻合没有张力。完全游离腹膜后腔并在胰腺水平附近高位结扎肠系膜下静脉对此步骤是有帮助的。这也可以防止进行外侧游离时肾脏向内侧移动。右侧向下和反 Trendelenburg（头高足低）体位能够帮助小肠远离手术区域。

获得额外长度的技术包括脾曲完全游离，在胰腺下缘离断肠系膜下静脉，以及连续离断降结肠系膜分支。保护结肠缘动脉是重要的一部分，它使侧支血流能够到达吻合口水平。要完全游离脾曲，术者必须进入网膜囊。这既可以通过向尾侧牵拉结肠和网膜，离断胃结肠韧带完成，也可以通过向头侧牵拉网膜，在网膜与横结肠系膜连接处穿过无血管平面来完成。这部分解剖分离与之前在胰腺上方完成的分离部分相连。操作完成后，整个脾曲是游离的并且能够向内侧牵拉。这部分手术中过分牵拉结肠是脾曲损伤最常见的原因。一旦结肠完全游离于腹膜后腔就可以关注直肠的游离了。

（五）游离直肠

开腹手术中，在沿着离断的血管蒂进行肠系膜结扎后，向头侧离断乙状结肠以获得更好的盆腔视野，这样可以帮助游离直肠。在微创手术中，保持乙状结肠的完整性可以帮助牵拉和从盆腔取出标本。

首先进行直肠后间隙的分离，应分离至盆底或到达直肠横断的水平（框 17.4）。尽早切开环直肠周围的腹膜反折有助于将直肠适当地牵拉出盆腔进行直肠系膜切除。适当向前方牵引直肠，将直肠深筋膜从骶前（或 Toldt）筋膜分离开的一薄层疏松组织被逐步锐性分离或使用单极电刀切开（见图 17.4）。要辨认和保护腹下神经。这需要不断调整直肠的牵引。这个过程可能需要一个额外的牵引器辅助。适当的张力和对抗张力使直肠系膜清晰可见，对分离起到指引作用。值得注意的是，直肠系膜在尾骨水平轻微向前弯曲，需要离断 Waldeyer 筋膜使盆底肌可见。

> **框 17.4 提示**
> 即使先沿着较容易的后方平面到盆底的操作很容易，也要避免只在一侧完全游离直肠和直肠系膜。从后到前，再到侧面，环周地进行性分离直肠系膜平面。

侧方分离大概是手术中最困难和最难理解的部分。此处直肠系膜和骨盆内筋膜之间的平面并不清楚。输尿管有可能再次受损，因而必须辨认清楚。再次重申，这个阶段恰当的游离需要最小程度的电凝，而且需要向内侧充分牵拉直肠。手术台两侧空间的同时使用和（或）一名合格助手从患者右侧辅助操作能够帮助完成分离，尤其是对于狭窄的男性骨盆。接下来术者可以和助手互换位置，使用左下象限 Trocar 孔进行右侧平面的分离。

对于比较瘦的患者，术者可以看到两侧走行的生殖神经（见图 17.5）。这些可以被清扫出术野。在精囊、膀胱颈和前列腺的外侧边缘的背侧可以再次看到这些神经的走行。在这个位置出血意味着太向内进入了直肠系膜或者太向外靠近骨盆侧壁，此时应该重新评估手术平面。外侧的"韧带"其实只是少量的结缔组织，不包含直肠中动脉，直肠中动脉位置更低且在大多数分离中不会碰到。

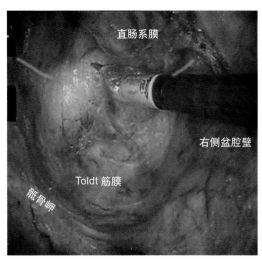

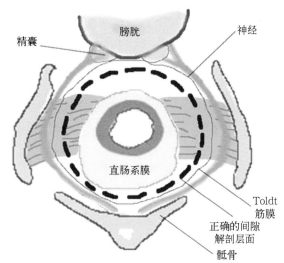

图 17.4 适当切除直肠系膜后可以看到疏松组织。这提示要进行后方的游离，应沿着虚线进行

图 17.5 沿侧方韧带和前方的恰当的解剖平面简图

日本外科医生的 LAR 标本通常包括侧方淋巴结分离。他们的经验表明闭孔内阳性淋巴结的风险为 8.6% ～ 16.4%，低位肿瘤的阳性率更高。扩大切除术显著增加了手术并发症风险，此法在西方国家不常采用。

前方分离始于腹膜反折，应该沿邓氏筋膜进行。沿着直肠阴道隔或在精囊后方走行。进行性牵拉直肠是辨认正确平面的关键，这个正确的平面通常是一层无血管组织（框 17.5）。在腹腔镜手术中，张口的抓钳置于腹膜反折下方或扇形钳有助于获得适当的对抗张力。这与开腹手术中使用 St. Mark's 牵引器相似。

框 17.5 提示

当直肠系膜在尾骨水平向前弯曲时，与其像开腹手术中 St. Mark's 牵引器一样试图举起直肠和直肠系膜，不如从前方向下分离更容易。

切开邓氏筋膜的多少依据肿瘤的位置而定。前面已经定义的三层平面是接近直肠(环肌)、直肠系膜和直肠系膜外。近直肠平面沿着直肠壁走行在直肠深筋膜内。这不是解剖层面，因此这一层可能出血。在一些良性疾病的手术中推荐使用此平面，如炎症性肠病，因为此法可降低神经损伤的风险。直肠系膜平面将邓氏筋膜完整地留在前方，是最常使用的手术平面。直肠系膜外的平面包括与标本一同切除的邓氏筋膜，分离的时候更靠前。分离直肠系膜外平面会暴露前列腺和精囊或包含阴道后壁（见图17.6）。神经损伤的风险很高，但对于直肠前部肿瘤的肿瘤

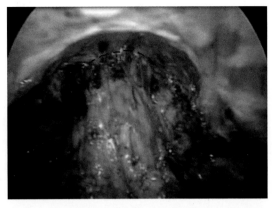

图17.6 沿着直肠阴道隔疏松组织的直肠系膜平面。要正确辨认这层平面，适当的张力和对抗张力是至关重要的

性清除是有必要的。这个平面的界定不太清晰，因此保护相关的结构需要精细的分离。

（六）横断直肠

完成直肠的分离后，在标本远端激发直肠切割闭合器。在盆腔操作切割闭合器通常很困难，因此需从右下象限 Trocar 孔置入一个弧形的开放用吻合器（框17.6）。大多时候需要多次咬合，而且完成一条垂直的切割线是非常困难的。另一种选择是，通过耻骨上 Trocar 孔置入能够向下方拐角的 Endo-GIA 吻合器来吻合直肠。确认肿瘤全部位于切割线以上后，击发切割闭合器并移除直肠。击发切割闭合器两次以上以完成直肠的横断会增加渗漏的风险。如果在横断直肠的水平仍留有大量直肠系膜，应使用钝性分离的方法直接在直肠壁后方打开一条通道。使用切割闭合器，随后用电刀或另一个切割闭合器将直肠系膜离断。如果担心直肠残端的完整性，可以进行残端检漏试验，在进行任何吻合前在水下打入空气。

框17.6 提示

体积庞大的肿瘤很少阻碍从右下象限或耻骨上 Trocar 孔置入内镜下吻合器。弧形的开放用吻合器则可以通过 Pfannenstiel 切口置入。如果这样也不可能完成，就需要准备锐性切割和结肠肛管手工缝合了。

一般不需要冷冻切片来评估远端切缘，因为这通常并不可靠。手术中要肉眼观察以确定足够的切缘。随后离断直肠系膜以完成标本的移除。标本可以通过以上描述的诸多方法从腹腔取出。可以扩大左下腹或耻骨上 Trocar 孔以置入切口保护套。然后拖拽出标本并离断近端部分。

（七）吻合和检瘘试验

乙状结肠是功能较差的直肠替代物，因为它是结肠中直径最小的部分。在选择近端的

离断点时，跟随离断的血管蒂沿直肠上动脉直至近端乙状结肠。此过程中会遇到边缘动脉，如果其是被锐性离断的，则应该是搏动的。这保证了足够血流供给剩余的结肠，剩余结肠的最大长度及足够的淋巴结清扫。

对于双吻合器吻合，在近端结肠置入荷包线并插入钉砧。要确保足够绒毛膜抬入钉砧表面，因为绒毛膜缺损将导致局部强度不够。这将表现为吻合圈的缺陷。可以使用荷包缝合器械"棒球针"或进出技术来完成。为了确保缝合线在钉砧上收紧，咬合距离最好更大一些。当吻合器通过肛管时，钉头先通过直肠切割闭合线的中点。有些术者喜欢使钉头先通过前方的一侧，以此切除容易缺血的部位。不管怎样，两端连接并激发吻合器。要注意在吻合线上没有任何其他结构。阴道后壁可能被夹到而导致瘘。在闭合后，激发吻合器前，应将手指伸入阴道内检查，并扭动吻合器以确保直肠阴道隔仍然存在且无牵扯感。激发后，要进行检瘘试验，用直肠镜或内镜吹入空气。易弯曲的内镜在这方面有一个额外的优势，它可以用来确认破损的修复，相关的经验并不丰富的医生也可完成，并能在监视器上清晰地看到吻合。如果看得不清楚，可以使用内镜在远端吻合前确认足够的边缘。

检瘘试验阳性是结直肠外科医生不愿看到的情况。如果吻合位置足够高，应该考虑重新吻合，通常也会吻合得更好。如果吻合位置较低，可以尝试从上方修补，若吻合位置足够低也可经直肠进行修补。有必要采用折刀位，以便看到前方的缺损。任何检瘘试验阳性，都应该考虑粪便改道。

另一种方法，可以使用手工缝合或双荷包线技术完成结肠肛管吻合。这种方法不用离断直肠，从会阴部进入之前分离的直肠后间隙进行括约肌间分离。可以使用 Lone Star（孤星）牵引器帮助观察。在齿状线水平环周游离远端直肠后，可以通过开放的肛门取出标本。采用间断缝合法将结肠缝合于齿状线上。在拉出肛门的近端结肠进行荷包缝合以完成结肠肛管切割吻合。插入钉砧，收紧缝合线，再将结肠送回盆腔。然后，经肛门在远端切缘进行荷包缝合。此方法可形成远端吻合圈，钉头钉进荷包缝合处。

这种吻合方法的改良包括使用结肠 J 形贮袋或结肠成形术。与通过制作一个更大的直肠贮袋的直线结肠肛管吻合方法相比，两种改良方法都降低了术后早期阶段肠道运动频率。术后 1 年随访时，所有技术的预后相同。与 J 形贮袋相比，结肠成形术（纵向结肠造口横向关闭）在围术期导致更多的吻合口瘘，这种方法通常只用于 J 形贮袋长度不够的病例中。

像吻合加固这样的新技术不断提供技术改进，可以减少吻合口瘘或出血的风险，两者分别减少了 3% ~ 17% 和 5%，仅次于双吻合技术的 LAR 术。

上段和中段直肠的病变通常不需要进行临时粪便改道。对低位直肠(距齿状线 0 ~ 5cm)进行留有足够远端切缘的低位吻合是一个更具有挑战性的问题。延伸至尾骨下、前列腺中部或齿状线上 1cm 的病变不应该采用保留括约肌的术式，除非病变局限于黏膜层或黏膜下层。延伸至这个水平的浸润更深的病变应进行腹会阴联合切除术，因为这些病变的环周切缘阳性的风险较高。

可接受的 LAR 术后粪便改道的指征包括结肠肛管吻合或吻合口距肛缘小于 6cm，重度营养不良，严重的免疫功能抑制，血流动力学不稳定，术中失血过多，化脓性腹膜炎，盆腔败血症，新辅助治疗后，或检瘘试验阳性。

六、特殊注意事项及并发症

（一）吻合口瘘

吻合口瘘是一种结直肠术后可怕的并发症。低位盆腔吻合的瘘发生率为 3% ~ 17%，平均为 10%。使用盆腔引流是具有高度争议性的话题。有证据表明新辅助治疗后使用引流将使瘘的发生率从 9% 增加到 23%。有些外科医生常规放置引流，其他外科医生选择性放置。即使放置了引流，也可能没有放置在引流瘘的恰当位置上，因此除了手术引流外还需要经皮引流。

（二）出血

术中出血可以发生在很多麻烦的位置。盆腔脉管系统（包括骶前静脉）、吻合口和肠系膜是好发部位。在开放手术中用手指压迫通常可以在初始阶段控制出血，直到可以采用像缝扎止血或图钉这种更确切的方法。腹腔镜手术中，只有使用有限的方法如抓钳或有可能的情况下使用 Raytec 腹腔镜才能成功止血。出血大多发生在沿直肠系膜后方间隙进行钝性分离，骶前静脉被剥离时。这会导致大量出血，最好先填塞止血。相反的，使用剪刀或电刀可以避免进入错误平面，或导致较容易控制的出血。侧壁出血通常表明进入了错误平面。前方出血暗示进入了血管丰富的阴道后壁。

（三）神经损伤

神经损伤可以是交感神经、副交感神经，也可能两者都是。有很多位置容易发生神经损伤，在这些部位进行分离时需要特别注意。主动脉丛或其下的腹下神经丛包含交感神经纤维，如果在骨盆缘水平进入错误平面就会损伤这些神经。切除直肠后，神经呈 Y 字形，被保护在一层薄薄的 Toldt 筋膜下。在分离后间隙的过程中，如果外科医生分离的太靠后，这些神经随时都可能受到损伤。这个位置损伤会导致交感神经损伤，造成逆行射精。沿着侧壁可能损伤副交感神经，导致勃起功能和膀胱功能障碍。生殖神经由盆腔神经丛发出，沿低位直肠侧方走行。继续向前走行靠近精囊（男性）或子宫主韧带（女性）外侧缘。在直肠系膜外平面向前分离到包括邓氏筋膜时也可能损伤这些神经。这条路径上的任意一点损伤都会导致混合型交感和副交感神经损伤。在注意保留神经功能的情况下，男性患者中逆行射精的发生率为 33%，勃起功能障碍的发生率平均为 12%。局部进展期肿瘤进行侧壁淋巴结清扫和内脏神经切除，上述发生率则更高（25% ~ 75% 的患者有神经功能障碍，平均为 50%）。

（四）腹会阴联合切除术（APR）

当切除直肠病灶无法获得括约肌上方足够切缘时，就必须完全切除括约肌或行腹会阴联合切除手术。该术式于 1908 年由 Miles 首先报道，而且只进行了轻微改良而演变成为当今的手术方式。除了侵及括约肌的低位肿瘤，神经或括约肌功能不良的患者也可以考虑。24% ~ 27% 以治疗为手术目的的患者要求行腹会阴联合切除术。

（五）手术技术

技术方面与低位直肠前切除术相似，到达肛提肌水平才涉及 TME。在这一点上，需要进行包括肛提肌、坐骨肛门窝脂肪和括约肌的盘状组织切除，以保证肿瘤完全切除（框17.7）。骨盆的肛提肌筋膜既可以在手术中的腹部手术部分切除，也可以从会阴部切除。通过上述方法切除可以使术者看到坐骨肛门窝脂肪，并且减少了连接手术会阴部与盆腔所需的距离。

框 17.7 提示

　　游离直肠仅到达尾骨水平，采用肛提肌外侧方法或圆柱体方法，在这个水平避免标本形成圆锥形。

会阴部切除从适当向外侧牵拉臀部开始。这可以通过 lone star 牵引器完成，也可以通过多根粗缝线固定。通常，通过荷包缝合关闭直肠以防止肿瘤传播和切口污染。切口从前面的会阴体到后面的尾骨呈椭圆形。切口侧方的边界为坐骨棘。切开后不久就会进入坐骨肛门窝。向头侧分离此潜在空间，与尾骨上方盆腔内的直肠后间隙相连。这些组织的阻力很小，但脂肪组织容易出血。可以使用电凝器或手持电刀加快分离。应注意确保足够的外侧缘以便将组织盘状切除。一个常见的错误是沿着直肠走行，由于其容易辨认。这会导致环周切缘阳性或疑似阳性。先向后，再向侧面，然后在进行前方切除前翻转标本，这往往是最麻烦的，此步骤也容易造成重要结构损伤。但是这一步可以改进这部分手术分离的视野。另一种方式是，以俯卧位行会阴分离。目前还有一些关于这部分手术采用俯卧位还是截石位的争议。一些学者认为俯卧位可以减少穿孔，并降低切缘阳性的发生率（3.7%：22.8% 和 14.8%：40%）。因为 81% 的穿孔是前方穿孔，一些外科医生更青睐对所有患者使用该方法。但其他学者指出患者不同体位发生穿孔的概率相同。

如果会阴分离完成无误，应该不可能关闭盆底肌。然而，关闭组织时不用太在意层面的对应，甚至使用肌瓣亦可。或者，如果缺损太大可以使用生物补片。皮肤边缘可以很松弛地关闭。在此处使用引流管也存在争议。一些学者青睐使用引流管引流出任何在术后早期积聚的液体。另一些学者更喜欢从松弛关闭的会阴部引流。在任何情况下，会阴部切口发生愈合不良的概率都很高，而且没有一种方法证明可以完全防止这个问题的发生。

行 APR 手术最后一个重要环节是制作一个永久性造口。因为是永久性的，要额外注意造口的适当位置，需要肠造口术治疗专家的术前评估。造口的孔径不能太大，应该分离肌肉使其穿过直肠肌。使用剪刀、电凝刀或者两者联合在筋膜上垂直切开或做十字形切口。一些外科医生将造口固定在筋膜上。这可能会造成额外的粘连，对造口回缩的发生率也似乎没有影响。肥胖患者的腹围限制了到达腹壁的能力，端 - 袢造口是一个可行的选择，因为这样确保了充足的血供到达造口的功能末端。它通常需要更大的孔径，但可以解决很多距离的问题。应考虑给有多个造口疝危险因素的患者使用前置补片。考虑到术中的潜在污染，许多学者提倡使用生物补片。下方、中间层和上方补片技术都介绍过。没有哪种技术证实能够更好地预防疝的形成。

（六）直肠固定术

带或不带补片的直肠后方固定术是处理直肠脱垂最常见的术式。其最大的缺点是会引起术后便秘，发生率高达 50%。很多学者因此考虑将直肠前方固定术作为解决方案。本章节只讨论这两种术式。虽然有超过 150 种方法用于治疗直肠脱垂，许多是通过会阴部手术。但在此讨论的两种术式的复发率最低，被认为是直肠脱垂适度风险患者的标准治疗方法。

争议在于采用哪种术式能阻止便秘（框 17.8）。便秘的确切机制尚不清楚，但是提出的理论包括：去神经支配后的盆底和神经功能障碍，瘢痕和补片材料造成的运动障碍，以及乙状结肠冗长导致的功能性肠梗阻。直肠脱垂的所有手术还需要额外考虑结肠切除术。外科医生希望通过切除一段结肠来避免便秘，这与结肠切除术用来治疗结肠无力和慢性便秘类似。这也可以避免乙状结肠在直肠上扭转造成的慢传输。这一额外的切除术使大多数外科医生担心因使用补片而造成感染性并发症，因此只进行缝合直肠固定术与只进行直肠固定术相比，额外的结肠切除术加直肠固定术只是稍微增加了手术时间和住院时间，但是降低了便秘和复发的风险。

> **框 17.8 提示**
> 在进行直肠固定术可能合并切除结肠之前要评估患者是否结肠无力。

经腹直肠固定术是一种新的术式，只在一些小规模试验中被评价过。结果显示术后便秘的发生率更低（10% ~ 15% 的患者）。特别是对于女性患者此方法具有理论上的优势，它可以通过加强直肠阴道隔校正直肠前突的同时，通过在补片上覆盖腹膜从而提高道格拉斯（Douglas）窝来预防相关的肠疝和子宫脱垂。最后，应根据外科医生的经验和对手术的熟练程度，以及患者的相关因素来为每一位患者量身定制手术方式。

（七）直肠后方固定术技巧

第一步是进入位于正中线骶骨岬正前方的直肠后间隙。与 LAR 或 APR 手术相似，需要首先使小肠离开盆腔。由于直肠脱垂，所有相关的解剖结构都有一种被拉向尾侧的趋势，所以 IMA 血管蒂明显低于其本来的位置。划开腹膜，在直肠上动脉下方仔细地钝性分离，进入直肠后间隙平面，在这个间隙进行充气分离（pneumodissection）可以打开直肠固有筋膜和盆腔（或骶前）筋膜间的正确通路。术者应在 Toldt 筋膜上方（腹膜后 Treitz 筋膜的延续）进行，向前提起直肠固有筋膜完成直肠系膜后方的分离。这也应采用电凝刀来完成，使出血最少。通过这些无血管平面进行分离直到到达固有筋膜和骶前筋膜的融合点——Waldeyer 筋膜。离断 Waldeyer 筋膜后可直视盆底，继续扩大分离，包括后方 60% 的直肠系膜，保留包含供应完整直肠的副交感神经的侧支。

Wells 描述了后方分离后放置补片。将合适尺寸的一片大孔径聚丙烯补片缝合或用补片钉固定在骶骨岬正下方的骶骨上。这个位置可以避免对腹下神经或骶前静脉造成误损伤。大孔径补片可以最大程度降低感染的风险。采用永久缝合或补片钉的方法将其固定在骨头上。然后用补片半包裹直肠并固定在之前分离过程中在直肠旁边形成的腹膜"侧翼"上。固定补片最重要的部分就是向头侧牵拉直肠达到最大张力，以尽可能减少脱垂。此外，补片的两臂应指向尾侧以悬吊直肠。目标是当补片固定时预防出现再脱垂（见图 17.7 和图 17.8）。放置补片的 Ripstein 法是把补片放在结肠前并从后面固定，由于这种方法造成直肠内陷和便秘，基本被 Wells 的直肠固定术取代了。

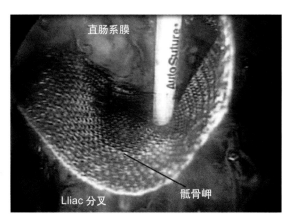

图 17.7　使用固定装置将补片放置在正中间骶骨岬水平的正下方

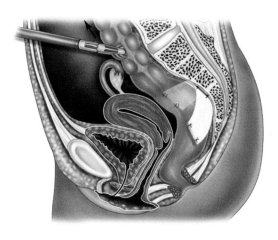

图 17.8　图解示意在直肠旁恰当放置补片的两臂。两臂固定在随直肠游离的腹膜"翅膀"上。在使用缝线或补片钉之前向头侧用力牵拉直肠

（八）直肠前方固定术

对于前方的游离和补片的放置来说，原则与之前类似。起初也是从患者右侧的腹膜开始分离，同时将直肠牵拉至左侧。在靠近中线的骶骨岬的正前方，乙状结肠系膜 - 直肠系膜连接的连接处底部的腹膜表面做一切口。因为脱垂导致相关解剖结构被拉向尾侧，还是尽可能地将肠管移出盆腔。通过向尾侧直肠阴道隔并沿患者左侧做扩大分离，在腹膜表面做倒"J"形切口（见图 17.9）。应注意右输尿管在这个位置跨过盆腔边缘。侧方分离也要在骶骨岬水平辨认无血管平面。但是，大多数分离都是在正前方，应尽量减少侧后方的游离。在前方，沿着邓氏筋膜分离直肠阴道隔至盆底水平。或者，在更后方靠近直肠（肌周）的平面进行道格拉斯窝的分离。这种方法不会碰到位于阴道后壁的生殖神经，但可能导致出血增加。大多数术者在直肠系膜平面操作，因为它是真正的解剖平面。为了帮助牵引和获得良好的视野，可以经阴道插入子宫探子或在子宫前方进行悬吊以利于游离。阴道表面应留有足够腹膜以便分离完成时能在补片上覆盖腹膜。这个关键步骤可使道格拉斯窝抬高，且能预防肠疝。然后，将一片薄薄的长条形聚丙烯补片缝合在直肠前表面和阴道后表面。然后采用与直肠后固定术相似的缝合或补片钉，增加张力并固定在骶骨岬上。可将补片放在直肠内侧与骶骨固定（见图 17.10）。一些学者将补片切开成倒"Y"形，从直肠外侧和内侧固定在骶骨上。最后，腹膜再次覆盖补片以防止与小肠粘连而引起肠瘘。

七、总结

小结，由于缺乏可操作性，腹腔镜直肠切除术具有挑战性。在狭窄的盆腔里操作通常是需要克服的最困难的障碍。注意寻找正确的平面将确保手术成功。适当的三维牵引和耐

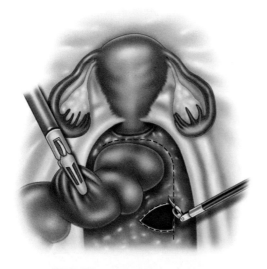

图 17.9　腹膜倒"J"形切口。然后向前分离到达肛提肌水平

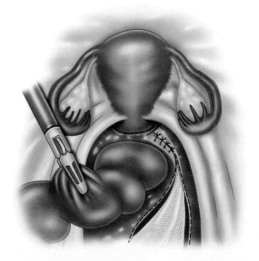

图 17.10　沿直肠阴道隔插入补片。可以固定在直肠、阴道后壁或两者上。像直肠后固定术一样，牵引直肠并固定在骶骨岬正下方的中线上。然后将腹膜覆盖在补片上方以防止与小肠接触

心将有助于成功完成手术。

八、参考文献

1. Lim CS, Mehigan JB, Hartley JE, Monson JR. Neoadjuvant therapy in the treatment of high risk rectal carcinoma. Surg Oncol. 1999;8(1):1-11.

2. Williams NS, Dixon MF, Johnston D. Reappraisal of the 5 centimetre rule of distal excision for carcinoma of the rectum: a study of distal intramural spread and of patients' survival. Br J Surg. 1983;70(3):150-4.

3. Breukink S, et al. Laparoscopic versus open total mesorectal excision for rectal cancer. Cochrane Database Syst Rev. 2006;18(4):CD005200.

4. Leroy J, et al. Laparoscopic total mesorectal excision (TME) for rectal cancer surgery: long-term outcomes. Surg Endosc. 2004;18: 281-9.

5. D'Annibale A, et al. Robotic and laparoscopic surgery for treatment of colorectal diseases. Dis Colon Rectum. 2004;47:2162-8.

6. Park JS, et al. Robotic-assisted versus laparoscopic surgery for low rectal cancer: case-matched analysis of short term outcomes. Ann Surg Oncol. 2010;17:3195-202.

7. Maseo S, et al. Efficacy of the Da Vinci surgical system in abdominal surgery compared with that of laparoscopy: a systemic review and meta-analysis. Ann Surg. 2010;252(2):254-62.

8. DeLaney CP, Senagore AJ, et al. Clinical outcomes and resource utilization associated with laparoscopic and open colectomy using a large national database. Ann Surg. 2008;247(5):819-24.

9. Nelson H, Petrelli N, Carlin A, et al. Guidelines 2000 for colon and rectal cancer surgery. J Natl Cancer Inst. 2001;93(8):583-96.

10. Adamina M, Champagne BJ, Hoffman L, et al. Randomized clinical trial comparing the cost and effectiveness of bipolar vessel sealers versus clips and vascular staplers for laparoscopic colorectal resection. Br J Surg. 2011;98(12):1703-12.

11. Person B, Vivas DA, Ruiz D, et al. Comparison of four energybased vascular sealing and cutting instruments: a porcine model. Surg Endosc. 2008;22(2):534-8.

12. Jones OM, Smeulders N, Wiseman O, Miller R. Lateral ligaments of the rectum: an anatomical study. Br J Surg. 1999;86:487-9.

13. Takahashi T, Ueno M, Azekura K, Ohta H. Lateral node dissection and total mesorectal excision for rectal cancer. Dis Colon Rectum. 2000;43(10):S59-68.

14. Lindsey I, Guy RJ, Warren BF, Mortenson NJ. Anatomy of Denonvilliers' fascia and pelvic nerves, impotence, and implications for the colorectal surgeon. Br J Surg. 2000;87:1288-99.

15. Kim JS, Cho SY, Min BS, et al. Risk factors for anastomotic leakage after laparoscopic intracorporeal colorectal anastomosis with a double stapling technique. J Am Coll Surg. 2009;209(6): 694-701.

16. Ricciardi R, Roberts PL, Marcello PW, et al. Anastomotic leak testing after colorectal resection: what are the data? Arch Surg. 2009;144(5):407-11.

17. Joo JS, Latulippe JF, Alabaz O, et al. Long-term functional evaluation of straight coloanal anastomosis and colonic J-pouch: is the superiority of colonic J-pouch sustained? Dis Colon Rectum.1998;41(6):740-6.

18. Lustosa SA, Matos D, Atallah AN, Castro AA. Stapled versus handsewn methods for colorectal anastomosis surgery. Cochrane Database Syst Rev. 2001;(3):CD003144.

19. Jayne DG, Guillou PJ, Thorpe H, Quirke P, Copeland J, Smith AM, et al. Randomized trial of laparoscopic-assisted resection of colorectal carcinoma: 3-year results of the UK MRC CLASICC trial group. J Clin Oncol. 2007;25(21):3061-8.

20. Swellengrebel HAM, Marijnen CAM, Verwaal VJ, Vincent A, et al. Toxicity and complications of preoperative chemoradiotherapy for locally advanced rectal cancer. Br J Surg. 2011;98:418-26.

21. Dr U, Kennedy ED, Cohen MM. Colon and rectal anastomoses do not require routine drainage: a systematic review and meta- analysis. Ann Surg. 1999;229(2):174-80.

22. Heald RJ. The 'holy plane' of rectal surgery. J R Soc Med. 1988;81:503-8.

23. Masui H, Ike H, Yamaguchi S, et al. Male sexual function after autonomic nerve-preserving operation for rectal cancer. Dis Colon Rectum. 1996;39(10):1140-5.

24. Miles WE. A method of performing abdomino-perineal excision for carcinoma of the rectum and of the terminal portion of the pelvic colon. Lancet. 1908;ii:1812-3.

25. Guillou PJ, Quirke P, Thorpe H, et al. Short-term endpoints of conventional versus laparoscopic-assisted surgery in patients with colorectal cancer (MRC CLASSIC trial): multicentre, randomized controlled trial. Lancet. 2005;365(9472):1718-26.

26. West NP, Finan PJ, Anderin C, Lindholm J, Holm T, Quirke P. Evidence of the oncologic superiority of cylindrical abdominoperineal excision for low rectal cancer. J Clin Oncol. 2008;26(21):3517-22.

27. D'Hoore A, Cadoni R, Penninck F. Long term outcome of laparoscopic ventral rectopexy for total rectal prolapse. Br J Surg. 2004;91:1500-5.

28. Madbouly KM, Senagore AJ, Delaney CP, Duepree HJ, Brady KM, Fazio VW. Clinically based management of rectal prolapse. Comparison of the laparoscopic Wells procedure and laparoscopic resection with rectopexy. Surg Endosc. 2003;17:99-103.

29. D'Hoore A, Penninckx F. Laparoscopic ventral recto(colpo)pexy for rectal prolapse: surgical technique and outcome for 109 patients. Surg Endosc. 2006;20:1919-23.

30. Wells C. New operation for rectal prolapse. Proc R Soc Med. 1959;52:602.

31. Ripstein CB. Treatment of massive rectal prolapse. Am J Surg. 1952;83:69-71.

第18章 直肠切除术和直肠固定术：混合式机器人手术

Monica T. Young, Joseph C. Carmichael 和 Alessio Pigazzi

一、简介

由于科技和外科技术的进步，达芬奇机器人在结直肠外科领域变得越来越重要。这一方法特别适用于需要在有限空间进行精细操作的盆腔手术。视野的改善能够降低中转开腹率，减少并发症，缩短住院时间。本章将介绍机器人辅助下的低位直肠前切除术、腹会阴联合切除术和直肠固定术的手术技术。

二、背景

在过去的几十年里，腹腔镜手术在结肠癌和直肠癌的治疗方面被广泛接受。相反，机器人辅助的结直肠手术是一种新的微创术式。2005年，一项包含6例连续病例的小型队列研究首先描述了机器人辅助腹腔镜低位直肠前切除术。此后，机器人辅助手术越来越普遍，但只占腹部手术的很小部分。2008年，Baik等首先发表了对比腹腔镜和机器人辅助低位直肠前切除术预后的前瞻性随机试验。结果显示，与腹腔镜直肠系膜切除术的短期预后相比，机器人辅助的直肠系膜切除术安全有效。之后，其他几项研究证实了机器人辅助切除术的安全性和肿瘤学疗效。文献报道的机器人辅助低位直肠前切除术的关键优势包括：中转开腹率低（0.4%），环周切缘阳性率低，术中并发症发生率（0.8%）、复发率和住院时间等指标均良好。

三、术前规划

获得全面的术前病史：包括疼痛、大小便失禁、性功能障碍。直肠指检和内镜检查确定肿瘤位置。需要行结肠镜检查以排除肠道多原发性肿瘤。高分辨率直肠MRI可以帮助界定直肠系膜筋膜并评估可切除性。

四、手术室布置和患者体位

机器人结直肠手术的标准手术室设置必须注意术者、助手和手术室人员所需的空间。患者平卧在手术台上，呈改良截石位并使用Allen脚蹬。之前已经描述过防止患者在比较陡的头低足高位过程中滑落的多种方法。一个大型泡沫垫放在手术台上和患者身下效果很好。泡沫垫固定在手术台上并直接接触患者背部，这提供了防止下滑的摩擦力。维克牢尼龙带绑在胸口，以防止患者在向两侧大幅度改变体位时移动。患者的臀部应该正好与手术台边缘对齐，髋部稍屈曲外展。脚和腿必须是人体功能位并且充分衬垫以防止压伤。踝关节、膝关节和对侧肩部应该对齐。

机器人可以从患者两腿之间对接或在侧面越过左侧髋部对接。首选方法是越过左侧髋关节的方法，该法允许术中进入会阴部。采用这种方法，机械臂主杆应该与左侧髂前上棘和镜头孔对齐。术前适当应用抗生素。如果预计从肛门取出标本或吻合，则消毒会阴。用生理盐水为直肠癌患者行直肠冲洗。通过直肠指检或可弯曲的乙状结肠镜检查再次进行病理学评估。

五、Trocar 孔位置和标本取出位置

一般情况下，腹腔镜手术采用三角测量方法的 Trocar 孔设置，Trocar 间最小一掌宽的距离。对于狭窄的盆腔入口，可以考虑使用更多的内侧机器人 Trocar 孔。

在 Palmer 点——左锁骨中线（MCL）上左侧肋缘下 1 ~ 2cm 置入气腹针建立气腹。12mm 镜头孔（C）置于剑突与耻骨联合连线中点上。Trocar 间的最小距离通常是四指宽。在需要进行深部盆腔分离的病例中，气腹建立后不要把镜头孔放置在耻骨联合上大于 20cm 的位置。然后在直视下插入 3 个机器人 Trocar 孔：R1 位于右下象限（RLQ），右锁骨中线与 C 和右髂前上棘（ASIS）连线的交点插入 12mm 套管。R2 位于左下象限（LLQ）R1 的镜面位置，插入 8mm 套管。R3 位于 R2 外侧 8 ~ 10cm，插入 8mm 套管，通常在左肋腹部的左髂前上棘正上方。有必要在放置这个 Trocar 孔前游离乙状结肠。可能需要插入两个腹腔镜辅助孔：L1 为 5mm Trocar 孔，位于右上象限（RUQ），右 MCL 上 R1 上方 12cm 处。L2 为 5mm Trocar 孔，位于右 MCL 与正中线连线中点，L1 上方大约 12cm 的位置（见图 18.1 Trocar 孔布局）。

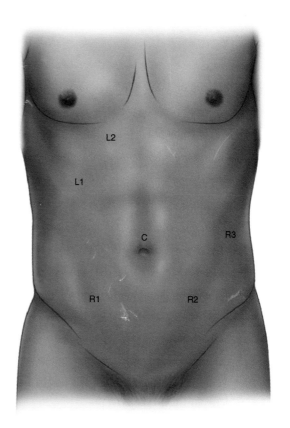

图 18.1 Trocar 孔布局

C：12mm 镜头孔；L1 和 L2：5mm 辅助孔，使用内镜下吻合器时 L1 为 12mm；R1、R2 和 R3：机械臂 1、2 和 3 的 8mm 工作孔

Trocar 孔设置需要根据病例和患者做出一些改变。盆腔入口越窄，机器人 Trocar 孔的位置越向内侧。

最常用的标本取出口是小的横向的 Pfannenstiel（耻骨上横向）切口。或者，如果离

右侧有足够距离来放置体外荷包钳，标本可以从远离正中线的左下象限切口或回肠造口术切口取出。计划手工缝合结肠肛管吻合口，并且结肠系膜和（或）肿瘤不大可以通过肛管时，大多数远端恶性肿瘤可以经肛门拖出。

六、手术步骤（表 18.1）

在机器人辅助腹腔镜直肠前切除术中，步骤 1 ~ 4 通过腹腔镜完成，与腹腔镜乙状结肠切除术基本一样。这些步骤的不同方法在前面章节介绍过，我们将再次简单回顾这些步骤。

表 18.1 手术步骤

手术步骤	技术难度等级（1 ~ 10 级）
1. 腹腔镜探查	1
2. 辨认输尿管，结扎肠系膜下动静脉	5
3. 游离乙状结肠	3
4. 游离降结肠和脾曲	5
5. 游离直肠	5
6. 横断直肠	3
7. 吻合和检瘘试验	2

（一）腹腔镜探查

术者和助手都站在患者右侧。首先检查腹膜有无远处转移灶。患者为头低足高位并抬高患者左侧帮助小肠移位离开盆腔，使用无齿肠钳以避免在游离过程中损伤小肠。

（二）辨认输尿管，结扎肠系膜下血管

在这部分手术中要使用 R1、L1 和 L2 孔。开始从 Treitz 韧带侧方从内侧向外侧游离乙状结肠。确认肠系膜下静脉（IMV）并轻轻向前方牵拉。用单极电刀或剪刀打开 IMV 后方的腹膜，钝性分离使 IMV 和结肠系膜抬高离开腹膜。从左侧结肠系膜上分离出 IMV 后，用血管夹夹闭血管并用血管封口装置或血管吻合器切断（见图 18.2）。

然后向前牵拉乙状结肠，在骶骨岬向内侧右髂总动脉方向切开壁腹膜。锐性分离和钝性分离结合进入该无血管平面并分离直肠上动脉和 IMA 根部。注意避免损伤腹下神经丛和左侧输尿管（见图 18.3）。向后清扫这些结构。分离 IMA 直到能看到左结肠动脉和直肠上动脉呈 "T" 形结构（见图 18.4）。然后用血管封口装置或血管吻合器从根部切断IMA。切断血管前再次确认左侧输尿管。对于大多数患者，也要在这个部位切断左结肠动脉以使更多的左侧结肠游离到盆腔。将左半结肠系膜完全从内侧游离到外侧，直至左侧腹壁。

有一些病例，进入肠系膜根部很困难，如肥胖患者，腹腔体积较小或小肠扩张的小个子患者，这样就限制了从内侧到外侧的方法或者使其无法安全完成。此时应该考虑采用从外侧到内侧的游离。

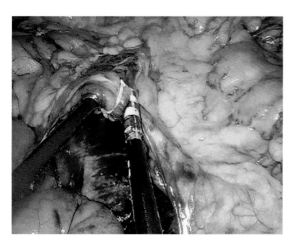

图 18.2　夹闭并切断肠系膜下静脉

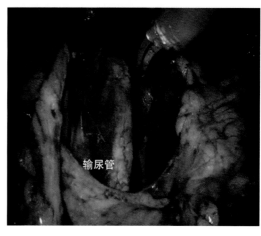

图 18.3　注意避免损伤输尿管

（三）游离乙状结肠

完成内侧游离后，从骶骨岬开始外侧游离。助手向内侧牵拉结肠，在 Toldt 线处分离外侧腹膜反折（见图 18.5）。

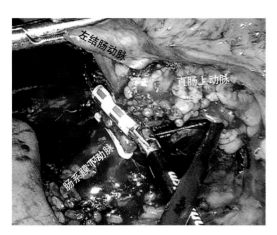

图 18.4　可见肠系膜下动脉、左结肠动脉和直肠上动脉形成的"T"形

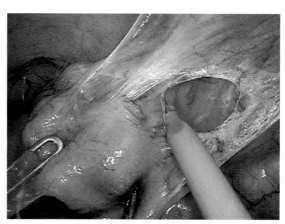

图 18.5　从 Toldt 线处开始分离

（四）游离降结肠和脾曲

从内侧进入结肠系膜和腹膜后腔间的平面，沿胰腺下缘，向着脾门方向朝左上象限进行分离。切开膈结肠韧带和脾结肠韧带，继续向头侧进行外侧分离（见图 18.6），进入小网膜囊（见图 18.7）并分离至系膜根部，注意避免损伤胰尾。

（五）游离直肠

在患者左侧髋部接入四臂机器人。这种设置允许术中进入肛管行指检或内镜检查及经肛门拖出标本。从 C 孔置入 0°机器人镜头。1 臂使用"套管入套管"技术接入 R1 孔，

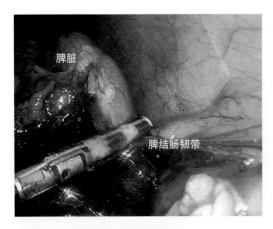

图 18.6　断开脾曲的脾结肠韧带

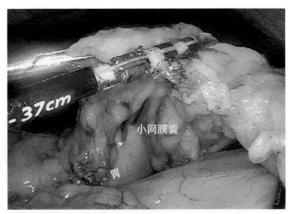

图 18.7　进入小网膜囊

并携带一个电凝钩或单极电刀。2 臂携带双极有孔抓钳接入 R2 孔。3 臂携带 Prograsp 牌、Cadiere 牌手术钳或机器抽吸冲洗器接入 R3 孔。助手继续站在患者右侧，而主刀移到控制台。助手使用 L1 和 L2 孔帮助牵引的同时抽吸或冲洗。通常需要加长的（不是标准长度）抽吸冲洗器。

　　从直肠上动脉下方的骶骨岬进行机器人全直肠系膜切除术（TME）。1 臂（术者右手）和 2 臂（术者左手）用来在无血管的骶前间隙展开一个分离平面，同时 3 臂提供牵引。2 臂小心抓持直肠系膜至关重要，因为坚硬的机械臂可能撕开组织造成出血（框 18.1）。最好使用单极电刀扩展分离平面，尽量少使用电凝（见图 18.8）。确认腹下神经和两侧输尿管，在直肠系膜后间隙而不是骶前间隙进行分离至关重要，进入骶前间隙会损伤腹下神经和造成骶前静脉出血。进入骶前筋膜和直肠系膜间的平面后，开始向后分离。向前牵引乙状结肠，在大约 S3 的水平从远侧进入 Waldeyer 筋膜（直肠骶骨筋膜），继续向尾侧分离到达肛提肌，然后在侧面和前面的平面中环周分离。从外侧确认腹下神经并沿盆壁保护，进行完全的自主神经保护（见图 18.9）。在女性的直肠和阴道间或者在男性的精囊和前列腺间切开腹膜完成向前的分离（框 18.2）。在较大的前部直肠肿瘤病例中，与直肠一并切开覆盖着直肠的邓氏（直肠膀胱）筋膜。在这部分手术中，3 臂是理想的向前牵拉器。两侧要靠近直肠切开以避免损伤神经。

框 18.1 提示

　　为了防止出血、模糊术野和保证准确分离 TME 平面，应避免抓持直肠系膜和（或）肠系膜。抓持直肠壁、附属物或腹膜，对任何微小的出血应立即仔细处理。

框 18.2 提示

　　避免只在一侧完全分离直肠和直肠系膜，即使从较容易的后方平面先到盆底更容易。在直肠系膜平面由近及远进行环周分离，将直肠"剥离"出盆腔。

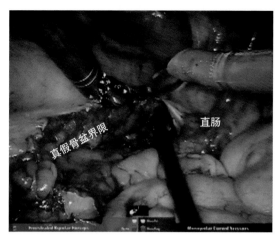

图 18.8　用机器人剪刀进行锐性分离

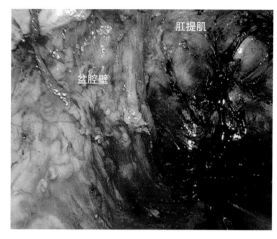

图 18.9　全直肠系膜切除后可见盆腔侧壁和肛提肌

（六）横断直肠

一旦获得足够的环周切缘，就行直肠指检或乙状结肠镜检查以评估切除直肠的适当水平。用切割闭合器切断直肠（见图 18.10）。移开 R1 8mm Trocar 孔和全部机械臂，使用腹腔镜的 12mm Trocar 孔以适应切割缝合器。这也可以通过 L1 辅助孔完成而无需接出。推荐使用 45mm 绿色钉仓或紫色的三排钉仓，尤其是对接受过术前放疗的患者。激发一次切割闭合器完成直肠横断是最理想的，因为研究表明多次激发导致吻合口瘘风险增加。但是，如果技术上不可行，连续激发切割闭合器，注意不要与之前的钉线交叉（见图 18.11）。平均需要 2.5 个钉仓。

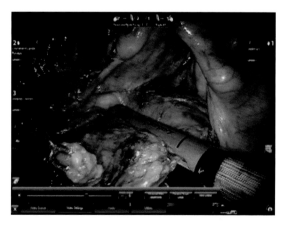

图 18.10　切割闭合器切断直肠

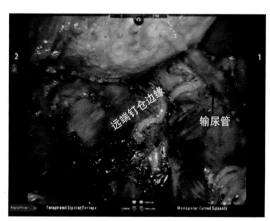

图 18.11　避免与之前的钉线交叉

（七）吻合和检瘘试验

离断远端标本后，移开机器人。在耻骨上方小的 Pfannenstiel 切口上覆盖切口保护器，标本通过该切口取出。在某些病例，经肛门取出或远离中线切口取出也是可取的。然后在近端切缘结扎结肠系膜，并切断结肠，移除标本。将砧座插入保留的近端结肠的末端并用荷包钳缝合,在这一点上,如果作为首选的话,可以制作一个结肠 J 形贮袋。将结肠放回腹腔,用圆形吻合器进行腹腔镜的端端吻合(见图 18.12)。行乙状结肠镜检查评估出血及渗漏。如果出现任何完整性的破坏,都必须考虑加强或重建吻合。可将圆形的 Blake 引流放置在盆腔。高风险患者或者低位吻合(小于 5cm)患者可以行回肠造口术。

七、腹会阴联合切除术

非常低位的侵犯括约肌的肿瘤不能行保留括约肌的手术,最好采用腹会阴联合切除术(APR)治疗。但是,随着新辅助治疗和全直肠系膜切除术的发展,APR 手术的指征已经降低。研究表明,与前切除术和 TME 手术相比,APR 术后局部复发率更高、生存率更低,此后提出了更广泛的会阴和盆底切除。经肛提肌外腹会阴联合切除术(E-APR)改良了传统手术方法,有助于降低阳性切缘率和局部复发率。

如上所述,腹腔镜游离左侧结肠后,行机器人全直肠系膜切除术。与机器人低位直肠前切除术相比,该方法不是必须游离脾曲的。需要长度较短的结肠来进行结肠造口术,通常不需要进一步游离,长度就足够了。但是,在某些 BMI 较高或以前有手术史的患者,这一步还是需要的。

不同于传统低位直肠前切除术,不要将直肠抬起离开肛提肌(框 18.3)。更正确的是,用机器人剪刀行扩大切除术,在肌肉起始部进行环周切除直到两侧可见坐骨直肠窝脂肪(见图 18.13),然后继续穿过坐骨直肠窝直到肛周皮肤前方。助手进行会阴指检能够帮助识别相对于尾骨尖的后方直肠分离界限。切除肛提后可在正中线后面会合,并在此处切除肛尾韧带。切除的横向界限是闭孔筋膜的内侧边缘。在两侧找到并保护自主神经和髂血管的分支,男性的邓氏筋膜和女性的道格拉斯窝形成前缘。注意辨认输尿管并避免损伤,尤其是男性患者。

> **框 18.3 提示**
> 与通常需要俯卧位的开放式 E-APR 手术切除会阴相比,用机器人方法在经肛提肌外 APR 手术中识别和切开肛提肌起始部更加简单。

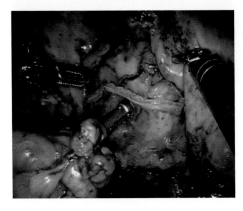

图 18.12　完成端端吻合

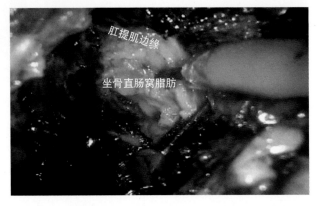

图 18.13　腹会阴联合切除术中遇到的坐骨直肠窝脂肪

直肠切除术中有四个关键区域最可能损伤自主神经：分离 IMA 时易损伤上腹下丛，后方游离时易损伤腹下神经，游离直肠侧方时易损伤盆丛，分离前方时易损伤前面的生殖神经。机器人辅助的使用可以帮助更好地控制盆腔切除，减少意外损伤血管、神经或输尿管的风险。这种方法需要将患者调整为俯卧位进行会阴切除，有可能提高会阴切口的愈合率。

直肠部分完成后移机器人。患者呈陡的头低足高位，从会阴体到尾骨围绕肛管在皮肤上做环形切口。在坐骨直肠脂肪里可以看到前方和后方的直肠下血管。切开直肠尾骨肌进入骶前间隙。在男性患者中，切除直肠尿道肌和筋膜的其他附件。切开前方横向的会阴和直肠尿道肌。在女性患者，除非肿瘤很小或者局限于后方直肠，否则需要行整块后阴道切除术。然后从会阴取出标本，大量冲洗切口。

皮肤分三层关闭。腹腔再次冲洗，在盆腔放置引流管。从预先标记的造口位置行腹腔镜结肠造口术。

局部进展期的肛管或低位直肠癌病例可能需要会阴重建。新辅助放疗能导致脓肿或切口未愈等并发症可能。用带蒂皮瓣关闭皮肤缺损有时能够防止这些不良预后。在各种皮瓣中，垂直型腹直肌皮瓣（VRAM）是一种普遍的选择，但是其使用在腹腔镜或机器人手术中受到限制。根据需要填补的会阴部皮肤缺损的大小决定皮瓣的宽度。切开腹直肌前鞘，水平抬起皮瓣，然后游离皮瓣、皮下脂肪和腹直肌并旋转到达盆底，皮瓣缝合到位。在 APR 这种微创腹部手术中也可以使用股薄肌肌瓣。

八、直肠固定术

已经介绍了很多治疗直肠脱垂的手术。患者多表现为同时具有脱垂和失禁，应该先治疗直肠脱垂，因为大多数患者接受直肠脱垂复位或手术后，失禁会有所改善。慢性直肠脱垂能导致括约肌功能减低，也有失禁的风险。

可以通过会阴或经腹的方式进行手术。尽管最近的研究指出两种手术方式的并发症和死亡率差不多，但经会阴法仍是高危患者的传统方法。经腹法可以是直肠前悬吊固定术，也可以是直肠后悬吊固定术。目前在美国最常用的是直肠后术式。但是，直肠前术式也越来越普遍。术式的选择仍然根据外科医生的经验和喜好。采用微创或机器人技术进行经腹直肠固定术可以降低术后疼痛，缩短住院时间，恢复更快，更早回归工作。很多报道评估了直肠脱垂的机器人手术并指出这项技术安全可行。根据本章的目的，我们将讲述机器人手术和无修补直肠后悬吊固定术。

直肠固定手术包括三个主要步骤：游离直肠、切除有指征的乙状结肠，将直肠固定在骶骨上。哪一步有助于最大限度降低复发率仍然存在争议。要根据患者的症状和解剖决定是否切除乙状结肠置入补片。便秘通常需要切除乙状结肠，而肠道功能正常仅需要直肠固定术。

如果直肠是脱出的，在开始腹部手术前要将直肠复位。建立气腹后，在上述相同位置插入镜头孔、三个机械臂孔和两个腹腔镜辅助孔。患者为头低足高位，先如前面所述从内侧向外侧行腹腔镜乙状结肠切除术。机器人的直肠游离是相似的，从骶骨岬到尾骨水平。在外侧直肠系膜和腹膜反折上方打开腹膜，但是不切开外侧直肠系膜根部。切开根部可以降低直肠脱垂的复发风险，但是增加了盆底功能障碍和便秘的风险。

如果有指征的话此时要切除乙状结肠。不游离左侧结肠，只切除冗长的乙状结肠。用血管封闭装置离断直肠系膜（直肠乙状结肠交界下方），用吻合器切断直乙交界处。切除结肠的范围仅限于冗长的乙状结肠部分。保留直肠上动脉以保留结直肠吻合口的供血。从耻骨上 3～4cm 的 Pfannenstiel 切口取出冗长的乙状结肠。切除的近端结肠，置入 EEA 吻合器的砧座，环砧座做荷包缝合。将近端结肠放回腹腔，关闭筋膜。然后在机器人视野下使用 EEA 吻合器完成腹腔镜下的端端吻合。检查吻合口的完整性和灌注情况。

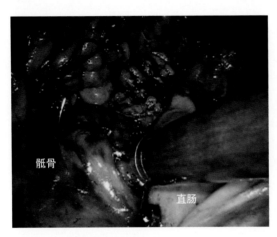

图 18.14　缝合至骶骨岬

直肠固定术可以做或不做补片。机器人持针器通过 R1 孔。如果不做补片，则将直肠系膜用 2～3 根永久缝线缝合在骶骨右侧（见图 18.14），它们用来维持直肠新的位置直到瘢痕组织形成更为永久的固定。缝合位于骶骨岬下 1～2cm，在正中线的外侧，注意避免损伤输尿管、骶前静脉或腹下神经。如果不切除乙状结肠，则可以进行直肠后悬吊固定修补。外科医生选择补片，目前在补片的适用方面还没有达成共识，补片固定在骶骨上的方式与置入直肠固定缝线相似。补片从前方包裹直肠，缝合固定在直肠系膜两侧。注意在缝合固定或补片固定过程中不要扭转直肠肠腔。如果乙状结肠切除术已经完成，在接下来的悬吊固定操作中，新形成的吻合口不能有张力。

九、总结

与腹腔镜直肠切除术相比，机器人辅助直肠切除术安全，且具有类似的肿瘤疗效和围术期预后。盆腔分离使用机器人辅助使腹下神经和输尿管这些关键结构具有良好的视野。注意机器臂要保持温柔的张力，以免扭曲分离平面或撕开直肠系膜组织。随着经验的积累，机器人辅助会使精细的肿瘤直肠系膜切除术更加容易。

十、参考文献

1. Baik SH, Kwon HY, Kim JS, Hur H, Sohn SK, Cho CH, et al. Robotic versus laparoscopic low anterior resection of rectal cancer: short-term outcome of a prospective comparative study. Ann Surg Oncol. 2009;16(6):1480-7. PubMed PMID: 19290486.

2. Pigazzi A, Ellenhorn JD, Ballantyne GH, Paz IB. Robotic-assisted laparoscopic low anterior resection with total mesorectal excision for rectal cancer. Surg Endosc. 2006;20(10):1521-5. PubMed PMID: 16897284.

3. Wormer BA, Dacey KT, Williams KB, Bradley 3rd JF, Walters AL, Augenstein VA, et al. The first nationwide evaluation of robotic general surgery: a regionalized, small but safe start. Surg Endosc. 2014;28(3):767-76. PubMed PMID: 24196549.

4. Ng KH, Lim YK, Ho KS, Ooi BS, Eu KW. Robotic-assisted surgery for low rectal dissection: from better views to better outcome. Singap Med J. 2009;50(8):763-7. PubMed PMID: 19710972.

5. Saklani AP, Lim DR, Hur H, Min BS, Baik SH, Lee KY, et al. Robotic versus laparoscopic surgery for mid-low rectal cancer after neoadjuvant chemoradiation therapy: comparison of oncologic outcomes. Int J Colorectal Dis. 2013;28(12):1689-98. PubMed PMID: 23948968.

6. Lim DR, Min BS, Kim MS, Alasari S, Kim G, Hur H, et al. Robotic versus laparoscopic anterior resection of sigmoid colon cancer: comparative study of long-term oncologic outcomes. Surg Endosc.2013;27(4):1379-85. PubMed PMID: 23239297, Pubmed Central PMCID: 3599163.

7. Antoniou SA, Antoniou GA, Koch OO, Pointner R, Granderath FA. Robot-assisted laparoscopic surgery of the colon and rectum. Surg Endosc. 2012;26(1):1-11. PubMed PMID: 21858568.

8. Ito M, Sugito M, Kobayashi A, Nishizawa Y, Tsunoda Y, Saito N. Relationship between multiple numbers of stapler firings during rectal division and anastomotic leakage after laparoscopic rectal resection. Int J Colorectal Dis. 2008;23(7):703-7. PubMed PMID: 18379795.

9. Nagtegaal ID, van de Velde CJ, Marijnen CA, van Krieken JH, Quirke P, Dutch Colorectal Cancer G, et al. Low rectal cancer: a call for a change of approach in abdominoperineal resection. J Clin Oncol. 2005;23(36):9257-64. PubMed PMID: 16361623.

10. Wibe A, Syse A, Andersen E, Tretli S, Myrvold HE, Soreide O, et al. Oncological outcomes after total mesorectal excision for cure for cancer of the lower rectum: anterior vs. abdominoperineal resection. Dis Colon Rectum. 2004;47(1):48-58. PubMed PMID: 14719151.

11. West NP, Anderin C, Smith KJ, Holm T, Quirke P, European Extralevator Abdominoperineal Excision Study G. Multicentre experience with extralevator abdominoperineal excision for low rectal cancer. Br J Surg. 2010;97(4):588-99. PubMed PMID: 20186891.

12. Kang CY, Carmichael JC, Friesen J, Stamos MJ, Mills S, Pigazzi A. Robotic-assisted extralevator abdominoperineal resection in the lithotomy position: technique and early outcomes. Am Surg. 2012;78(10):1033-7. PubMed PMID: 23025934.

13. Schiergens TS, Thomas MN, Thasler WE. Rectal prolapse. J Gastrointest Surg. 2012;16(12):2336-7. PubMed PMID: 23054898.

14. Athanasiadis S, Heiligers J, Kuprian A, Heumuller L. Surgical therapy of rectal prolapse using rectopexy and resection. Effect of resection treatment on postoperative constipation and sphincter muscle function - a follow-up study of 112 patients. Der Chirurg; Zeitschrift fur alle Gebiete der operativen Medizen. 1995;66(1):27-33. PubMed PMID: 7889787. Chirurgische Therapie des Rectumprolapses mittels Rectopexie und Resektion. Einfluss der Resektionsbehandlung auf postoperative Obstipation und Schliessmuskelfunktion - eine Follow-up-Studie bei 112 Patienten.

15. Fang SH, Cromwell JW, Wilkins KB, Eisenstat TE, Notaro JR, Alva S, et al. Is the abdominal repair of rectal prolapse safer than perineal repair in the highest risk patients? An NSQIP analysis. Dis Colon Rectum. 2012;55(11):1167-72. PubMed PMID: 23044678.

16. Melton GB, Kwaan MR. Rectal prolapse. Surg Clin N Am. 2013;93(1):187-98. PubMed PMID: 23177071.

17. Kellokumpu IH, Vironen J, Scheinin T. Laparoscopic repair of rectal prolapse: a prospective study evaluating surgical outcome and changes in symptoms and bowel function. Surg Endosc. 2000;14(7):634-40. PubMed PMID: 10948299.

18. Bachoo P, Brazzelli M, Grant A. Surgery for complete rectal prolapse in adults. Cochrane Database Syst Rev. 2000;(2):CD001758. PubMed PMID: 10796817.

第19章 直肠切除术：完全机器人手术

Jai Bikhchandani，Federico Perez Quirante，
Anthony Firilas，Jorge Alberto Lagares-Garcia

一、简介

本章将介绍全机器人低前位切除术（LAR）和经腹会阴直肠切除术（APR）的手术技术和先进方法。在之前章节中已经详细描述了混合式机器人手术，具体而言，本章将重点关注直肠和左结肠手术期间使用单一或双台机械臂技术进行脾曲游离。我们还将描述采用双层荷包缝合技术的端端吻合（Prasad 等提出），以及机器人辅助经腹经肛门（TATA）超低位保留括约肌拖出式直肠癌手术。

二、背景

机器人技术广泛应用于所有外科领域，结肠直肠外科也自然而然受到机器人应用和发展浪潮的影响。经验成熟的医师可使用机器人安全施行全直肠系膜切除术，并获得极佳肿瘤学和临床效果，与传统腹腔镜技术相比具有潜在优势。一些报道表明 3D 视野和精确分离的优势，使用机器人技术可降低手术对患者性功能的影响。能在临床上客观证明这一优势的研究目前仍在进行中。在经历一段相对较短的学习曲线后，机器人技术已成为很多人治疗直肠癌的优先选择。

直肠癌手术的一项重要代表指标是直肠环周切缘，当前文献显示阳性率范围在 0 ～ 7.5%。然而，一项最近发布的报道中称，一名有机器人操作经验的外科医生成功实现直肠周围切缘阳性率 3.5%，局部骨盆控制率为 93%。在这一系列研究前，研究者本人已成功施行超过 200 例机器人直肠切除术，有效减少了早期报道中学习曲线对手术效果的影响。

三、术前规划

术前评估必须包括直肠指检、直肠内超声检查以及严格的直肠镜检查。可从高分辨率 MRI 获取有关肿瘤与直肠系膜和深层盆腔平面之间关系的详细信息。要求在手术前完成全结肠镜检查。术前需要清楚在梗阻部位是否放置了内镜下支架，以免在盆腔内牵拉时发生严重损伤。尽管其在嵌入黏膜的情况下操作难度非常大，术中仍要考虑使用内镜取出支架。术前评估泌尿或性功能障碍对于量化并与患者讨论可能的术后改变非常重要。除非预期手术较复杂的术前手术准备，或者术前诊断为复杂肠道泌尿生殖系统瘘，不常规放置输尿管支架。

四、手术室布置和患者体位

在机器人辅助手术中，为提高手术效率，规定手术步骤的标准化及可重复非常重要。强烈建议即使是在教学医院，也要安排一名精通机器人技术的床旁助手，这样有助于帮助那些经验不足的医生。麻醉团队会需要在离患者稍远处占据更大空间。在患者头顶使用头架或 Mayo 立桌可避免机械臂撞击患者脸部，患者脸部可放置泡沫材料加以保护。患者采取 Trendelenburg（头低足高）体位放置，并随时注意气道压力和心率。麻醉团队和外科医生之间须保持密切沟通，尤其是针对病态肥胖或心脏病患者。

正确体位和手术室设置是机器人骨盆手术获得成功的关键因素。在开始时正确放置患者、机器人推车和机械臂将决定手术的进展过程，由于大多数 Trocar 孔放置均为人体工程学设计，如未正确放置可能导致多发碰撞和术中不良事件的发生，从而在术中困扰外科医生，并导致不必要的手术时间延长。

通常将患者以改良截石位放置并使用 Allen 脚蹬。我们的方法是使用 Allen® Hug-U-Vac® Steep Trend 定位器（Allen Medical Systems，Acton，MA）。即使是在采用最陡的 Trendelenburg（头低足高）体位的病态肥胖患者中，使用该系统时也未发生或仅发生轻微滑动，这是因为该器械已被捆绑至手术台并绕患者捆绑一周。患者臀部应放置在手术台下端 8 ~ 10cm，以提供施行会阴操作的入路。对于病态肥胖患者（见图 19.1），某些时候可能需要使用胶带绕胸和手术台包裹一圈。患者髋关节处于屈曲位，并部分处于外展位，在患者双脚和双腿下加垫以免过度受压，并将其与对侧肩部同轴放置。将患者向右旋转 10° ~ 15°，可使小肠离开分离区。对于无法耐受 Trendelenburg 体位的肥胖患者，小肠可能不利于显露盆腔。将带有 Kii Fios First Entry® 的 Alexis 腹腔镜系统（Applied Medical，Rancho Santa Margarita，CA）放置于标本取出部位，并在小肠肠系膜底部放置腹部垫可以将内脏器官置于手术区域之外（见图 19.2）。

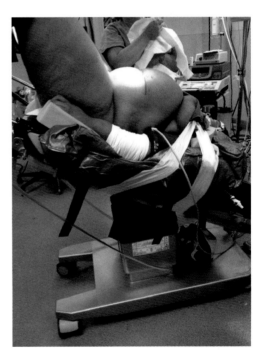

图 19.1　患者放置和 Trendelenburg 测试

助手通过腹腔镜检查操作孔使用腹腔镜无创抓钳。在整个手术过程中使用 0° 镜，除非在游离脾曲时受阻，遇到这种情况，使用 30° 镜头角度向下可能有帮助。机器人推车放置在左髋上方，将镜头孔与左髋和对侧右肩对齐（见图 19.3 和图 19.4）。应在两腿之间留有足够空间，以方便施行经肛手术，尤其针对内括约肌直肠切除术、TATA 方法或经腹会阴直肠切除术。腹部和会阴都需要做好术前准备。

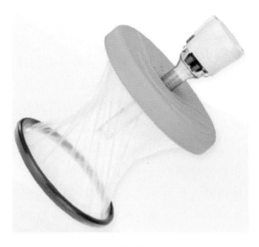

图 19.2 Alexis 腹腔镜检查系统

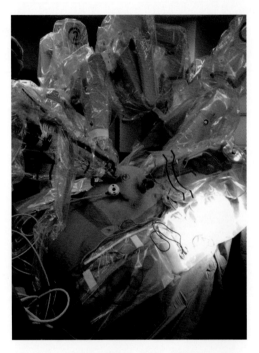

图 19.3 左髋处机器人放置，安装助手 Trocar

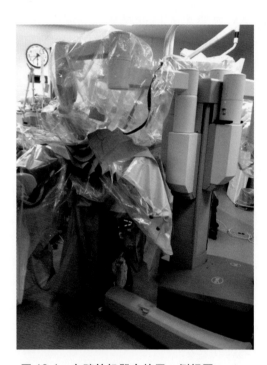

图 19.4 左髋处机器人放置，侧视图

五、Trocar 孔位置和标本取出位置

根据病灶位置放置 Trocar 孔；针对所有盆腔病灶，通常采用 Optiview 技术在脐周放置 12mm 镜头孔，可选用 Veress 气腹针或 Hasson 方法建立气腹。镜头孔的放置取决于患者的身材，较高患者需要将镜头孔放置于肚脐或下方，较矮患者可放置于剑状软骨和肚脐之间。体格较小患者的 Trocar 孔放置更分散，以避免发生碰撞。通常 Trocar 孔之间的规定距离至少为 10 ~ 15cm。

然后在直接可视条件下置入 3 个机器人 Trocar 孔（R）（见前面章节的 Trocar 孔布局）：R1 是一个插入右下象限（RLQ）靠近髂前上棘和脐部连线中点的机器人吻合器套管。

如果预期施行回肠造口术，应尽力尝试通过标记区的侧面放置 Trocar 孔以减少之后的切口。

R2 是一个 8mm 穿刺套管，位于左下象限（LLQ）的左侧锁骨中线的镜头孔水平下方 2 ～ 3cm 处。

R3 是一个 8mm 穿刺套管，位于左肋腹腋前线的脐部镜头孔上方约 5cm 处。正确放置 Trocar 孔对于向头侧牵拉和骨盆深部操作过程中的视野显露具有关键作用。

将一个 8mm 腹腔镜 Trocar 孔放置（L）于右上象限（RUQ）镜头孔上方的右中锁骨中线上（见图 19.5）。须注意不要将该 Trocar 孔过于远离右下象限或与朝向脾曲的镜头孔同轴放置，以便在游离脾曲时避免发生内部或外部碰撞。如果需要使用腹腔镜切割闭合器横断结肠，此处可使用 12mm Trocar 孔。

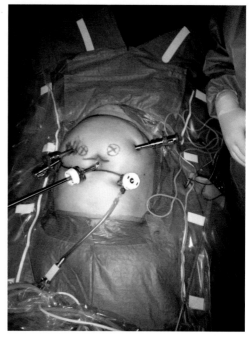

图 19.5　机器人 LAR Trocar 孔放置

预先设定的回肠造口处为理想的取标本部位。有时候即使充分游离近端结肠，也无法到达腹部右侧。全机器人手术的好处在于可实现近端横切和腹中荷包缝合。另外，可经肛取出样本以实现结肠手缝吻合或采用如下所述的机器人远端荷包缝合。

六、手术步骤（表 19.1）

表 19.1　手术步骤

手术步骤	技术难度等级（1 ～ 10 级）
1. 腹腔镜探查	1
2. 识别输尿管和结扎肠系膜下动脉	5
3. 游离乙状结肠	3
4. 游离降结肠和脾曲，识别和结扎肠系膜下静脉	6
5. 游离直肠	5
6. 横切直肠	3
7. 吻合和检瘘试验	2

（一）腹腔镜探查

建立适当气腹，评估腹腔和实质脏器是否存在转移性病变。在最初的腹腔镜探查后，如上所述放置 Trocar 孔并将患者置于适当体位。

（二）识别输尿管和结扎肠系膜下动脉

在该过程中需要用到所有机器人 Trocar 孔和辅助 Trocar 孔。使用单极钩通过 R1 并使用开窗抓钳通过 R3 自内侧到外侧识别血管蒂（见图 19.6）。使用 R2 和辅助 Trocar 孔撑起乙状结肠。在血管蒂下方内侧识别输尿管（见图 19.7）。在某些情况下，也可在血管蒂上方开另一个视野来识别输尿管。在识别腹下神经丛时须谨慎操作，其在 3D 视角为此提供了便利。在切断血管之前应注意保留神经丛。使用机器人双极电刀处理肠系膜下动脉（见图 19.8）。

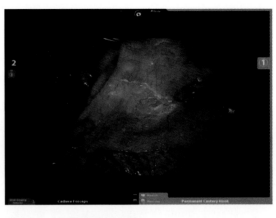

图 19.6　内侧到外侧入路

（三）游离乙状结肠

在自内侧到外侧游离乙状结肠并离断肠系膜下动脉之后，可使用单极钩通过 R1 处理外侧附着组织。然后通过 R2 和 R3 使用抓钳在内侧牵开乙状结肠。尽管通常采用内侧到外侧方法，外科医生还应精通外侧到内侧方法，因其在肥胖患者中有助于识别输尿管。

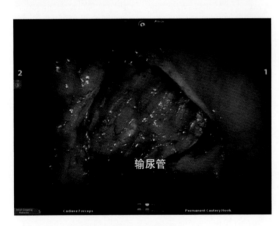

图 19.7　内侧到外侧输尿管显露

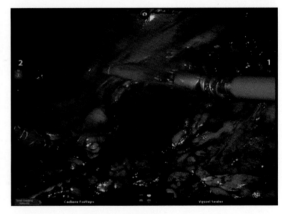

图 19.8　肠系膜下动脉离断

（四）游离降结肠和脾曲，识别和结扎肠系膜下静脉

使用机器人血管凝闭器，以完成 Gerota 筋膜上方向头侧的腹膜后钝性分离，一直到达到脾曲，避绕胰尾。同样使用机器人血管凝闭装置离断肠系膜下静脉（IMV）。

有两种施行机器人辅助脾曲游离的推荐方法，外科医生可根据自己的喜好选择是在操作开始还是结束时施行。

第一种方法涉及在结扎肠系膜下动脉和自内侧到外侧游离乙状结肠后继续向内侧分离。R1 被用于右手操作型仪器，通常是机器人凝闭器，R3 被用于左手操作型仪器，通常为开窗型抓钳。针对这种情况，需要采用"翻转技术"重新定位 R3（见图 19.9）。从左肋腹 Trocar 孔拆除机械臂 R3，通过右下象限的 12mm 腹腔镜 Trocar 孔安装机械臂。该 Trocar 孔可变更为机器人 Trocar 孔或机器人 Trocar 孔可通过 12mm 端口进行套叠。如果没有市场批准的双层机器人 8/12mm 穿刺套件，在执行这一操作时须谨慎，因为其厂商不推荐此操作。在拆除机械臂后助手可使用 R2 操作孔进行操作。

第二种方法涉及拆除与左肩同轴的机器人推车并重新安装到右侧髂前上棘处。Trocar 孔布局与之前描述类似。可在分离盆腔前依据外科医生偏好执行该重复设置机械臂技术。

（五）游离直肠

Trocar 孔 R3 中的抓紧器穿过直肠乙状结肠接合处下方，被用于向外侧和头侧勾住结肠以达到牵拉目的，这一操作通常有

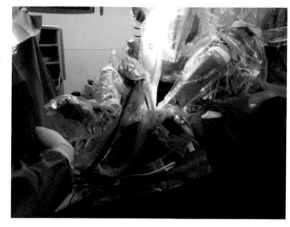

图 19.9　翻转技术以进行脾曲游离

助于获取极佳的盆腔入路的显露效果。采用 R2 和 R3 将完美显露后方平面。R3 在前侧分离中成为主要的牵拉臂。

采用开窗双极钩通过 R2 和单极钩通过 R1 紧密牵开，而 R3 持续向头侧牵拉直肠至术野外，从后侧完全游离骶骨前 Waldeyer 筋膜前方的后平面向下至肛提肌或甚至到肛门 / 会阴周围皮肤。可要求助手在手术过程中进行直肠指检以测量分离深度。然后以类似方法游离直肠外侧。在 Denonvilliers 筋膜或直肠阴道隔膜正前方施行前侧剥离，并向下延伸与后侧剥离在肛提肌或更低位水平处连接。须确保处于规定直肠系膜的正确平面范围内。在手术的这一阶段中，助手可使用腹腔镜无创抓钳向头侧和外侧或内侧牵拉直肠，具体根据需要确定。此时，将抓钳通过 R3 向前伸并以 V 型方式打开以牵拉阴道或前列腺和精囊。随着不断分离，要求持续重新评估牵拉和三角测量情况，这一通过 R2 和 R3 反复抓取的技能，一旦掌握，即可加快在骨盆深部操作的手术进程，并降低总手术时间。注意识别生殖神经并给予保护。如果病理结果显示有必要进行阴道后方切除，须谨慎操作以免破坏气腹，切除完成后可在阴道内放入湿垫，以判断阴道壁是否被破坏。

（六）横切直肠

在完成直肠分离后，在横切直肠时须谨慎操作。对于高位直肠癌患者，执行特定肿瘤部分 TME（见图 19.10），通过 Trocar 孔 R1 使用机器人血管凝闭器横断直肠系膜并切掉病变的直肠壁。在完成这一操作后，通常使用机器人切割闭合器中 45mm 绿钉仓吻合钉以使外科医生获得吻合钉高度的即时反馈和肠壁的适当压力（见图 19.11）。通常需要激发一个或两个钉仓。如果机器人切割闭合技术不可用，可采用 45mm 或 60mm 长的切割闭合器通过腹腔镜辅助 Trocar 孔施行标准腹腔镜切割闭合。相对于从盆腔侧壁伸入切割闭合器可能发生与骨性结构碰撞的方式，垂直横断通常更容易实施，特别是对于深部肿瘤病例。

在将标本取出体外之前，可使用结肠的红外影像来评估近端和远端的灌注情况。吲哚菁绿静脉内给药可使结肠可见（见图 19.12）。使用机器人血管凝闭器分离近端乙状结肠的供血血管蒂，并通过电钩烧灼对近端横断切缘进行标记。记录结肠和直肠残端血流的目测结果。最近发表的数据表明，近端横断切缘位置与原计划不一致的患者比例多达 40%。

为减少切口，回肠造口术部位被用来将标本取出体外。横断，以及再次插入 29mm 砧

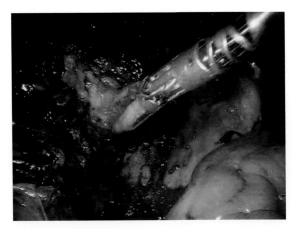

图 19.10　部分 TME

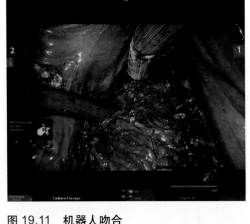

图 19.11　机器人吻合

座以施行机器人辅助体内吻合术。移除 R1 机械臂时，术者和助手将在患者的右侧进行操作。采用结合 Kii Fios First Entry®（Applied Medical，Rancho Santa Margarita，CA）的 Alexis 腹腔镜检查系统有助于在将肠管回纳入腹腔之后维持气腹。

放置好伤口牵开器后，随即将结肠取出体外，在之前做标记的位置进行横断，通常插入 29mm 砧座并使用可重复使用荷包钳和 2/0 缝线进行牢固固定。注意避免产生任何可能的憩室。将结肠回纳到腹腔，放置伤口牵开器盖以重新建立气腹。

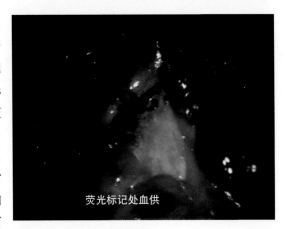

荧光标记处血供

图 19.12　荧光剂造影视图

（七）吻合及检瘘试验

助手将连续扩张直肠，抓钳通过 R1 机器人 Trocar 孔伤口牵开器盖中心开口，将近端砧座和 29mm EEA 吻合器连接。

（八）双层荷包缝合机器人吻合法

结肠回纳到腹腔并重新建立气腹后，针对直肠残端足够长的患者，可以割除远端直肠残端缝钉线，采用工具通过 R1 和 R2 施行二次荷包缝合。在直接可视下插入 EEA 吻合器，拉紧荷包缝合口，并在直视下将钉枪与砧座连接、闭合并激发。可见两个完整的吻合圈，并通过冲洗盆腔检查吻合完整性，通过 R3 Trocar 孔采用 Graptor ™（Intuitive Surgical，Sunnyvale，CA）牵开器钳夹近端结肠并充气。

另一种替代方法是，如果不要求施行回肠造口术，可在通过置于肛门内的小型伤口防护装置拆除缝钉线之后将标本经肛取出（见图 19.13）和切除。然后将砧座放入近端结肠并返回腹腔。采用双层荷包缝合法完成吻合。

（九）内括约肌切除术、远端黏膜切除术和手缝结肠肛管吻合术

机器人辅助 TATA、内括约肌切除术和手缝吻合术被用于大多数距齿状线 2cm 范围内的远端肿瘤。这一方法与在患有先天性巨结肠病的儿童患者中施行的 Soave 手术非常相似。在完成手术的经腹部分后，根据对残余肿瘤的评估做出临床决策，以施行内括约肌切除术或黏膜切除术（见图 19.14）。采用 Lone Star Retractor System™（牵拉系统）（Cooper Surgical Inc., Trumbull, CT）遮住肛管。此时，在齿状线上方约 1cm 处开始施行黏膜切除术。分离深度为黏膜切除术的黏膜下层平面或肛门内括约肌的切除部分以实现内括约肌分离。首先向后分离并通过肛管外侧部分和远端直肠，然后向前分离。须谨慎操作以避免阴道壁全层穿孔。进入精囊可能导致难以控制的出血。在游离远端节段后，将直肠和结肠经肛拖出体外，进行近端横断，并最终通过手缝施行结肠肛管吻合术。

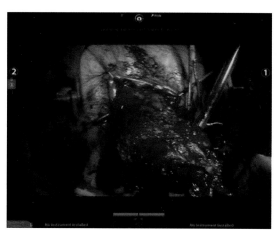
图 19.13　经肛提取

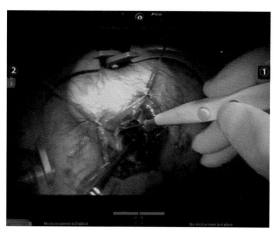
图 19.14　内括约肌直肠切除术切口

七、经腹会阴直肠切除术

可采用机器人技术经腹实现标准分离，然后进行会阴部分离以切除肛管和肛门。操作平面从肛提肌进入，直至坐骨直肠窝和肛周皮肤。直肠指检可有助于分离。

APR 与较高的环周切缘阳性发生率相关，为了完成更好的局部手术控制效果，伴随经腹分离肛提肌的圆柱形切除的概念已发生变化。Marecik 等描述了在 5 例患者中使用这一方法，成功确保直肠系膜和放射状边缘完好。从直肠后侧和周围开始分离，直到在双侧可见坐骨直肠窝的小叶脂肪，即可横断髂尾肌和耻尾肌。

八、总结

综上所述，在遵循上述原则的前提下，全机器人手术是一种安全省时的直肠切除方法。手术本身是非常有条理的，在双侧腋中线和左侧腋前线设置机械臂和放置 Trocar 孔是实现牵拉和分离的基础。R3 是实现牵拉和三角测量的主要机械臂。随着外科医生的经验日益丰富，反复"抓取"和使用机械臂会变得很自然。应根据患者解剖结构进行远端横断，以免产生切缘阳性，或在可疑情况下施行经肛提肌外腹会阴联合切除术（eAPR）。总之，全机器人手术的学习曲线相对较短，可使患者在微创结直肠手术中显著获益。

九、参考文献

1. Baek JH, Pastor C, Pigazzi A. Robotic and laparoscopic total mesorectal excision for rectal cancer: a case-matched study. Surg Endosc. 2011;25:521-5.

2. Park JS, Choi GS, Lim KH, Jang YS, Jun SH. S052: a comparison of robot-assisted, laparoscopic, and open surgery in the treatment of rectal cancer. Surg Endosc. 2011;25:240-8.

3. Kim JY, Kim NK, Lee KY, Hur H, Min BS, Kim JH. A comparative study of voiding and sexual function after total mesorectal excision with autonomic nerve preservation for rectal cancer: laparoscopic versus robotic surgery. Ann Surg Oncol. 2012;19:2485-93.

4. Baik SH, Ko YT, Kang CM, Lee WJ, Kim NK, Sohn SK, Chi HS, Cho CH. Robotic tumor-specific mesorectal excision of rectal cancer: short-term outcome of a pilot randomized trial. Surg Endosc.2008;22:1601-8.

5. deSouza AL, Prasad LM, Ricci J, Park JJ, Marecik SJ, Zimmern A, Blumetti J, Abcarian H. A comparison of open and robotic total mesorectal excision for rectal adenocarcinoma. Dis Colon Rectum.2011;54:275-82.

6. Biffi R, Luca F, Pozzi S, Cenciarelli S, Valvo M, Sonzogni A, Radice D, Ghezzi TL. Operative blood loss and use of blood products after full robotic and conventional low anterior resection with total mesorectal excision for treatment of rectal cancer. J Robot Surg. 2011;5:101-7.

7. Bianchi PP, Ceriani C, Locatelli A, Spinoglio G, Zampino MG, Sonzogni A, Crosta C, Andreoni B. Robotic versus laparoscopic total mesorectal excision for rectal cancer: a comparative analysis of oncological safety and short-term outcomes. Surg Endosc. 2010;24:2888-94.

8. Abodeely A, Lagares-Garcia JA, Duron V, Vrees M. Safety and learning curve in robotic colorectal surgery. J Robotic Surg. 2010;4(3):161-5.

9. Kang J, Yoon KJ, Min BS, et al. The impact of robotic surgery for mid and low rectal cancer: a case-matched analysis of a 3-arm comparison-open, laparoscopic, and robotic surgery. Ann Surg. 2013;257:95-101.

10. Park JS, Choi GS, Lim KH, Jang YS, Jun SH. Robotic-assisted versus laparoscopic surgery for low rectal cancer: case-matched analysis of short-term outcomes. Ann Surg Oncol. 2010;17:3195-202.

11. Pigazzi A, Luca F, Patriti A, et al. Multicentric study on robotic tumor-specifi c mesorectal excision for the treatment of rectal cancer. Ann Surg Oncol. 2010;17:1614-20.

12. Baik SH, Kwon HY, Kim JS, et al. Robotic versus laparoscopic low anterior resection of rectal cancer: short-term outcome of a prospective comparative study. Ann Surg Oncol. 2009;16:1480-7.

13. Hara M, Sng K, Yoo BE, Shin JW, Lee DW, Kim SH. Robotic-assisted surgery for rectal adenocarcinoma: short-term and midterm outcomes from 200 consecutive cases at a single institution. Dis Colon Rectum. 2014;57(5):570-7.

14. Leela M, Prasad LM, deSouza AL, Marecik SJ, Park JJ, Abcarian. Robotic pursestring technique in low anterior resection. Dis Colon Rectum. 2010;53:230-4.

15. llan M, Spinoglio G, Pigazzi A, Lagares-Garcia JA. The infl uence of fl uorescence imaging on the location of bowel transection during robotic left-sided colorectal surgery. Surg Endosc. 2014;28(5):1695-70215. Obias V, Snachez C, Nam A, Montenegro G, Makhoul R. Totally robotic single position "fl ip" arm technique for splenic fl exure mobilizations and low anterior resections. Int J Med Robot. 2011;7(2):123-6.

16. Rickey J, Robinson CC, Camps JI, Lagares-Garcia JA. Roboticassisted Soave procedure in an 18-year-old man with adult short- segment Hirschsprung's disease. Am Surg. 2013;79(6):E223-5.

17. Marecik SJ, Zawadzki M, deSouza AL, Park JJ, Abcarian H, Prasad LM. Robotic cylindrical abdominoperineal resection with transabdominal levator transection. Dis Colon Rectum. 2011;54:1320-5.

第 5 部分

全结肠切除并回肠直肠吻合术和直肠结肠切除并回肠贮袋肛管吻合术

第20章 全结肠和直肠结肠切除术：腹腔镜手术

Jean A. Knapps，Anthony J. Senagore

一、简介

"快速康复"或者"促进恢复"的理念已成为结直肠手术患者治疗和护理的主流思想。这一手术理念的实现依赖三个关键点：术前、术中及术后护理。对此，腹腔镜的使用能够显著降低术后机体的应激反应和手术并发症的发生率，同时还可以缩短患者的平均住院时间。

目前，手术仍是治疗溃疡性结肠炎（UC）唯一确定有效的手段，而腔镜下结肠全切术加回肠贮袋肛管吻合术（RPC-IPAA）是最具吸引力的替代之选。结肠全切加回肠直肠吻合术也称结肠次全切除原位吻合，适用于家族性腺瘤息肉病（FAP）、MUTYH 相关息肉病（MAP）、遗传性非息肉病性结直肠癌（HNPCC）、多发性结肠癌以及肿块阻塞引起近端结肠扩张的患者。此外，出现结肠无力或下消化道（LGI）出血等情况时也需要手术治疗。

本章将会着重介绍上面提及的术式，并且带领读者回顾相关文献中这些术式的应用情况。

二、背景

腹腔镜手术一经问世便迅速受到欢迎，在过去的十年里，尝试使用腹腔镜的手术数量以惊人的速度增长。腹腔镜手术能够缩短术后进入监护室及总的住院天数、减少术后并发症的发生率、降低死亡率、避免二次入院及降低出院后的护理要求。就手术本身而言，虽然过程烦琐，但患者却乐于体验微创手术。然而，结直肠微创手术由于难以学习掌握导致其在全国普及的趋势较为缓慢。

RPC-IPAA，由 Parks 和 Nichols 于 1978 年首次提出，1992 年，Peter 在原有的基础上进行了改良，即术式不变，但引入了腹腔镜方法，直到今天，这种改良的术式依然是治疗 UC 和 FAP 的金标准。最初的报道将经腹腔镜手术和传统开腹手术进行了短期疗效的比较，并未发现区别。在 2000 年，Marcello 等进行了一次病例对照研究，研究共纳入 40 例患者（20 例使用腹腔镜辅助手术，另外 20 例采用传统开腹手术），按照疾病种类和严重程度进行配对比较，发现腹腔镜辅助手术的患者更快恢复肠道功能（2，1 ~ 8 天 vs. 4，1 ~ 13 天），$P=0.03$，同时可以缩短患者的住院时间（7，4 ~ 14 天 vs. 8，

6 ~ 17 天），$P=0.02$。此外报道还提到使用腹腔镜的患者有 4 例出现术后并发症，而传统开腹手术的患者中有 5 例。然而需要注意的是他们的确对治疗 UC 的患者进行了回肠的环形造口，在腹腔镜组的 13 例中有 12 例造口，传统开腹手术组的 13 例全部进行了造口。

2013 年，Schiessling 等发表了一篇新的研究，该研究在设计上采用了前瞻性随机对照试验。对患者和评价人员采用双盲，即双方对于患者的分组情况和数据的来源均不知情。试验共纳入 42 例，21 例在腹腔镜组，21 例在传统手术组，结果表明两种手术方式在住院时间、术后疼痛、肠道功能及生活质量上并无明显差别。腹腔镜手术切口的长度短而传统手术的手术时间短，其中中转开腹率为 23.8%。通过该项研究，他们得出结论：与传统手术方式相比，腹腔镜手术至少具有同样的安全性，同时其切口更美观，具有美容价值。由于无法招募到足够的患者，这项研究不得不提前结束。

Beyer-Berjot 等于 2013 年评估了腹腔镜手术对患者生育能力的影响，研究中纳入了63 例于 2000 ~ 2011 年间行腔镜下 RPC-IPAA 手术的患者，将这些患者与同时期接受过腹腔镜下阑尾切除术的一批患者进行对比。他们用前瞻性方法收集数据，让患者回答有关生育能力的电话调查问卷。患者手术时的平均年龄为 (31 ± 9) 岁，所患疾病主要是 UC（73% 的病例）和 FAP（17% 的病例），每个患者平均跟踪 (68 ± 33) 个月，最终获取 89% 的患者（56 例）的数据。研究发现 15 例试图生育的患者中有 11 例成功怀孕（73% 的成功率），但其中有 1 例流产。经比较，两组患者的生育能力并未发现明显差异，他们得出结论：腔镜下 RPC-IPAA 患者术后不孕症的发生率比传统开腹手术低。

然而，将腔镜手术和传统开腹手术进行比较的研究数量有限，而这些研究中采用随机化的就更少了。这很可能是因为对于患者而言，在腔镜手术可以选择的情况下，他们不愿意选择创伤大的手术方式。White 等于 2014 年发表了一篇文章，该文章将某医疗中心行腔镜下微创结直肠全切和传统结直肠全切术的临床结果进行了比较。研究纳入 2006 ~ 2011 年期间入院的连续 207 例患者，其中 131 例患者（63.3%）采用了传统手术，76 例患者（36.7%）采用了腹腔镜手术，结果表明腔镜组的住院日比传统组要短（6，4 ~ 8 天 vs. 8，7 ~ 12 天），$P < 0.001$，并且轻微并发症的发生率也明显要低（33% vs. 50.4%），OR 值为 0.48（95% 可信区间 0.27 ~ 0.87）。在总体并发症、吻合口瘘、复发率、二次手术以及吻合口闭合率方面并无明显差异。手术时间方面开腹手术时间较短（208，178 ~ 255 vs. 185，255 ~ 325），$P < 0.001$。文章中也提到，181 例行回肠贮袋的患者中有 14 例失败，中转开腹率为 9%（7 例患者），另外开腹手术组中有 3 例死亡。

三、手术室布置和患者体位

手术中必须确保患者处于正确的体位，在游离横结肠的时候尤为重要。患者需要全身麻醉、插胃管、导尿，还要穿压缩气动袜，双臂要内收固定好。像大多数结直肠手术一样，患者取截石位，即将双腿置于腿架上以确保肛门入路，还要留出足够的空间以供术中使用肠镜和经肛门吻合器。这里要注意患者小腿的位置应该低于臀部以提供足够的空间给手术器械。术者应该考虑到在手术的不同阶段让患者处于何种体位（头低位、头高足低位、左侧卧位或右侧卧位），充分的固定和在压迫点处放置护垫也十分重要。

手术技师或护士在摆放器械台时应注意不要阻碍术者在患者双小腿之间及患者左右两侧的移动。手术一般需要 4 ～ 5 个 Trocar 孔，同时还应准备两个无损伤钳、分离用电剪、一个高能电刀（如 Harmonic 手术刀或 LigaSure 血管闭合器），一套抽吸冲洗设备，以及内镜吻合器。当然也要做好开腹手术的准备，备好相应的器械。通常还需要在患者肩部或腿部的任意一侧放置两个显示器，以便术者在不同位置进行观察。

四、Trocar 孔位置和标本取出位置

术中患者的铺单和消毒范围要足够大，这样术者有足够大的范围选择侧方 Trocar 孔的入口，必要时也可以转为开腹手术。气腹针或开放 Hassan 技术可以为术者提供腹膜腔内的入路。一般来说在脐周做一 10 ～ 12mm Trocar 孔以供腔镜进入腹膜腔内进行探查。最开始使用 0° 镜，注意评估腔镜入口区的损伤情况。30° 镜在做粘连松解术和游离肝曲或脾曲的时候尤为重要。其他 4 个孔道均在可视的情况下打通。在左上和右上象限（LUQ、RUQ）各打一 5mm 孔道，注意尽量避开肋缘以免造成不必要的术后疼痛，另外在右下和左下象限（RLQ、LLQ）再各打一孔道（见第 18 章 -Trocar 孔布局），右下象限 Trocar 孔的直径可取 12mm，在离断直肠和乙状结肠连接部时便于内镜吻合器的通过。左下象限 Trocar 孔的大小可以有较大的选择范围，术者可根据手术及器械的情况自由选择。处理回结肠血管蒂时用来切割和电凝的高能电刀有 5mm 或 10mm 的尺寸选择，若决定使用吻合器，则需要一个 11mm Trocar 孔。下象限的 Trocar 孔一般位于髂前上棘中上 1cm 处。另外要时刻注意上方的 Trocar 孔距离下方 Trocar 孔不要太近，至少留出 10cm 的距离，以免各个入口之间互相影响。

Trocar 孔设置的一个关键点就是要设计好切下组织或标本的出口。常用的方法是将标本离断后在脐部打通一个孔道将其取出（见图 13.1）。另一种方法是如下一章描述的用"手辅助"方法进行操作。一般在手术开始时在低位做一横切口或沿中线做一纵切口，切口的大小可根据外科医生手掌的大小自行调整，标本直接用手取出，除此之外其他 Trocar 孔的设置并无差异。

五、手术步骤（表 20.1）

本章中两种手术的一般步骤可见图表，下面我们将就手术细节展开讨论，其内容包括分别介绍两种手术的吻合方式。

（一）腹腔镜探查

镜头通过孔道进入腹腔以后，一定要充分探查全腹腔。目前，这一点在治疗炎症性肠病及评估癌症的扩散和肝脏转移时已经变得尤为重要。

（二）盲肠与升结肠的游离及回结肠血管的结扎

患者取头低足高位，术者站在患者的左侧，利用左边的两个 Trocar 孔进行操作。用两个无损伤钳将大网膜和小肠小心地推至上腹部，这样可以更好地显露回肠末端和回结肠血

表 20.1　手术步骤

手术步骤	技术难度等级（1～10 级）
1. 腹腔镜探查	1
2. 游离盲肠和升结肠，结扎回结肠血管	4（由内到外） 3（由外到内且不进行高位结扎）
3. 游离肝曲、横结肠，结扎结肠中动静脉	6（下方的） 3（上方的）
4. 游离乙状结肠、降结肠、脾曲，结扎肠系膜下动脉	5（由内到外） 3（上方的） 5（由外到内）
5. 横断结肠、断端吻合、复查（或选择）、直肠游离和横断	4 8
6. 肠道外置术和回肠贮袋肛管吻合术	6

管蒂。如果回肠末端依然显露不充分的话，可以将手术台适当向术者倾斜，使小肠因重力下落从而扩大术野。与此同时助手站在对侧用无损伤钳夹住回盲部，将其向右侧髋部提，这样会牵拉回结肠血管，并将其从腹膜后提起来，辨认出回结肠血管蒂后将其充分显露。在回结肠血管蒂中部和后腹膜之间可以见到一条沟形的结构。术者左手持无损伤钳，右手持电凝设备。电凝设备主要用来打开回结肠血管蒂两侧的腹膜，然后再通过钝性分离就可以将该血管从腹膜后剥离。处理完回结肠动脉后，此处便成为一个无血管平面，接下来的操作暂时不需要使用锐性分离。钝性分离从下方打开升结肠系膜，直至显露十二指肠降部。具体的操作方法为左手持器械提起结肠系膜，右手持器械将组织从平面分离。操作时应注意将分离平面保持在后腹膜之前，以保护腹膜后腔、十二指肠及输尿管等。一侧完成后，还应分离另一侧，两侧都完成才能彻底游离血管。这时候需要用电凝设备来清理血管蒂周围的肠系膜脂肪。游离后可用外科夹（血管近端放两个夹子，远端放一个夹子）夹住血管，然后使用高能电刀或吻合器将其离断。

离断回结肠动脉以后，助手需要接着提起动脉远端以便于术者继续分离升结肠系膜内侧面。术者反向提拉横结肠近端可以显露肝曲，借助电凝设备或锐性分离器械，离断肝结肠韧带。在分离该韧带时，其方向并不固定，所以在离断该韧带时，根据韧带的走行适当地改变提拉的方向与力度是十分重要的。这包括助手向内侧提拉横结肠，术者向内侧提拉升结肠，这样，术者可在可视的情况下，将撑起的腹膜分离至其下之前已打开的空间。此步骤完成后就只有侧腹膜（Toldt 白线）附着在升结肠上了。使用电凝设备离断 Toldt 白线直到盲肠，游离阑尾。至此，结肠与十二指肠降部和腹膜后腔的联系全部离断，整个右半结肠可以更大程度地向内侧牵拉。

游离回盲部时，应采取头低足高位，使小肠上移，提起回肠末端的系膜，以便于术者辨认脏腹膜和腹膜后腔之间的组织及解剖结构。在这里需要分离一层较薄的腹膜，可使用电凝设备分离或做锐性分离。此分离平面从回盲部一直延续到肠系膜上血管，并因此将分离的下部分和之前进行的结肠上方分离部分相连。回肠下段的分离向内侧延续直至显露十二指肠水平部,注意过程中不要进入腹膜后腔,以及避免波及输尿管引起不必要的损伤。完成上述步骤后,升结肠可以翻至内侧,将剩余的连接组织直接离断即可完成升结肠的彻底游离。

(三)肝曲、横结肠的游离及结肠中动静脉的结扎

这一步骤在游离左半结肠之前或之后完成均可,是全结肠切除的过程中比较难的一个环节。患者取头高足低位,术者站在患者两腿之间,左手持无损伤钳,右手持高能电刀,利用两个低位 Trocar 孔进行操作,持腔镜的助手站在患者右侧,用无损伤钳通过右上象限的 Trocar 孔提拉横结肠中部的网膜。二助站在患者左侧经左上象限的 Trocar 孔用无损伤钳提起大网膜向头侧牵拉。此步骤使大网膜成帘状,以便于术者用其惯用的高能电刀将肠管与大网膜分离。术者反向向尾部牵拉横结肠,从横结肠中段通过无血管平面进入网膜囊。从右向左将大网膜从横结肠上分离至脾曲。

术者交换左右手的器械,从横结肠中部向游离的肝曲继续分离。通过无血管区域或者依据解剖结构结扎网膜以继续分离。考虑到下一步要结扎结肠中动静脉,结肠剩余的连接处都应该被分离开。游离完整个横结肠之后,助手通过上象限的孔道抓住横结肠近端及远端向上牵拉。以同样的方式,将网膜从横结肠游离,形成一个帘样结构,这样术者能够在结肠系膜中确定结肠中血管蒂。做一个结肠系膜的开口,同时应注意后方的相关结构,包括胰腺及十二指肠升部。然后由左至右结扎结肠中动静脉,用肠钳小心处理每个分支和血管近端。切断前一定要确认是结肠中动脉,因为肠系膜上动脉和静脉就位于这一分离平面后方。

(四)乙状结肠、降结肠和脾曲的游离及肠系膜下动脉的结扎

这时候建议让患者转向右侧,在重力作用下有助于暴露脾曲侧面的连接结构。继续沿着结肠脾曲周围探查至降结肠近端。游离结肠脾曲后,处理邻近横结肠的部分。另一种方法是从上方游离结肠脾曲。

术者继续换位,移动到患者的右侧,他的助手站在他对面。摄像头助手移动到术者的左侧。患者置于头低足高位,并将左侧升高,这样有助于显露乙状结肠系膜的根部。助手持无损伤钳在骶岬水平钳住直肠乙状结肠系膜,将其抬起朝向左下象限 Trocar 孔,这样可以拉起血管使其远离腹膜后腔。在大多数情况下,这时可见肠系膜下血管蒂的右侧或内侧和腹膜后腔之间有个凹槽。外科医生可拿着电刀沿此线打开腹膜,并向头侧延伸至肠系膜下动脉的起源并向下经过骶岬。在肠系膜下动脉和乙状结肠系膜下,这个平面从中间向侧方延伸。这个平面容易向尾部延伸,如果不必要,术者应尽量避免过分游离直肠。此处牢记解剖结构的层次十分重要,由内侧向外侧探查可依次见左输尿管、左性腺血管和腰大肌肌腱,还需考虑到髂血管深达此平面。至关重要的是,在离断任何重要结构前,医生应该识别输尿管。一旦输尿管被确认,就可以离断肠系膜下动脉,或者在对左结肠血管进行保护时,可离断乙状结肠血管。对于良性疾病,可行肠系膜血管蒂低位结扎。在去除它周围的脂肪组织后可用切割闭合器或者高能电刀离断血管。助手用抓钳握住远侧断端,术者将继续在内侧分离结肠下方结构,一直到侧腹壁。术者手持肠钳和高能电刀或内镜剪,从骨盆边缘进行分离,解除乙状结肠粘连,并沿无血管的 Toldt 白线向头侧分离至结肠脾曲。

然后将中部和侧方的平面相连，并使之与之前游离的结肠脾曲汇合。此时目的是将所有的分离点连接起来，助手站在患者左侧，用肠钳将降结肠向上牵拉，从而使肠系膜有张力，与此同时术者站在患者右侧分离剩下的降结肠系膜，直到降结肠近端被完全游离。

（五）横断结肠、断端吻合、复查

这一步患者或术者的位置没有改变。如前所述，应尽量避免过分游离直肠，横断应限于直肠上 1/3 或直肠乙状结肠交界处。术者钳住乙状结肠向上朝腹壁提拉，直至见到融合的结肠带及直肠结构。直肠上段要做一些必要的游离，将其和侧面的附着组织及直肠系膜分离。助手通过肠钳进行对抗牵拉以便辅助分离，术者使用肠钳和电刀或剪刀沿腹膜反折进行分离。选出横断区域，由助手抓住乙状结肠并向上向外侧牵拉。术者左手抓住乙状结肠系膜，在直肠后方及直肠上动静脉间打一个通道，并与之前左侧腹膜开口处相通。这时可以用切割闭合器将直肠横断，这一过程可能需要两个钉仓完成激发，将剩余的直肠系膜用高能电刀离断。

标本从腹部取出之前，术者应确保一切都已经被游离。应特别注意确保结肠肝曲和脾曲都是游离的，因为有时可存在残余附着组织，另外还应保证回肠末端有足够的活动性。

（六）游离直肠并切断

处理溃疡性结肠炎的手术和 IPAA 成形术中，游离直肠时有两种分离平面可供选择。第一个是贴近直肠各边进行游离并分离直肠系膜，高能电刀有助于这一方法，因其在离断富含脂肪的直肠系膜和邻近直肠壁的不同并行血管时可以安全止血。此分离路径可以减少骨盆神经损伤，因此降低潜在失禁和性功能受损的风险。尽管尚未得到高级别数据支持，这一方法可能还可以进一步减少在骨盆中可能出现的无效腔，从而减少结肠袋瘘和窦道形成的问题。第二种方法比较传统，是在直肠系膜平面进行剥离。这种方法可能更快，分离时遇到直肠系膜内的血管也较少。理论上说，选择该平面的缺点是靠近骨盆神经，无论是直接分离还是热扩散，都会损伤骨盆神经，并使失禁及性功能受损的潜在风险增加。这两种方法都有拥护者，但后者可能更容易被想要增长经验的外科医生掌握，主要由于出血风险低及分离操作是在一个实际存在的平面上进行。

无论选择哪种技术，分离操作都需要向下延伸至直肠，使得术者可以在直肠接近齿状线处准确并完全地横断，这与 IPAA 成形术中的"双吻合"结构是一致的。助手最好保持将直肠向吻合口侧提拉，并向直肠分离的反方向进行牵拉（如直肠前方、侧方）。术者应一手持肠钳（用其交替进行牵拉和推开肠壁以保证对抗牵引），另一只手持高能电刀，创造一个尽量无出血的操作平面（不考虑实际选择的平面）。在女性骨盆中通常可以将一个 45cm 内镜直线切割吻合器置于合适的水平以横断直肠。根据骨盆的入路，操作可以选择经由右下象限 Trocar 孔或根据由耻骨弓上方的附加 Trocar 孔进行。在男性骨盆中操作更加困难，为了保证精确横断，可能需要做一个小的 Pfannenstiel（耻骨上腹部横行）切口，来放置一个标准的线性吻合器。最后一种选择是经肛门横断直肠，然后用 2-0 聚丙烯线在横断位置做远端荷包缝合。之后可将圆形吻合器从肛门口送入，固定于砧座，确定好肠袋的位置，然后将远端荷包线系住砧座。然后以标准方式闭合并取出吻合器。

（七）肠道外置术和回肠贮袋肛管吻合术

此时结肠和直肠均应被完全游离，这在肠道外置之前需要确认。取出标本前尤其需要注意的是一些重要部位如结肠肝曲、脾曲是否处理妥善及结肠中动静脉是否完全结扎。回肠末端的充分游离也十分重要，只有游离的充分，才能有足够的长度进行无张力的回肠肛管吻合术。此分离包括将肠系膜上动脉游离至胰腺水平。并在标本取出之前做好对肠袋顶部位置的估计，以便需要时，可实施延长术。在取出的肠袋上可以进一步进行肠系膜的腹膜切除术或是一些特殊血管的离断操作等。

肠道外置手术有多种选择，包括回肠造口处，小的脐周切口，小的脐下正中切口，或者 Pfannenstiel 切口（耻骨上横切口）（特别是在直肠切除术或横断术中会需要用到）。保持人工气腹，通过右下象限 Trocar 孔用肠钳将被横断的直肠送至脐周 Trocar 孔。此时停止充气，撤除脐部 Trocar。通过中线微型手术将切口延长 4～5cm，将右下象限的肠钳推送到新切口处，用 Babcock 钳将标本取出。在两个 Kocher 夹中间横断回肠末端，评估周围血供。为了制作回肠 J 形贮袋，可在回肠折叠的顶点处做回肠切开术。用 80～100mm 规格的切割闭合器穿过回肠的两个分支，并于肠系膜的反方向击发，多次击发后可形成一个 15～20cm 的肠襻，通过再次击发将回肠远端横断。检查肠襻是否有出血，并用生理盐水检查其完整性。在肠管切口顶部用 0 号 poly 线进行荷包缝合，插入 28～29mm 规格的圆形吻合器砧座并进行缝合固定。将肠襻放回腹腔，缝合部分腹中线切口，重新建立气腹，并重新插入 10mm 的 Trocar 孔。

制作回肠贮袋的关键是为了回肠肛管无张力地吻合。这一点在肥胖患者还有那些有过小肠切除术的患者（术后患者的腹腔粘连较重，有时会很难分离）中显得尤为重要。一些方法包括回结肠动脉根部结扎术、肠系膜上动脉上方网膜中部做一个大的横切口或通过 Kocher 术游离十二指肠。

重建气腹，将肠襻移向肛管，注意观察其方向是否正确，以防止肠系膜上动脉扭转及小肠内疝。为了在直肠残端处获得更好的视野，可用左腹的器械前推膀胱、前列腺和阴道。小心地将 28～29mm 规格的圆形吻合器穿过肛管送至吻合处，在右上象限和右下象限的 Trocar 孔各持一把 Allis 钳，术者将钉座移向吻合器主体，旋钉，将钉座与吻合器主体紧密衔接。再次确认位置和方向是否合适并击发吻合器。取出吻合器的过程要注意避免过度扭转，并用肉眼检查切缘组织，最后进行渗漏试验来评估吻合的完整性。在直视条件下移除所有 Trocar 孔，并对大于 5mm 的 Trocar 孔进行双层缝合。

六、参考文献

1. Delaney CP, Chang E, Senagore AJ, Broder M. Clinical outcomes and resource utilization associated with laparoscopic and open colectomy using a large national database. Ann Surg. 2008;247:819-24.

2. Cummings LC, Delaney CP, Cooper GS. Laparoscopic versus open colectomy for colon cancer in an older population: a cohort study. World J Surg Oncol. 2012;10:31.

3. Dwivedi A, Chahin F, Agrawal S, Chau WY, Tootla A, Tootla F, Silva YJ. Laparoscopic colectomy vs. open colectomy for sigmoid diverticular disease. Dis Colon Rectum. 2002;45(10):1309-14.

4. Lezoche E, Feliciotti F, Guerrieri M, Paganini AM, De Sanctis A, Campagnacci R, D'Ambrosio G. Laparoscopic versus open hemicolectomy. Minerva Chir. 2003;58(4):491-502, 502-7.

5. Hotta T, Yamaue H. Laparoscopic surgery for rectal cancer: review of published literature 2000-2009. Surg Today. 2011;41(12):1583-91.

6. Kemp JA, Finlayson SR. Nationwide trends in laparoscopic colectomy from 2000 to 2004. Surg Endosc. 2008;22(5):1181-7.

7. Parks AG, Nicholls RJ. Proctocolectomy without ileostomy for ulcerative colitis. BMJ. 1978;6130:85-8.

8. Peters WR. Laparoscopic total proctocolectomy with creation of ileostomy for ulcerative colitis: report of two cases. J Laparoendosc Surg. 1992;2:175-8.

9. Hernandas AK, Jenkins JT. Laparoscopic pouch surgery in ulcerative colitis. Ann Gastroenterol. 2012;25(4):309-16.

10. Marcello PW, Milsom JW, Wong SK, et al. Laparoscopic restorative proctolectomy: case-matched comparative study with open restorative proctocolectomy. Dis Colon Rectum. 2000;43:604-8.

11. Schiessling S, Leowardi C, Kienle P, Antolovic D, Knebel P, Bruckner T, Kadmon M, Seiler CM, Büchler MW, Diener MK, Ulrich A. Laparoscopic versus conventional ileoanal pouch procedure in patients undergoing elective restorative proctocolectomy (LapConPouch Trial)-a randomized controlled trial. Langenbecks Arch Surg. 2013;398(6):807-16.

12. Beyer-Beriot L, Maggiori L, Birnbaum D, Lefevre JH, Berdah S, Panis Y. A total laparoscopic approach reduces the infertility rate after ileal pouch-anal anastomosis: a 2-center study. Ann Surg. 2013;258(2):275-82.

13. White I, Jenkins JT, Coomber R, Clark SK, Phillips RK, Kennedy RH. Outcomes of laparoscopic and open restorative proctocolectomy. Br J Surg. 2014;101:1160-5.

14. Senagore AJ, Billingham RP, Luchtefeld MA, Isler JT, Adkins TA. The single-stapled ileo pouch anal anastomosis: a reasonable compromise. Am Surg. 1996;62(7):535-9.

第21章 全结肠和直肠结肠切除术：手辅助腹腔镜手术

Marco Ettore Allaix, Mukta Katdare Krane, Alessandro Fichera

一、简介

腹腔镜手术较之开腹手术有很多优势，包括术后疼痛减轻，术后恢复快，住院时间缩短，并发症的发生率降低，并且切口更加美观。然而，较长的学习曲线及需要专业的技术设备在某种程度上限制了结直肠微创手术的发展。手辅助腹腔镜手术（HALS）作为传统腹腔镜手术的替代方法，能克服传统腹腔镜手术的某些局限性，特别是在某些高难度的手术（如全结肠切除术及修复性直肠结肠切除术）中得到应用。

本章将着重介绍该技术的应用，并回顾 HALS 全结肠切除加回肠直肠吻合术及 HALS 直肠结肠切除术加回肠贮袋术的有关文献。

二、背景

在过去的 20 年中，腹腔镜检查已逐步成为许多胃肠疾病的治疗选择。在结直肠手术中，近期综述和荟萃分析一致表明微创手术无论在手术效果（如减少失血）还是术后早期预后（如减轻术后疼痛、改善术后肺功能、降低术后肠梗阻、缩短住院时间、降低手术部位感染）方面都有着很好的近期疗效。

然而，缺乏触觉反馈及显露困难（特别是针对肥胖患者）是腹腔镜手术的两大主要限制因素，这导致手术时间延长和学习曲线延长。因此，在美国各地推广使用腹腔镜进行结直肠手术治疗的进展相对缓慢。在复杂的手术如全结肠切除术和直肠结肠切除术中更是如此，因为这些手术需要多象限分离，操作时间较长并且移动器官（结肠），以及进行大血管的游离和离断比较复杂。

在 20 世纪 90 年代初，为了克服上述限制因素并保持微创手术的优点，手辅助腹腔镜手术（HALS）得以问世。

HALS 在一些手术中被应用，如治疗保留直肠的结肠炎症性肠病和多发性结肠癌采用的全结肠切除术加回肠直肠吻合术，以及治疗溃疡性结肠炎和涉及直肠的家族性腺瘤性息肉病所采用的直肠结肠切除加回肠贮袋肛管吻合术，HALS 特别适用于肥胖和病态肥胖患者。手在腹腔内的操作也有助于牵拉和显露组织。

一些研究试图对 HALS、常规腹腔镜手术及开腹手术在结直肠手术的应用进行比较，然而，大多数这样的研究受限于样本量。2008 年，Aalbers 等进行了系统回顾和包含 3 个非随机临床试验的荟萃分析，在全结肠切除术和直肠结肠切除术中对 HALS（52 例）和常规腹腔镜手术（59 例）进行了对比。两种术式在中转开腹、预估术中失血量及切口长度方面并无统计学差异，但 HALS 能明显缩短手术时间（平均时间差：61 分钟）。然而，在所有这些研究中，HALS 结肠切除术后紧接着做了开腹直肠切除，并利用横向切口行贮袋术。整理荟萃分析数据之后，发现术后预后（包括住院时间和术后并发症）也无差异。

2004 年，Nakajiima 等对 23 例连续病例进行了回顾分析，其中 12 例患者行 HALS，11 例患者行腹腔镜结肠切除术。两组在年龄、性别分布、体重指数、既往手术史、合并症及类固醇依赖性方面都匹配良好。手术指征包括溃疡性结肠炎（9 例 HALS vs. 8 例腹腔镜），家族性腺瘤息肉病（2 例 HALS vs. 3 例腹腔镜）及 HALS 组中的 1 例结肠无力症。各组中外科手术方式相似：12 例全直肠结肠切除术（5 例 HALS vs. 7 例腹腔镜）和 11 例全结肠切除术（7 例 HALS vs. 4 例腹腔镜）。研究者发现，12 例 HALS 与 11 例腹腔镜手术相比，穿刺套管应用明显减少（3.0 vs. 5.0，$P < 0.0001$），且 HALS 手术时间显著缩短（217 分钟 vs. 281 分钟，$P=0.03$）。两者在术中出血（208ml vs. 265ml，$P=0.33$）、中转开腹率（0 vs. 9.1%）及切口长度（8.1cm vs. 6.8cm，$P=0.15$）方面没有显著差异，同时两组均未出现术中并发症。两组患者在术后轻微并发症发生率（17% vs. 27%）和严重并发症发生率（17% vs. 18%）、术后需硬膜外镇痛时间（2.8 天 vs. 3.4 天，$P= 0.33$）、肠道功能恢复时间（2.2 天 vs. 2.4 天，$P= 0.71$）和住院时间（7.6 天 vs. 8.1 天，$P=0.65$）方面也无明显差异，两组中均无死亡病例。

三项研究全面评估了 HALS 直肠结肠切除术的优势。Rivadeneira 等通过一个非随机临床研究将 10 例 HALS 与 13 例常规腹腔镜修复性直肠结肠切除术进行对比。手术适应证包括溃疡性结肠炎（9 例 HALS vs. 12 例腹腔镜）和家族性腺瘤息肉病（1 例 HALS vs. 1 例腹腔镜）。两组在年龄、性别、体重指数和合并症方面匹配良好。HALS 组中位手术时间较短（247 分钟 vs. 300 分钟，$P < 0.01$）。两组在中位预估失血量（200ml vs. 250ml）和切口长度（两组均 8cm）方面没有显著差异。但 HALS 术后肠道功能恢复快（2 天 vs. 3 天，$P=0.02$），同时两组中位住院时间（4 天 vs. 6 天）与术后并发症的发生率（40%vs. 31%）均相近。

Polle 等将 35 例全腹腔镜下修复性直肠结肠切除术患者和先前进行随机对照试验的 60 例患者（30 例 HALS 和 30 例开腹直肠结肠切除术）进行对比。两组患者在个人资料和临床数据方面较相近，且均未出现术中并发症。HALS 组中位手术时间较腹腔镜组显著缩短（214 分钟 vs. 298 分钟，$P < 0.001$）。HALS 组和腹腔镜组之间术后轻微并发症发生率（3.3% vs. 8.6%）和严重并发症发生率（16.7% vs. 20%）相近。尽管腹腔镜组禁食时间短（3 天 vs. 5 天），但两组住院时间是相近的（10 天 vs. 9 天），且在麻醉药需要量方面也无明显差异。

Tsuruta 也对 30 例接受 HALS 直肠结肠切除术的患者和 40 例接受腹腔镜直肠结肠切除术的患者进行了回顾性研究。两组患者在个人资料和临床数据方面相近。研究表明 HALS 组手术时间显著缩短（356 分钟 vs. 505 分钟，$P < 0.001$）并且切口长度较短（6.5cm vs. 7.8cm，$P < 0.001$）。两组中其他术中和术后的结果是相差无几的。

文献中只有一项研究分析了花费，其中包括手术和住院花费。虽然因为一次性耗材成本较高及手术时间较长导致腹腔镜组手术费用较高，但由于住院时间短，总花费还是低于 HALS 组，差异并不明显。

最近，Marcello 等发表了对比 14 例 HALS（10 例全结肠切除术和 4 例直肠结肠切除术）和 15 例腹腔镜全结肠切除术（9 例全结肠切除术和 6 例直肠结肠切除术）的多中心（涉及 5 家医院和 11 名外科医生）、前瞻性、随机临床试验结果。两组患者的年龄、性别、体重指数、既往手术史和手术指征相近。研究发现 HALS 组手术时间显著缩短（127 分钟 vs. 184 分钟，$P=0.015$），两组手术中转开腹率没有明显差异。两组中术后预后（肠道功能恢复时间、饮食耐受性、并发症发生率、住院时间、术后疼痛评分或麻醉剂使用时间长短）相近，该研究也是唯一的前瞻性随机对照研究。但是其研究结果受限于样本量。很少有研究将 HALS 与产生更多相互影响和混淆结果的开腹全结肠切除术或直肠结肠切除术进行比较。Maartense 等在 2004 年报道了将 30 例 HALS 患者与 30 例开腹直肠结肠切除术患者对比的随机临床试验结果，HALS 手术比开腹手术用时长（214 分钟 vs. 133 分钟，$P < 0.001$）。在术后疼痛、并发症发生率及术后住院时间方面两组没有显著差异。研究还指出 HALS 手术的费用有增高趋势（€ 16.728 vs. € 13.406，$P=0.095$）。

Zhang 等在 21 例 HALS 全结肠切除术与 23 例开腹结肠切除术的对照非随机研究中也证实 HALS 手术用时较长（282 分钟 vs. 210 分钟）。在术中出血（107ml vs. 159ml）、肠道功能恢复时间（2.9 天 vs. 3.7 天）和术后发病率（5% vs. 22%）或死亡率（两组均为 0）方面两组没有差异。

三、手术室布置和患者体位

在完成全身麻醉诱导及安放监控设备后，将患者取截石位并固定到手术台上。患者位置要足够靠下，以便从肛门行内镜检查及插入吻合装置。双臂内收，置于身体两侧，术前常规给予抗生素并经皮下注射肝素。留置导尿，并按要求用稀释后的碘液进行直肠灌洗，常规消毒铺巾。

四、Trocar 孔位置和标本取出位置

在安放耻骨上的手辅助设备前，先通过脐部穿刺点行腹腔探查，评估腹腔镜手术的可行性。将显示器放在手术台前头侧，确保整个手术团队良好的手术视野。选择肚脐上方或下方穿刺点进入腹腔，插入 5mm 穿刺套管并以荷包缝合的方式固定在适当位置。还可以选择选择气腹针或光学视图入路技术进行替代操作。

多数情况下，直接建立手辅助切口有利于避免初始安放穿刺套管导致的潜在并发症，以及能够在上一章提及的脐周镜头孔道的安全置入提供手动指引。

两个 Trocar 孔 L1 和 L2 通常在右下象限（RLQ）和左下象限（LLQ），位置也可稍上移，与镜头孔道呈切线（见图 21.1 Trocar 孔位置）。和上一章中完全腹腔镜手术操作相比，

手辅助腹腔镜手术通常不需要 4 个 Trocar 孔
（框 21.1）。

框 21.1 提示
　　利用一个预设的回肠造瘘切口行单孔
腹腔镜操作的先进技术将在后面单孔腹腔
镜章节介绍。通过一个横切口将"顺时针"
游离与手辅助操作相结合。

　　手辅助切口通常也作为标本取出位置。
选择耻骨上横切口可以减少切口疝的发生
率，低位正中切口的优势在于必要时容易行
中转开腹行剖腹探查术。当然，这两种切口
均利于行回肠直肠吻合术。

五、结肠切除术的手术步骤（表 21.1）

　　手辅助腹腔镜结肠切除术手术步骤类
似于之前描述的完全腔镜手术，它本质上
还是右半结肠、横结肠和左半结肠切除术
的组合。

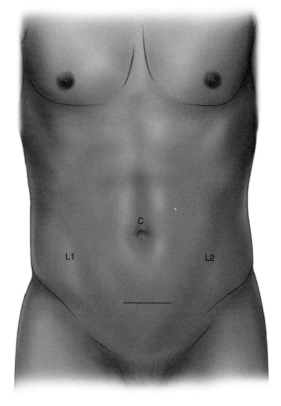

图 21.1　Trocar 孔位置。手辅助切口（左手或右
手），L1 Trocar 孔，选择性 L2 Trocar 孔

表 21.1　手辅助腹腔镜结肠切除术的手术步骤

手术步骤	技术难度等级（1 ～ 10 级）
1. 腹腔镜探查和手辅助孔的插入	1
2. 游离盲肠、升结肠，结扎回结肠血管	3（由内到外） 2（由外到内）
3. 游离结肠肝曲、横结肠，结扎结肠中动静脉	5（下方） 2（上方）
4. 游离乙状结肠、降结肠、结肠脾曲，结扎肠系膜下动脉	4（由内到外） 3（上方） 2（由外到内）
5. 横断结肠、断端吻合、复查	3

（一）腹腔镜探查和手辅助孔的插入

　　用二氧化碳建立气腹并保持在 15mmHg，探查腹腔后，在肚脐任意一侧或右下象限和
左下象限安放 5mm 穿刺套管，然后结束对腹腔的彻底探查。
　　腹腔镜手术的可行性得到证实后，横切口选在耻骨以上两指处。分离皮下组织直至筋膜，横向打开筋膜，从上方和下方展开筋膜下组织平面，确定中线位置并切开，排空气腹，插入手辅助孔并固定。

（二）盲肠、升结肠和结肠肝曲的游离及回结肠血管的结扎

重新建立气腹，患者取头高足低、右侧卧位。一般术者站在患者的两腿之间，并使用左手进行腹内牵拉，右手通过左下象限 Trocar 孔 L2 使用高能电刀或肠钳。持镜者在患者左侧操作 30°　5mm 的腔镜。找到 Treitz 韧带，对炎症性肠病患者的小肠应进行整体评估，然后将小肠置于左上象限，远离手术区域，这有利于对回结肠血管蒂的游离。

术者移动到患者的左侧靠近持镜者，助手也站在患者的左侧，并且患者呈倾斜度大的头低足高、左侧卧位的姿势。找到回结肠血管蒂，通过耻骨手辅助孔，用左手保持其张力。在识别十二指肠后，右手使用血管闭合器解剖、分离和结扎血管蒂（见图 21.2）。接着，在肠系膜下无血管区域，由内向外游离升结肠直至结肠肝曲（见图 21.3）。此时注意侧腹膜的连接组织，需要从结肠肝曲到盲肠将其分离干净。完全游离回肠末端，以实现无张力吻合。

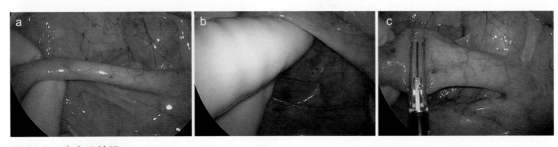

图 21.2　分离回结肠

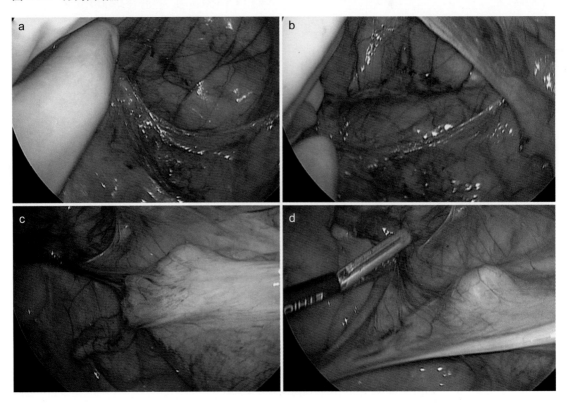

图 21.3　游离盲肠

偶尔，因回肠造瘘的需要而保留回结肠血管，此时，整个盲肠、升结肠和结肠肝曲可由外向内游离。在这种情况下，术者右手通过耻骨上手辅助孔进行牵拉，并用通过右下象限 Trocar 孔 L1 的左手器械进行解剖。有时，如开腹手术一样，术者可以用左手进行牵拉并沿 Toldt 线行指分法，助手可以通过右下象限 Trocar 孔 L1 分离腹膜连接组织，然后将靠近肠壁的盲肠系膜离断。

（三）横结肠的游离及结肠中动静脉的结扎

术者位于患者的右侧，手术台呈头高足低位，从结肠肝曲到脾曲方向游离横结肠（见图 21.4），过程中需要连续分离和结扎大网膜直到远端的胃网膜和横结肠系膜（框 21.2 和框 21.3）。右手从下方和左外侧牵拉横结肠，同时通过右下象限 Trocar 孔 L1 将左手器械送入网膜囊，并进行分离。该网膜将和标本一同切除，因此可加速分离。在良性疾病中可从上方将横结肠系膜靠近肠壁。肠系膜位于大网膜下一层。在某些恶性疾病中，从下方分离结肠中动静脉也是十分必要的。因此，如先前章节（"Ole maneuver"）描述那样需要增加穿刺套管以提供足够的牵拉，显露术野。

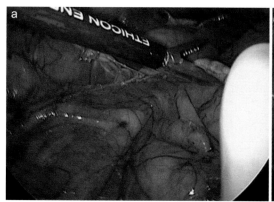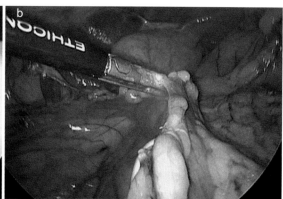

图 21.4　游离横结肠

> **框 21.2 提示**
> 用手操作便于在网膜囊中显露网膜，同时可触及结肠壁以避免被电刀损伤。

> **框 21.3 提示**
> 在任何时候都要注意区分横结肠系膜与小肠系膜，以避免严重的并发症。

（四）乙状结肠、降结肠和结肠脾曲的游离及肠系膜下动脉的结扎

结肠脾曲通常从上方钝锐性分离。随后，通过 RLQ Trocar 孔小心向下牵拉结肠，沿 Toldt 线持续离断脾结肠韧带，同时离断靠近肠壁的结肠系膜。

在操作困难情况下，尤其在右侧器械有限时，需要从上方（从横结肠）和由外向内（从降结肠）共同分离（见图 21.5）。在这种情况下，术者在患者的两腿之间进行操作，通过

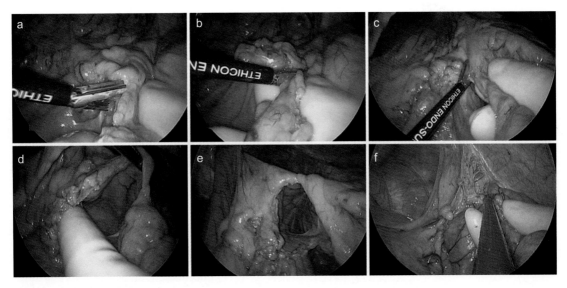

图 21.5　游离结肠脾曲

LLQ Trocar 孔不断分离和结扎肠系膜和外侧连接组织，游离乙状结肠和降结肠至直肠乙状结肠交界水平。肠系膜下动脉通常被保留，特别是对于良性疾病，这有助于为用于吻合的远侧断端提供良好的血供，而对于恶性疾病则应进行肠系膜下动脉高位结扎术。这与前面章节所述手辅助腹腔镜下乙状结肠切除术中描述的由内向外的操作方法一致。术者的右手牵拉乙状结肠，同时通过 RLQ Trocar 孔 L1 进行解剖、分离和结扎肠系膜下动脉根部。

（五）横断结肠、断端吻合、复查

此时，关闭气腹，放置切口保护器，将标本从横切口取出（见图 21.6）。从肠系膜中分离出回肠末端，并用吻合器离断，回肠断端处用不可吸收的 4-0 手术缝线加强缝合。

腹腔用湿纱垫进行保护，用肠钳将近端和远端夹住，行回肠直肠双层端侧手缝吻合。在肠钳间分离并切断直肠乙状结肠交界处，后方外层用 4-0 不可吸收缝线缝合，切开肠管，用 3-0 可吸收线行连续全层内翻缝合环周内层，接着前外层也用 4-0 不可吸收线缝合。或者，回肠直肠端侧吻合也可在小肠内放置双吻合器砧座，从直肠插入吻合器穿刺

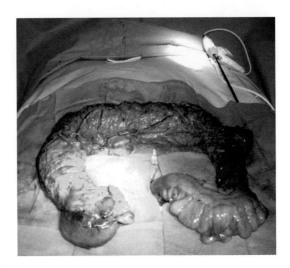

图 21.6　取出手术标本

锥，借助吻合器完成。用乙状结肠软镜检查吻合部位，保证无出血、肠管畅通和完成检瘘测试。将腹腔冲洗干净，逐层关闭横切口，皮下缝合皮肤。

（六）手辅助腹腔镜直肠结肠切除，回肠贮袋肛管吻合术

手术室的布置和体位摆放如前。如果手术开始要进行腹腔探查，评估腹腔镜手术的可行性，腹腔穿刺点可选择肚脐上方或下方，如果计划行粪便改道也可选择在造瘘口部位进行穿刺。在造瘘口部位可选择 12mm 的穿刺套管，如在脐周则选择 5mm 的穿刺套管。

六、直肠结肠切除术的手术步骤（表 21.2）

腹内结肠的游离步骤同前 1 ～ 4 步，直至骨盆。

表 21.2　手辅助腹腔镜直肠结肠切除，回肠贮袋肛管吻合术

手术步骤	技术难度等级（1 ～ 10 级）
1. 腹腔镜探查和插入手辅助装置	1
2. 游离盲肠、升结肠、结肠肝曲，结扎回结肠血管	3（由内到外） 2（由外到内且不进行高位结扎）
3. 游离横结肠，结扎结肠中动静脉	5（下方） 2（上方）
4. 游离乙状结肠、降结肠、结肠脾曲，结扎肠系膜下动脉	4（由内到外） 2（上方） 4（由外到内）
5. 游离直肠	8
6. 横断直肠，回肠贮袋肛管吻合	6

（一）直肠的游离

显示器移动到手术台足侧，术者站在患者右侧，助手在术者对面帮助牵拉（框 21.4）。术者用右手将直肠或直肠断端从骨盆中拉出，通过 RLQ 穿刺套管 L1 进行分离。助手通过 LLQ 穿刺套管 L2 进行对抗牵拉。

> **框 21.4 提示**
>
> 全部结肠被游离后，立即将其取出，并离断直肠乙状结肠交界处。通过手辅助孔切口在直视下易于离断直肠上动脉，这有助于加快对直肠的分离。

如果存在恶性病变，通常使用由内到外的方法来游离肠系膜下动脉。从右侧切开覆盖在骶骨岬上的腹膜，清楚地识别左侧输尿管，使其远离手术区域，用时也要识别并保留腹下神经丛。只有在这些结构被确定后，才能按照步骤 4. 描述的那样使用血管闭合器分离并结扎肠系膜下动脉。若诊断为癌症，肠系膜下动脉和静脉的横断水平的选择遵循肿瘤学原则。

与之不同的是，乙状结肠系膜可靠近结肠壁分离，然后就能较容易地触及直肠上动脉，随后进入全直肠系膜切除平面。即使对于良性疾病，也建议在该层面进行分离，因为它可以精确并且无血地游离直肠。进入该平面后，使用血管闭合器结扎直肠上动脉，将分离层面与之前分离的乙状结肠系膜相连。

仔细辨认双侧盆内脏神经，按先后方、侧面、前方的顺序进行分离，向后分离直肠直达盆底的肛提肌离断直肠侧韧带，直至肛提肌，最后，在男性 Denonvilliers 筋膜后方完成直肠前段的分离。此时，直肠远端已被充分游离，将气腹关闭。

（二）横断直肠，回肠贮袋肛管吻合

无论使用吻合器进行回肠贮袋肛管吻合，还是通过锐性分离行黏膜切除术，手工进行回肠肛管缝合，均要在盆底离断直肠（框 21.5）。

> 框 21.5 提示
> 通过单钉仓和精确的横断，弧形切割闭合器可经该横切口将肛门直肠连接处离断。

外科医生们关于肛门过渡区保留的指征持不同意见。与位置和深度无关的发育不良的或者家族性息肉病累及远端直肠时，推荐行黏膜切除术，手工进行回肠肛管缝合。

之前对几种回肠袋的设计已经进行了说明，但最常见的还是 J 形袋。游离小肠，确保无张力吻合是非常重要的。因此，按照步骤 1 中的操作将小肠系膜游离到十二指肠。然后适当调整回肠末端肠系膜的位置，确认小肠最可靠的循环。用 30in 长的 3-0 丝线在顶端缝合，用 4-0 不可吸收线使两个环路接近。湿纱垫保护腹腔，用一个肠钳夹住近端小肠，在两个环路间行肠切开术，如之前介绍的方法制作回肠袋。在肠切开术中，应用 80mm 或 75mm 切割闭合器在肠切开处进行连续激发，过程中不断将肠袋外翻，使得闭合过程一直朝向回肠袋的顶端，有助于保证闭合位置的精确同时完成止血过程。回肠袋制作完成后，将其向内翻折，将两段切开的肠管逐层闭合（见图 21.7）。通过使用此技术，回肠袋的顶端，即将来的吻合部位，没有被触碰或损伤。使用吻合器进行回肠贮袋肛管吻合中，砧座被放置在回肠袋的顶端，使用双吻合器进行一个标准的端端双吻合。手工进行回肠肛管缝合时，需要经肛门完成黏膜切除术，然后该回肠袋小心地推到骨盆，并经过充分止血，行两层回肠肛管间断吻合。用乙状结肠软镜检查吻合部位，并进行止血，保证肠管畅通并进行检瘘测试。

在对腹腔和骨盆灌洗和止血后，如果需要行回肠造口术，那么需要选择一个合适的小肠袢，穿过肠系膜安放一个 14 号红橡胶导管，将小肠袢穿过之前的回肠造口处，通过不可吸收线将红色橡胶导管与皮肤缝合固定。逐层关闭横切口，皮下缝合皮肤。注意保护切口，使用 3-0 含铬断线以标准的 Brooke 法完成回肠造口术。

七、小结

总之，HALS 手术保持了微创手术的优点，同时又能缩短手术时间，减少中转开腹发生，特别适宜在非常复杂的手术（如全结肠切除术和直肠结肠切除术）中应用。

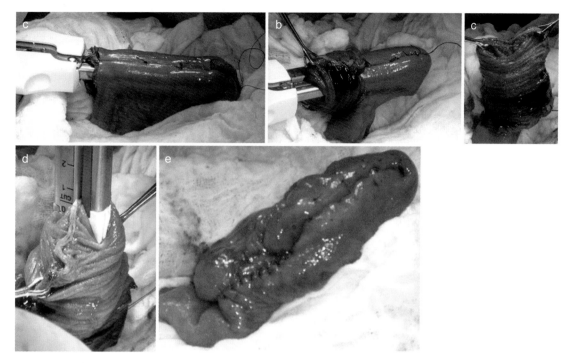

图 21.7　制作回肠袋

八、参考文献

1. Weerts JM, Dallemagne B, Hamoir E, Demarche M, Markiewicz S, Jehaes C, et al. Laparoscopic Nissen fundoplication: detailed analysis of 132 patients. Surg Laparosc Endosc. 1993;3(5):359-64.

2. Jacobs JK, Goldstein RE, Geer RJ. Laparoscopic adrenalectomy. A new standard of care. Ann Surg. 1997;225(5):495-502.

3. Reoch J, Mottillo S, Shimony A, Filion KB, Christou NV, Joseph L, et al. Safety of laparoscopic vs open bariatric surgery: a systematic review and meta-analysis. Arch Surg. 2011;146(11):1314-22.

4. Jatzko GR, Lisborg PH, Pertl AM, Stettner HM. Multivariate comparison of complications after laparoscopic cholecystectomy and open cholecystectomy. Ann Surg. 1995;221(4):381-6.

5. Chapman AE, Levitt MD, Hewett P, Woods R, Sheiner H, Maddern GJ. Laparoscopic-assisted resection of colorectal malignancies: a systematic review. Ann Surg. 2001;234(5):590-606.

6. Abraham NS, Young JM, Solomon MJ. Meta-analysis of short-term outcomes after laparoscopic resection for colorectal cancer. Br J Surg. 2004;91(9):1111-24.

7. Schwenk W, Haase O, Neudecker J, Müller JM. Short term benefits for laparoscopic colorectal resection. Cochrane Database Syst Rev. 2005;3, CD003145.

8. Abraham NS, Byrne CM, Young JM, Solomon MJ. Meta-analysis of non-randomized comparative studies of the short-term outcomes of laparoscopic resection for colorectal cancer. ANZ J Surg. 2007;77(7):508-16.

9. Bonjer HJ, Hop WC, Nelson H, Sargent DJ, Lacy AM, Castells A, et al. Transatlantic laparoscopically assisted vs open colectomy trials study group laparoscopically assisted vs open colectomy for colon cancer: a meta-analysis. Arch Surg. 2007;142(3):298-303.

10. Kemp JA, Finlayson SR. Nationwide trends in laparoscopic colectomy from 2000 to 2004. Surg Endosc.

2008;22(5):1181-7.

11. Steele SR, Brown TA, Rush RM, Martin MJ. Laparoscopic vs open colectomy for colon cancer: results from a large nationwide population- based analysis. J Gastrointest Surg. 2008;12(3):583-91.

12. Darzi A. Hand-assisted laparoscopic colorectal surgery. Surg Endosc. 2000;14(11):999-1004.

13. Michelassi F, Block GE. A simplified technique for ileal J-pouch construction. Surg Gynecol Obstet. 1993;176(3):290-4.

14. Aalbers AGJ, Biere SSAY, van Berge Henegouwen MI, Bemelman WA. Hand-assisted or laparoscopic-assisted approach in colorectal surgery: a systematic review and meta-analysis. Surg Endosc. 2008; 22:1769-80.

15. Nakajima K, Lee SW, Cocilovo C, Foglia C, Sonoda T, Milsom JW. Laparoscopic total colectomy: hand-assisted vs. standard technique. Surg Endosc. 2004;18:582-6.

16. Rivadeneira DE, Marcello PW, Roberts PL, Rusin LC, Murray JJ, Coller JA, et al. Benefits of hand-assisted laparoscopic restorative proctocolectomy: a comparative study. Dis Colon Rectum. 2004;47:1371-6.

17. Polle SW, van Berge Henegouwen MI, Slors FM, Cuesta MA, Gouma DJ, Bemelman WA. Total laparoscopic restorative proctocolectomy: are there any advantages compared with the open and hand-assisted approach? Dis Colon Rectum. 2008;51(5):541-8.

18. Tsuruta M, Hasegawa H, Ishii Y, Endo T, Ochiai H, Hibi T, Kitagawa Y. Hand-assisted versus conventional laparoscopic restorative proctocolectomy for ulcerative colitis.

19. Marcello PW, Fleshman JW, Milsom JW, Read TE, Arnell TD, Birnbaum EH, et al. Hand-assisted laparoscopic vs. laparoscopic colorectal surgery: a multicenter, prospective, randomized trial. Dis Colon Rectum. 2008;51(6):818-26.

20. Maartense S, Dunker MS, Slors JF, Cuesta MA, Gouma DJ, van Deventer SJ, et al. Hand-assisted laparoscopic versus open restorative proctocolectomy with ileal pouch anal anastomosis: a randomized trial. Ann Surg. 2004;240:984-91.

21. Zhang LY. Hand-assisted laparoscopic vs. open total colectomy in treating slow transit constipation. Tech Coloproctol. 2006;10:152-3.

第22章 全结肠和直肠结肠切除术：单孔腹腔镜手术

M. Nicole Lamb，Ovunc Bardakcioglu

一、简介

应用单孔腹腔镜技术进行部分结肠切除的手术方法已被广泛报道。粪便改道术或者末端回肠造口术在直肠结肠切除术的使用十分常见，这种方法可避免因过多切口导致的相关并发症。本章将对应用单孔腹腔镜技术进行全结肠切除术和直肠结肠切除术作一回顾。

二、背景

单孔腹腔镜结肠切除术作为一项新兴技术，在外科手术领域中不断发展。首例单孔腹腔镜手术（SILS）于1992年应用于子宫切除术。20世纪90年代末，单孔腹腔镜也应用于其他部位的手术，如1997年第一例胆囊切除术及1998年第一例阑尾切除术。首例单孔腹腔镜右半结肠切除术于2008年成功完成，且由此开始，单孔腹腔镜技术使用多样化，逐渐应用于各种结直肠手术，包括右半结肠切除术、乙状结肠切除术、低位直肠前切除术、全结肠切除术及直肠结肠切除术。

SILS全结肠切除术的优势突出表现在Trocar孔可选在后续回肠造口的位置，从而实现了手术后"零切口"。目前，可检索到的SILS全结肠切除术的文献大多基于病例分析和病例报告。笔者结合自身经验和文献报道，将在本章中依据客观事实，系统阐述单孔腹腔镜全结肠切除术的主要原则和操作方法。

三、术前准备

对于初学者，选择合适的患者可以达到事半功倍的效果，因为患者的身体状态和基础疾病状态是影响手术的重要因素。现有的文献报道中，实行单孔腹腔镜全结肠切除术患者的BMI在20～30kg/m^2。排除腹壁和腹内或肠系膜脂肪过多的肥胖患者可以显著缩短手术的学习曲线，因为这类患者往往会增加手术的难度。目前，单孔腹腔镜全结肠切除术在良性和恶性疾病及急诊和择期手术中已成功应用，而最常用的适应证包括炎症性肠病、溃疡性结肠炎和克罗恩病。

术前1天，患者需要进行顺行肠道准备，这有助于缩小结肠直径，使标本取出更容易进行。术前对拟行回肠造口部位应进行确认并做好标识，同时预防使用抗生素，并预防深静脉血栓形成。手术当天，留置胃管和导尿管。

四、手术室布置和患者体位

患者取改良截石位，垫豆袋，双臂内收固定于两侧，双下肢用腿垫保护，避免压迫腓总神经。术者开始站在患者左侧，术中根据需要来调整位置。同时，手术台也可以向各个方向倾斜，根据手术进程可调整为头低足高位或头高足低位，使小肠离开术野，有利于各段结肠的显露。体位调整以进行被动牵拉比传统腹腔镜手术要求更高，对成功完成单孔腹腔镜手术至关重要。体位调整时必须确保患者安全牢靠固定于手术台上。显示器沿患者"左右肩轴"置于两侧。通常，手术操作从游离右半结肠开始，顺时针游离至乙状结肠。不过，有两个案例分析报道了从乙状结肠开始逆时针游离至升结肠，这项技术不在本文进行讨论。

有三种单孔通道装置可供手术选择，常用的单孔通道装置有 GelPort® 或 GelPOINT® (Applied Medical, Rancho Santa Margarita, CA)。这类产品常用于手辅助腹腔镜手术，可能很多医院已经有此设备。这两种装置都允许术者自行决定穿刺套管的位置，改进了定位功能。另外可供使用的设备是单孔多通道装置 SILS® Port (Covidien, Mansfield, MA, USA)，Triport 和 LESS Quadport(Olympus Corporation, Tokyo, Japan)或 SSL 接入系统(单孔腹腔镜装置) (Ethicon, Cincinnati, USA)，这些设备在单孔腹腔镜装置主孔道预先内置了多个孔道。

近年来，比较热门的选择是医生的"自制"通道装置。多篇文献报道，为了避免增加成本，减少商业单孔腹腔镜装置的购买，一些外科医生们创造了一个"手套孔"装置。"手套孔"装置由 6 号外科无菌乳胶手套组成，剪掉手套上的 1、3、5 指指套，将 1 个 12mm 穿刺套管、2 个 5mm 穿刺套管插入剪掉的指孔处，将另一个手套袖口的乳胶带剪下，缠在穿刺套管上，这样就形成了封闭系统。在 Trocar 孔安放伤口保护牵开器，将手套的袖口扣合在保护圈的外环上。

Olympus EndoEYE 腹腔镜 (Olympus, Center Valley, PA) 具有 5mm 可活动镜头，有助于改善单孔腹腔镜手术视野的限制。此外，还可以选择标准硬质 30° 腹腔镜、腹腔镜器械(无损伤肠钳)。腹腔镜双极电刀如 Ligasure(Covidien, Boulder, CO)或 Enseal(Ethicon)，标准腹腔镜线性吻合器、直线切割闭合器和圆形吻合器等也都可以使用。

五、手术步骤（表 22.1）

手术步骤依循所谓的"翻转法"进行，首先离断回肠末端，之后沿着顺时针方向游离并切断整个结肠及部分直肠。

由于单孔操作，持镜助手离术者的操作手较近，可能影响术者的活动范围，使操作更加困难。此外，单个孔道限制了腹腔镜器械和镜头之间的距离，术中这些器械容易交叉重叠，相互"打架"，从而限制了其活动范围。总之，成功完成手术的关键是选择合适的患者、最佳的腹腔镜设备及单个 Trocar 孔内的合理配置。

表 22.1 手术步骤

手术步骤	技术难度等级（1～10级）
1. 插入单孔装置和腹腔镜探查	1
2. 游离盲肠、升结肠，结扎回结肠血管	5
3. 游离结肠肝曲、横结肠，结扎结肠中动静脉	5
4. 游离乙状结肠、降结肠、结肠脾曲，结扎肠系膜下动脉	5
5. 横断结肠，回肠直肠吻合	5
6. 游离并横断直肠，回肠储袋肛管吻合	9

（一）单孔装置的插入和腹腔镜探查

如果手术目的是结肠切除后行回肠末端造口，可以在右下象限（术前预先标记造口处）做一直径为 2.5～3.5cm 的圆形切口，作为单孔装置插入部位。锐性切开腹直肌前鞘，钝性牵拉腹直肌层，继续往下找到腹直肌后鞘并切开。插入 GelPOINT 装置（Applied Medical，Rancho Santa Margarita，CA），建立气腹。在 Trocar 孔上置入 3 个穿刺套管，1 个 12mm 套管和 2 个 5mm 套管。12mm 穿刺套管作为 30° 腹腔镜和吻合器的 Trocar 孔，腹腔镜位于 GelPOINT 装置的内侧。2 个 5mm 穿刺套管分别置于镜头的两侧，与镜头形成三角形。如果患者未行回肠造口术而只进行一期吻合，可以在脐周或脐与耻骨联合之间做一 2.5～4.5cm 纵行切口。切口逐层打开直至筋膜层，在直视下切开筋膜层，单孔腹腔镜装置和穿刺套管的插入方法同前。

（二）盲肠、升结肠和结肠肝曲的游离及回结肠血管的结扎

右半结肠的游离可能是手术操作中最具挑战性的步骤，因为它正好位于 Trocar 孔的正下方（该 Trocar 孔为回肠末端造口处），且在牵拉翻转时也存在很大的风险。

对于良性疾病，可以使用"翻转法"贴近肠壁分离结扎肠系膜。手术台调整为左倾头低足高位，使小肠滑出盆腔，暴露在右下腹中。先在回肠开个小口，对于炎症性肠病，在贴近回盲部离断回肠末端，或距回盲瓣 10cm 处进行离断。肠系膜边缘可以用电刀朝着盲肠方向逐步结扎。从侧面游离盲肠及其系膜，将游离的肠系膜再次结扎。从侧面来回游离并结扎肠系膜，仔细辨认十二指肠并游离结肠肝曲，将游离后的盲肠和升结肠翻向患者右侧，并继续下面的分离。

对于恶性疾病，高位结扎肠系膜血管十分重要，手术方法如前所述，可以按由内向外或由外向内的顺序进行。由外向内游离的总体原则是，将盲肠和升结肠外侧连接组织暴露并切断，定位并分离回结肠血管和右半结肠血管。向内侧牵拉盲肠和升结肠，显露 Toldt 白线，由尾侧向头侧切开 Toldt 线直至结肠肝曲。在将血管结扎前，必须在无血管区域中清楚辨认右侧输尿管与十二指肠。向前向外侧牵拉盲肠，显露并分离回结肠血管，用 Ligasure 设备离断血管，继续向内离断肠系膜，通过小肠系膜直至距回盲部大约 10cm 处。由内向外游离的总体原则是，先识别并结扎回结肠血管蒂，然后在肠系膜下方平面由内向

外游离结肠。向前和向外侧牵拉盲肠，使回结肠血管略有张力。在血管结扎前需看到右侧输尿管与十二指肠。用双极电刀分离并离断血管，识别并结扎右结肠动脉，在肠系膜下方和肾前筋膜之间的无血管平面由内向外游离升结肠，由尾侧向头侧侧向切开 Toldt 线直至结肠肝曲。

（三）结肠肝曲和横结肠的游离及结肠中动静脉的结扎

患者体位调整为头高足低位，术者移至患者两腿之间。向下旋转 GelPOINT 装置，使镜头向头侧倾斜，以便更好地显露右上腹和横结肠。向内侧和尾侧牵拉结肠肝曲，游离肝结肠韧带，进入网膜囊，注意不要损伤胰腺。持续向内侧和尾侧牵拉结肠，将大网膜从横结肠上剥离。根据手术指征，紧贴结肠分离肠系膜或行高位结扎结肠右和结肠中动静脉。

（四）乙状结肠、降结肠和结肠脾曲的游离及肠系膜下动脉的结扎

旋转 GelPOINT 装置，使镜头孔位于外侧，以便更好地显露结肠脾曲和降结肠。向外侧牵拉结肠，必要时向上牵拉胃大弯，以继续向结肠脾曲游离，注意不要撕裂脾脏被膜。沿降结肠游离时，将患者体位调整为头低足高位，并使右侧结肠向下翻转。分离外侧连接组织，并沿 Toldt 线钝性分离肾前筋膜，游离降结肠。向盆腔牵拉逐步游离的结肠，显露左侧输尿管。

对于恶性疾病，完成经典的由内向外分离后需要进行高位结扎。向外侧牵拉降结肠，以识别肠系膜下血管。识别左侧输尿管，注意分离层面不要进入髂血管平面。接着，分离结扎肠系膜下动静脉，继续由内向外沿着 Toldt 白线在结肠系膜和肾前筋膜之间分离。向内侧牵拉乙状结肠，继续沿 Toldt 白线向外侧游离，此分离平面是之前游离降结肠的平面的延续。在远侧切缘开个小口，并用 450mm 切割闭合器（Ethicon Endo-Surgery，Cincinnati，OH）离断乙状结肠末端。有时已分离切除的冗长结肠进入盆腔，难以准确定位切除位置，此时可以在肠系膜内侧切一小口，在直肠乙状结肠交界处离断标本。通过向内向头侧持续牵拉远端横断的乙状结肠，将剩余的结肠系膜包含肠系膜下动静脉血管在结肠断端处开始分离结扎。

（五）横断结肠，回肠直肠吻合

通过 GelPOINT Trocar 孔，从离断的末端回肠开始，将结肠标本取出，在体内进行回肠直肠端端吻合。将圆形吻合器的钉座从体外置入回肠。重新建立气腹，从肛门插入圆形吻合器，完成吻合。如果需要进行回肠末端造口术，在移出标本后，以标准的 Brooke 法进行回肠造口术。

（六）游离并横断直肠、回肠贮袋肛管吻合

如果是因为炎症性肠病需进行直肠结肠切除术，需行全直肠系膜切除术（TME）来继续分离。单孔条件下恰当的 TME 操作在技术上比较困难，因为它依赖于足够的牵拉和对抗牵引，而单孔条件下只有一个牵拉器械可供使用。这时可不必强求单孔操作，如果需要可以在左下腹引流点置入一个 5mm 穿刺套管。此外，单孔腹腔镜不适合在直肠的恶性疾病中应用。

六、小结

单孔腹腔镜全结肠切除术是一种可行的术式，但在进行如此复杂的操作时，必须注意其特有的难点。根据单孔腹腔镜的理念，如果手术仅通过回肠末端造口处就可完成而无需额外的切口，该术式将是一种理想的手术方法。

七、参考文献

1. Fung AK, Aly EH. Systematic review of single-incision laparoscopic colonic surgery. Br J Surg. 2012;99(10):1353-64.

2. Remzi FH, Kirat HT, Kaouk JH, Geisler DP. Single-port laparoscopy in colorectal surgery. Color Dis. 2008;10(8):823-6.

3. Makino T, Milsom JW, Lee SW. Feasibility and safety of singleincision laparoscopic colectomy: a systematic review. Ann Surg. 2012;255(4):667-76.

4. Paranjape C, Ojo OJ, Carne D, Guyton D. Single-incision laparoscopic total colectomy. JSIS. 2012;16(1):27-32.

5. Lin YM, Chen HH, Chen YJ, Chen PH, Lu CC. Single-incision laparoscopic colectomy using self-made glove port for benign colon diseases. J Laparoendosc Adv Surg Tech A. 2013;23(11):932-7.

6. Geisler DP, Kirat HT, Remzi FH. Single-port laparoscopic total proctocolectomy with ileal pouch-anal anastomosis: initial operative experience. Surg Endosc. 2011;25(7):2175-8.

7. Leblanc F, Makhija R, Champagne BJ, Delaney CP. Single incision laparoscopic total colectomy and proctocolectomy for benign disease:initial experience. Color Dis. 2011;13(11):1290-3.

8. Dumont F, Goere D, Honore C, Elias D. Subtotal colectomy by single-incision laparoscopy for familial adenomatous polyposis. J Visc Surg. 2012;149(2):e115-22.

9. Fichera A, Zoccali M. Single-incision laparoscopic total abdominal colectomy for refractory ulcerative colitis. Surg Endosc. 2012;26(3):862-8.

10. Cahill RA, Lindsey I, Jones O, Guy R, Mortensen N, Cunningham C. Single-port laparoscopic total colectomy for medically uncontrolled colitis. Dis Colon Rectum. 2010;53(8):1143-7.

11. Hompes R, Lindsey I, Jones OM, et al. Step-wise integration of single-port laparoscopic surgery into routine colorectal surgical practice by use of a surgical glove port. Tech Coloproctol. 2011; 15(2):165-71.

12. Baig MN, Moftah M, Deasy J, McNamara DA, Cahill RA. Implementation and usefulness of single-access laparoscopic segmental and total colectomy. Color Dis. 2012;14(10):1267-75.

13. Bardakcioglu O, Ahmed S. Single incision laparoscopic total abdominal colectomy with ileorectal anastomosis for synchronous colon cancer. Tech Coloproctol. 2010;14(3):257-61.

14. Fichera A, Zoccali M, Gullo R. Single incision（"scarless"）laparoscopic total abdominal colectomy with end ileostomy for ulcerative colitis. J Gastrointest Surg. 2011;15(7):1247-51.

第 6 部分

肠造口术（回肠袢式造口术、结肠袢式造口术和末端结肠造口术）

第23章 肠造口术：腹腔镜手术

Laurence R. Sands，Luis O. Hernandez

一、简介

造瘘从传统意义上讲是伴随着开腹手术出现的，最近通过许多具有创造性的微创性技术也可进行造瘘。腹腔镜手术应用微创技术，能够加快患者术后恢复，从而成为造瘘手术中的领跑者。现在，许多外科医生认为腹腔镜手术应该是造瘘的主要手段。在本章中，我们将介绍造瘘的一般原则并详细描述腹腔镜技术的应用。

二、背景

随着先进的腹腔镜和机器人手术的到来，外科医生在使用粪便改道作为肠道重建的方式时，有了更多的选择。在结直肠外科中肠造口一直都发挥着巨大的作用，无论是作为粪便排泄的永久手段，还是在治疗复杂腹部问题时起临时桥梁作用，这种方法都被认为是其中重要的一环。在许多情况下，造瘘被用来预防性治疗其远端的吻合口瘘，此外，造瘘在许多病例中用于治疗腹部巨大创伤，此时通过造瘘是可以挽救生命的。

早在300多年前，通过对一位结肠癌肠梗阻患者进行造瘘，Littre描述了最初的结肠造口术。下一例结肠造口术实际上出现在很多年之后，当时患者出现绞窄性脐疝，在清创坏死的皮肤后，肠道暴露并进行引流，自然地形成了肠造口。然而这并不能被视为一个理想的造口，以当今的标准看来，这个造口甚至将被认为是继发于肠管嵌顿而出现的结肠皮肤瘘管，但它毕竟还是为认识和理解粪便改道是一个可行的选择铺平了道路。肠道外置术在治疗战场创伤方面更加常用，并且对创伤后的长期存活有很明显效果。

回肠造口术的历史就要短了许多，近期才开始出现该技术，这是因为之前没有合适的方法来收集回肠末端流出的腐蚀性消化液。溃疡性结肠炎患者的手术治疗使得内科医生必须面对回肠造瘘所带来的难题。早期的报道有关暴发性结肠炎的手术切除似乎不是很成功，于是人们很快认识到患者需要行回肠直肠吻合术恢复肠道功能，否则会因患病而死亡。但特别是对有严重直肠炎和长期患有能增加癌症风险相关疾病的患者，回肠直肠吻合的结果并不令人满意。1913年，圣路易斯的John Young Brown医生第一次将回肠造口术作为整个溃疡性结肠炎治疗中的一部分。他最初的计划是通过转移性造口来达到在疾病进程中使结肠得到休息的目的，然而当Gavin Miller将全结肠直肠切除术治疗溃疡性结肠炎普及以后，外科医生不得不处理回肠造口术后带来的远期影响。当时的回肠造口术是将肠管和皮肤齐平并连接在一起。显然，这些患者此后会受到皮肤刺激和炎症等并发症的困扰，并且由于严重的纤维化和炎症反应造口旁出现瘢痕形成，最终导致造口狭窄。一个具有创新性的化学系学生 Koerning，为因溃疡性结肠炎行回肠造口术的患者发明了一种贮物袋并用乳胶制备的橡胶密封，从而避免了皮肤被回肠造口流出的消化液腐蚀。1952 年，Brooke 发明了相对简单的外翻式造口，为回肠造口术后的护理带来了革命性的变化，也使得回肠造口术更加普遍地使用起来。他的这个设计让贮物袋能够轻松地收纳造口流出的消化液并防止泄露，这样就避免了对周围皮肤的刺激和随之带来的一系列可怕的并发症，这个巧妙的发明也让外科医生敢于大胆地使用回肠造口术。

造口术通过简单的外科操作，构建空腔脏器和体表之间的通路，也可以作为一种术语描述两个空腔脏器之间的连接。"ostomy"这个词来源于拉丁文中"Ostium"，意为开口或通路。后缀"-tomy"代表介入或干预，通过手术或者创伤。单词"stoma"取自希腊语中口的意思，可以和"ostomy"相互替换使用。造口术的进一步命名则和涉及的器官有关，因此，"ileostomy"是来自回肠和皮肤之间的通路，"colostomy"来自结肠，"gastrostomy"来自胃，而"appendicostomy"来自阑尾，以此类推。当把两个器官连接在一起的时候，描述性术语就是将它们结合起来，例如，小肠和结肠之间的吻合也被称作回肠结肠吻合术（ileocolostomy），而结肠和直肠之间的吻合称作结肠直肠吻合术（Colorectostomy 或 coloproctostomy）。袢式造口是将完整的肠袢提出皮肤并离断系膜游离侧，造瘘完成之后在近端和远端有两个开口空腔。相比之下，将相关肠管末端提至皮肤并且切开，就形成一种末端造口术。

造口术有很多手术指征（见表 23.1），当需要切除肛门及其相关肌肉组织时，可采用永久性造口术。对于低位直肠癌需行腹会阴联合切除术和严重炎症性肠病累及括约肌功能的患者，这种术式是十分必要的。另外，肛门括约肌薄弱和大便失禁，无论年龄大小都可作为永久性粪便改道手术的指征，目的在于防止会阴部皮肤的破坏，改善会阴部的卫生，避免褥疮性溃疡的形成。

表 23.1　造口术适应证

肠梗阻
肠穿孔
炎症性肠病
远端吻合口保护
功能性和运动性肠道疾病（如，结肠无力，大小便失禁）
感染性原因（如，坏死性筋膜炎）
先天性疾病（如，肛门闭锁，先天性巨结肠）
腹部或会阴部外伤
复杂的腹部或会阴瘘
肠道辐射损伤

造口也可以是临时的，临时性造口术应用在腹内严重创伤的患者，可以挽救危重患者的生命。当患者由于结肠梗阻或炎性疾病如憩室炎、克罗恩病导致结肠穿孔，出现弥漫性腹膜炎时，进行一期吻合会有吻合口瘘的风险。对于这些患者，最好的选择应该是行临时性造口术，解决急性症状和炎症状态，并促进腹内的愈合。

临时性造口术最常见也有些争议的适应证可能包括盆腔深部的切除手术、全直肠系膜切除术、低位回肠肛管和结肠肛管肠吻合术以及具有高风险的远端肠管吻合术。高风险的吻合术可能出现于免疫功能不全的患者，长期应用类固醇药物或之前接受过盆腔或腹腔放射治疗的患者。这些病例中，造口术可以用于预防吻合口瘘的发生。

临时性造口术可以选择回肠或者结肠造口，具体的造口方式取决于术中的具体情况以及外科医生的个人选择。许多结直肠外科医生更偏向于将预防性的祥式造口应用于低位吻合的手术，因为其还纳相对简单，造口护理更加容易，造口旁疝的发生率低，造口边缘感染率低。但也有人持不同观点，认为这种方法会因造口液体大量丢失，导致脱水的发病率增高。

造口术选择可以为祥式造口或末端造口。祥式造口通常用于临时性造口，因为这种方法比较容易还纳。祥式造口往往比末端造口要大一些，因为两侧的肠道均要通过同一个腹壁切口外置。由于造口较大，选择合适大小的材料进行造口护理对于患者来说更加困难。此外，由于腹壁切口较大，祥式造口可能更容易发生造口旁疝和随后的造口脱出。

末端造口通常较小，易于护理，而且很少脱出。此外，相比于祥式造口，造口旁疝的发病率要低得多。但是，如果末端造口是临时的，往往需要更复杂的手术来还纳，因为肠道的另一末端可能隐匿在腹腔内。因此许多外科医生选择在尽可能靠近末端造口的部位固定远端的肠管以便后续进行还纳。

造口术的另一种方法是肠祥末端造口。该方法可以应用于肥胖患者，由于这些患者腹壁较厚，肠系膜受到更大的牵拉，因此末端造口拉出十分困难。如果仅通过简单的末端造口将肠管拉出，肠管末端会因肠系膜受到牵拉而缺血。在这种情况下，许多外科医生更愿意将肠管以肠祥形式提至皮肤，然后切断远端以改善末端肠管的血供。

三、术前准备

造口术最好在术前对所有可能发生的情况做好计划，这样做有以下几个原因。首先，毫无疑问的是患者会对他们的手术和可能需要造口产生很大的焦虑。其次，对患者普及相关知识也许是消除患者因手术和可能需要造口所产生的恐惧和担忧的最佳方式。应为患者提供询问有关造口和整个手术的问题的机会。手术视频是向患者展示造口作用和功能的有效工具，可以协助术前咨询。此外，在线网站也可以给患者提供额外资源。很多时候，与接受过造口术且病情相似的患者进行交谈，可以使很多问题得到圆满回答，这对手术患者是非常有好处的。最后，因为每个患者的身体情况不同，应由有资质的造口治疗师进行适当的标记，以便安排造口术的最佳位置。这将有助于确保患者最大限度享有合适的造口装置，以便使造口体验尽量愉快并尽可能使患者受益。造口位置有时需要进行调整，以避开瘢痕、皮肤皱褶和其他皮肤疾病部位。造口标记时要考虑到患者在坐位和直立位的情况，并且必须注意患者的腰围和裤长。造口应经过腹直肌鞘，而不是在它的侧面，目的是使腹直肌能够提供支持以降低造口旁疝的发生。在肥胖患者中，脐上造口是有必要的。一旦确定了造口的合适位置，用不易褪色的笔在该位置标记清楚。在一些复杂的情况下，造口装置可被安放在预先计划的皮肤部位上，然后佩戴 24 小时来测试放置的效果。

在没有其他好位置时，经脐造口可能是一个合理的替代性选择。Raza 和他的同事们看好此方法，这是基于他们观察的 101 例患者，其中只有 4 例需要调整，且并没有造口旁疝或脱出的发生。Fitzgerald 指出，脐孔在婴幼儿时期闭合后，它的瘢痕形成正常肚脐，因此在美容方面要优于其他部位的肠造口。

造口咨询显然是患者接受造口的重要环节，这已在应用多元回归分析的研究中被证实，造口调节与患者学习如何护理造口，患者与他人之间的人际关系，以及更好地安放造口都密切相关。作者认为，解决患者的心理问题应成为造口患者常规护理的一部分，术前咨询在护理方面扮演着重要的角色。这种咨询将改善患者的治疗效果，提高患者的满意度，甚至可以缩短总住院时间。

对病态肥胖患者行造口术时面临极大的挑战，一些人主张采用肠袢末端造口来防止肠缺血。另一种技术是通过在腹壁造口部位放置 Alexis 切口保护器，协助病态肥胖患者建立造口，这将有利于肠管通过腹壁受到更小的摩擦和阻力。

腹腔镜造口的优势包括切口更小，从而减少了开腹手术发生切口感染的机会；术后疼痛减轻，减少镇痛药的使用从而缩短术后首次排便时间和术后肠梗阻的出现。此外，腹腔镜技术十分适合造口建立，因为它往往不需要取出标本，算是腹腔镜操作中最简单的一种。手术除了腹腔镜 Trocar 孔外没有其他切口，从而便于安放造口装置而不将其放在其他腹部切口上。

腹腔镜技术的另一个优势体现在计划行造口术并且同时需要肠切除的患者中。在这些情况下，外科医生会在假定造口的部位建立一个 Trocar 孔，在完成手术的时候，通过此区域完成肠管外置，这样就能够减少腹部切口数量。然而，进行腹腔镜下肠管定位的时候必须要注意，因为许多外科医生喜欢将袢式造口的近端部分放置在皮肤和腹壁缺损的上方，这就必须确保肠道穿过腹壁时的方向并且肠管没有扭曲或缠绕。即使是在末端造口时，肠管在筋膜水平的扭转都可能导致机械性肠梗阻的发生。外科医生应在肠管外置后再次重新建立气腹，将肠系膜充分暴露以观察方向，并确保肠管没有扭转。

在行末端造口术的患者中，最重要的是必须确保将适当部分的近端肠管外置。肠管离断以及不正确的分支结构会导致完全性肠梗阻，并最终导致需要二次手术来处理。虽然这一问题在开腹造口中很少发生，但在腹腔镜手术中，如果术者无法识别正确的肠管方向尤其是对于结肠冗余患者而言，问题是有可能发生的。不过在确保肠管完全可视的情况下，通过结肠带汇合点确定直肠上部，进而从该点寻找肠管近端可以避免这一问题出现。另一种技术，是在造口的时候可向直肠内注入空气以明确哪个是最远端。如果判断肠管近端和远端部分仍有困难，可进行袢式造口，以防止在错误的一侧进行造口。此外，如果仍对正确的解剖位置不能确定，可以随时中转为开腹手术。

许多研究对腹腔镜造口与开腹造口进行了比较。一个来自德国的研究显示，与腹腔镜造口相比开腹造口的手术并发症更多，且腹腔镜组的死亡率明显降低。他们的结论是，对于姑息性造口，使用腹腔镜技术有显著优势。

Cleveland Clinic Florida 早先报道过他们进行腹腔镜造口的经验，在对 32 名主要行袢式回肠造口患者的研究中，中转开腹的有 5 例（其中 2 例因为手术时要行肠切除），而 2 例患者因为造瘘口梗阻需要二次手术，这些患者中有一个出现了在筋膜水平的肠扭转。平均手术时间为 76 分钟，平均住院时间为 6.2 天。这一较长的住院时间主要是需要进行造口指导。

最近的一项研究回顾了 10 年来的情况，证实了腹腔镜造口的好处。该研究中的 80 例患者大多患有晚期不可切除的结直肠癌，除 1 例患者外其余所有人成功接受腹腔镜造口。这其中大多数患者行回肠或结肠袢式造口，只有 5 例患者因造口旁脓肿、造口回缩、小肠梗阻、术后出血或造口疝等并发症需要接受二次手术。平均住院时间为 10.3 天，虽然这个住院时间可能有些长，但这最有可能是和指导患者正确地使用和护理造口有关。

四、手术室的布置和体位摆放

患者在手术台上取仰卧位，双臂内收固定，手术台呈头低足高位并向造口的对侧倾斜。这将有助于将肠道向头侧和外侧移动，从而提供更好的手术视野。术者站在患者造口的对侧（即，术者在结肠造口术时会站在患者的右侧，在回肠造口术时会站在患者的左侧）。通常为了有更好的视野，会将显示器放置在患者的脚侧。然而，如果打算进行近端横结肠造口术，最好是将显示器靠近患者的肩部放置。膀胱留置导尿管减压，有助于显露术野并防止损伤膀胱。对于行结肠末端造口和 Hartmann 手术的患者，可以在无菌单下方放置连接大注射器的肛管并固定，手术室的工作人员在造口完成前向肠道内注入空气，将有助于确定肠管方向以选择正确一端的肠管进行造口，该管在手术结束时取出。

五、Trocar 孔位置的选择

有各种各样的技术应用于腹腔镜造口，其中有零孔、单孔或多孔技术。Hellinger 和他在迈阿密大学的同事所描述的腹腔镜技术采用环形切口，不需要打孔也不需向腹腔充气，适用于不能耐受气腹的患者行造口术。这项技术仅仅运用腹壁回缩和在环形切口处放置腹腔镜以识别和定位肠管，它的缺点是因为操作受限于手术视野，无法在腔镜下完成对 Toldt 白线更多的游离，特别是在肠管不长的患者中更为明显。

腹腔镜造口大多使用的是两个或多个 Trocar 孔来完成，结肠造口术 Trocar 孔（位置见图 23.1）和回肠造口术 Trocar 孔（位置见图 23.2）。镜头孔 C 可以选择一个 5mm 或 10mm 的穿刺套管放置在脐周，Trocar 孔 L1 和 L2 位于腹部造口的对侧，有利于三角测量，以便在腹腔内有足够的空间来操作，并且鉴别、分离，以及将行造口的肠道提出。另外也可以选择设置一个额外的 Trocar 孔 L3，并且通常放置在造口部位。

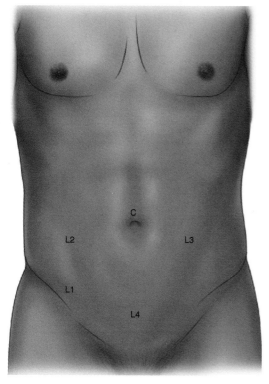

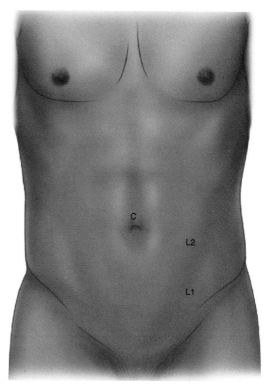

图 23.1　结肠造口术 Trocar 孔位置

C：5mm 或 12mm 镜头孔；L1：5mm 右手 Trocar 孔；
L2：5mm 左手 Trocar 孔；L3：12mm 备选通过造口的
辅助孔；L4：5 或 12mm（吻合器用）备选的辅助孔

图 23.2　回肠造口术 Trocar 孔位置

C：5mm 或 12mm 镜头孔；L1：5mm 右手 Trocar
孔；L2：5mm 左手 Trocar 孔

六、手术步骤（表 23.2）

表 23.2　手术步骤

手术步骤	技术难度等级（1 ~ 10 级）
1. 腹腔镜探查	1
2. 识别和游离肠管	2
（腹腔镜下肠分离）	4
3. 外置肠管	2
4. 复查和关闭 Trocar 孔	1
5. 造口完成	1

（一）腹腔镜探查

第一个穿刺套管位于脐部，通过标准的 Hasson 技术建立 12mm Trocar 孔，或使用气
腹针和（或）光学穿刺套管建立 5mm Trocar 孔。放入 5mm 或 10mm 的 0°或 30°腹腔镜，
探查腹部是否有粘连、包块、癌变或任何其他病变。第二个穿刺套管可放置在预先标记或

计划行造口术的部位（见图 23.3 和图 23.4）。穿刺套管通常选用 10/12mm，因为它最终的大小应能够容纳肠道。建立该穿刺孔时应小心谨慎，避免损伤上腹部血管。操作孔放置在腹部造口的对侧，至少相距 10cm，以构成一个三角。

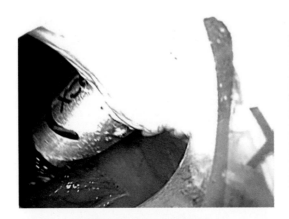

图 23.3 放置结肠造口部位穿刺套管

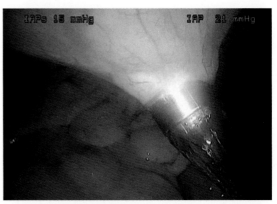

图 23.4 放置回肠造口部位穿刺套管

（二）肠管的识别和游离以便进行肠管外置

清楚辨认正确的肠袢（见图 23.5）。游离肠袢时可以根据需要在造口的另一侧增加 Trocar 孔，以确保正确到达腹壁（见图 23.6）。注意避免损伤到其他肠管以及腹膜后的输尿管（框 23.1）。造口在皮肤处必须无张力，以防止造口回缩、坏死。外置的肠管要有良好的血供，肠系膜不得过度牵拉和扭曲以防梗阻、造口缺血或坏死的发生。对于末端结肠造口术而言，如果希望在腹腔镜下进行离断和（或）松解粘连并游离结肠，可能需要更多的 Trocar 孔以便于分离。可将第四个 Trocar 孔 L4 放置在耻骨上区，如果不在该 Trocar 孔使用吻合器，可以选择一个 5mm 的穿刺套管，若使用吻合器则需要一个 12mm 的穿刺套管。额外的穿刺套管可以允许第二把肠钳的使用，以便用电刀、双极电凝或超声刀游离降结肠外侧连接组织。Toldt 白线显露后，使用热分离在肠系膜开一小口，在要进行切割的结肠部位放置腹腔镜下直线切割闭合器，并将结肠横断。

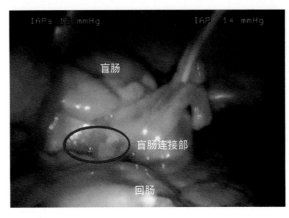

图 23.5 识别回肠袢

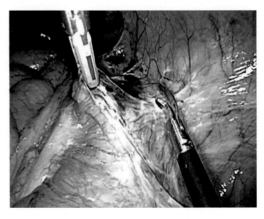

图 23.6 游离结肠

框 23.1 提示

如果进行袢式造口，使用单极电刀或通过缝合对近端和远端肠管进行标记，预防方向错误并有助于随后的造口完成。

（三）肠管外置

经由左腹 Trocar 孔放入腹腔镜无损伤肠钳，将所需的部分结肠牵拉至腹壁以评估定位和判断长度是否足够（见图 23.7）。如果效果满意，当用无损伤肠钳固定住所需肠段时就可以取出腹腔镜并关闭气腹（见图 23.8）。肠道必须通过腹直肌鞘，开口应该仅有两指宽，一方面可以减少造口旁疝的发生，另一方面能够防止肠梗阻的出现。

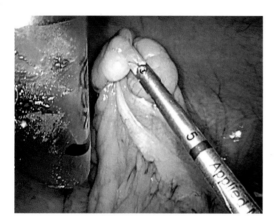

图 23.7 评估结肠长度

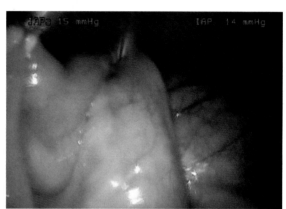

图 23.8 无损伤肠钳固定回肠袢

将穿刺套管周围皮肤行类圆形切除以便将肠管外置。造口周围的皮肤应该做类圆形切口，而不是简单地切开皮肤，这将预防吻合口狭窄及梗阻。

然后，反复由上向下打开前后筋膜，直到接近两指宽，以容纳所需肠管。一些外科医生喜欢在筋膜内做十字切口替代上述方法。外科医生在进入腹直肌后鞘时应注意避开腹壁下血管，如果这些血管受到损伤，应该进行充分结扎。用 Babcock 钳钳夹肠管并外置。在袢式造口中，一些外科医生倾向于在肠管边缘下方建立肠系膜开口，环绕肠管系一条带，并将其和肠管一同拉出腹壁。筋膜层的狭窄也可引起临床梗阻，通过在造口形成前充分打开筋膜可以预防其发生。之后经切口将穿刺套管和肠钳取出，用 Babcock 进行保护，并在肠系膜上开一个小口用于安放造口杆。

（四）复查和造口的关闭

此时，腹部重新充气并用腹腔镜检查肠管位置是否正确，确保没有张力和肠管近端和远端方向正确十分重要（见图 23.9）。满意后停止充气，移除镜头并拔除脐部穿刺套管，脐孔部位筋膜以八字缝合关闭，皮肤采用皮内缝合或用皮钉钉合。

（五）造口形成

肠管外置后，一旦关腹就可形成造口。造口杆通常放置在袢式造口下方，而末端造口通过使用可吸收缝合材料外翻缝合就可成形。回肠造口术因为流出大量的液体和消化液因而需要外翻缝合，但并不是所有的结肠造口都需要外翻缝合。造口形成可用电刀靠近远端肠管行肠切开术，将结肠直径的 1/2 切开，之后近端肠管缩回，用可吸收缝线间断缝合筋膜和肠管浆肌层，并等距缝合切缘全层。在得到满意的切口后，环绕肠管完成这些操作并固定牢靠。

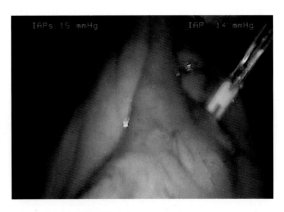

图 23.9　检查肠管方向是否正确

结肠末端造口术采用上面提到的操作指南直至完成结肠外置，如果肠管没有如上所述在腹腔镜下被分离，可在结肠离断前放置直线切割闭合器。远端放回腹部，开放近端部分作为结肠末端造口。

一些外科医生可能会选择把肠系膜缝合到肠管外侧壁上以防止造口周围内疝形成，而其他人可能将造口与筋膜底面缝合来预防造口旁疝的形成或造口脱出。在 20 世纪 50 年代 Goligher 主张通过腹膜外路径提出肠道，以减少这些并发症的发生，然而事实上并没有数据表明这些技术是有效的。

七、环形造口和内镜辅助造口

Hellinger 描述了一例环形切口手术，肠管最后经切口提出形成造口。手术的优势包括有限的腹部切口，以及在需要的情况下可以通过局部或区域麻醉进行操作。缺点是暴露不佳，通过小切口进行操作，使肠管定位困难，也不能进行腹部探查，有报道称该手术并发症发生率高达 25%。

患者取截石位，在先前标记的部位环形切开皮肤和皮下组织，形成典型的经腹直肌外侧部分切口。分离两层筋膜，将前筋膜十字切开，并沿肌纤维分离肌肉。进入腹腔后，辨认乙状结肠并使用 Babcock 钳钳夹。如果计划采用乙状结肠末端造口，Hellinger 介绍了通过向直肠注入空气的方法来识别肠管远端，此操作可用硬质乙状结肠镜或球形注射器。一旦确定了肠管远端，使用直线切割闭合器离断肠管，先将远端置于筋膜下，再用近端来建立造口。根据手术采用的术式选择进行末端造口或是袢式造口。

Mattingly 和 Mukerjee 报道了一种改良的环形造口术，即无需全麻和开腹的内镜辅助结肠造口术。结肠镜可以用来识别乙状结肠并进行无张力造口，采用透照法在前腹壁上确定适当的位置，环形切除该部位的皮肤，分离筋膜后通过结肠镜辅助将肠袢外置。在 5 年的随访中，这一技术相关并发症并未发现。

八、非气腹腹腔镜造口

非气腹腹腔镜造口结合了环形入路小切口的优点和腹腔镜技术的视野优势。患者在乙状结肠造口术时取截石位，回肠造口术时取仰卧位。切口如前所述，在预先标记的造口部位环形切除皮肤和皮下组织，十字或由头侧向尾侧切开前后筋膜进入腹腔，放置切口牵开器后将腹腔镜放入，之后腹壁回缩。通过环形切口，除了腹腔镜外，如果需要还可以放入Babcock钳或需要的器械来处理肠管。只要游离了足够的长度，便可在腹腔镜直视下进行定位，然后将所需的肠管外置。袢式造口或是末端造口都可以通过这个腹部小切口来完成且无须建立气腹。

九、单孔腹腔镜造口

另一种腹腔镜造口的方法因其切口更少而被推荐。Attallah用单孔腹腔镜的Trocar孔进行造口。如前所述，在手术前应标明造口部位，这个部位就是Trocar孔的位置。做一圆形皮肤切口，直径约2cm，持续向下切开皮下组织，直至腹直肌鞘筋膜。筋膜以垂直方式分离，向两侧撑开腹直肌，游离后筋膜并进入腹腔。Attallah利用这个通道作为单孔腹腔镜的入路，在单一的导引孔中含有3个Trocar孔。插入Trocar孔并建立气腹，送入5mm30°腹腔镜和两把肠钳。辨别肠袢后，调整肠钳位置，区分近端和远端肠管。关闭气腹，将穿刺套管从切口取出，并用肠钳将正确的一端肠袢提出切口，准备行袢式造口术。

十、参考文献

1. Bryant TA. Case excision of a stricture of the descending colon through an incision made for a left lumbar colostomy: with remarks. Proc R Med Chir Soc. 1882;9:149-53.

2. Cheselden W. Colostomy for strangulated umbilical hernia. In: Anatomy of the Human Body. William Bowyer: London; 1784.

3. Brown JY. The value of complete physiologic rest of the large bowel in the treatment of certain ulcerative and obstructive lesions of this organ. Surg Gynecol Obstet. 1913;16:610-13.

4. Miller GG. Gardner CMcG and Ripstein CB: primary resection of the colon in UC. Can Med Assoc J. 1949;60:584-5.

5. Brooke BN. The management of an ileostomy including its complications. Lancet. 1952;2:102-4.

6. Rowbatham JL. Stomal care. N Engl J Med. 1981;279:90-2.

7. Fazio VW. Invited commentary: loop ileostomy. World J Surg. 1984;8:405-7.

8. Raza SD, Portin BA, Bernhoft WH. Umbilical colostomy: a better intestinal stoma. Dis Colon Rectum. 1977;20(3):223-30.

9. Fitzgerald PG, Lau GY, Cameron GS. Use of the umbilical site for temporary ostomy: review of 47 cases. J Pediatr Surg. 1989; 24(10):973.

10. Simmons KL, Smith JA, Bobb KA, et al. Adjustment to colostomy; stoma acceptance, stoma care self efficacy and interpersonal relationships. J Adv Nurs. 2007;60(6):627-35.

11. Fazio VW. Loop ileostomy and loop-end ileostomy. In: Dudley H, Pories W, Carter D, editors. Rob and Smiths operative surgery. 4th ed. London: Butterworth; 1983. p. 54-64.

12. Meagher AP, Owen G, Gett R. Multimedia article. An improved technique for end stoma creation in obese patients. Dis Colon Rectum. 2009;52(3):531-3.

13. Scheidbach H, Ptok H, Schubert D, et al. Palliative stoma creation: comparison of laparoscopic vs. conventional procedures. Lagenbecks Arch Surg. 2009;394(2):371-4.

14. Oliveira L, Reissman P, Nogueras JJ, et al. Laparoscopic creation of stomas. Surg Endosc. 1997;11:19-23.

15. Liu J, Bruch HP, Farke S, et al. Stoma formation for fecal diversion: a plea for the laparoscopic approach. Tech Coloproctol. 2005; 9(1):9-14.

16. Hellinger M, Martinez S, Parra-Davilla E, et al. Gasless laparoscopic assisted intestinal stoma creation through a single incision. Dis Colon Rectum. 1999;42(7):1228-31.

17. Goligher JC. Extraperitoneal colostomy or ileostomy. Br J Surg. 1958;46:97-103.

18. Hellinger MD M.D., Al Haddad A M.D. Minimally invasive stomas. Clin Colon Rectal Surg. 2008;21(1):53-61.

19. Kini SU, Perston Y, Radcliffe AG. Laparoscopically assisted trephine stoma formation. Surg Laparosc Endosc. 1996;6:371-4.

20. Mattingly M, Wasvary H, Sacksner J, Deshmukh G, Kadro O. Minimally invasive, endoscopically assisted colostomy can be performed without general anesthesia or laparotomy. Dis Colon Rectum. 2003;46(2):271-3.

21. Mukherjee A, Parikh VA, Aguilar PS. Colonoscopy-assisted colostomy-an alternative to laparotomy: report of two cases. Dis Colon Rectum. 1998;41(11):1458-60.

22. Hellinger MD, Martinez SA, Parra-Davila E, et al. Gasless laparoscopic- assisted intestinal stoma creation through a single incision. Dis Colon Rectum. 1999;42:1228-31.

23. Atallah S, Albert M, Larach S. Technique for constructing an incisionless laparoscopic stoma. Tech Coloproctol. 2011;15(3):345-7. doi: 10.1007/s10151-011-0698-0 . Epub 2011 Jun 16.

第24章 肠造口术：单孔腹腔镜手术

Seth Felder，Phillip Fleshner

一、简介

腹腔镜造口术具有安全、有效的优点，因此成为替代传统开腹造口术的一种良好方法。腹腔镜技术实现了腹腔的可视化，使手术创伤最小化，并且使手术伤口更加美观，减少患者痛苦，缩短康复时间。腹腔镜造口术的适应证与开腹手术没有差异，肠道的很多不同部位都可以用来进行造口，然而最常使用的部位是回肠末端和乙状结肠。

虽然从传统意义上说造口术需要行正规的开腹手术，但最近出现了许多新的手术方法，目前微创技术已被应用于造口术中。腹腔镜技术因其微创性及康复迅速的优点已经成为造口术中的领跑者，现在许多外科医生认为腹腔镜手术应作为造口术的首选方式。本章将会阐述造口术的一般原则，详细介绍单孔腹腔镜技术。

二、背景

单孔腹腔镜手术（SILS）在很多普通外科手术和结直肠手术中已得到应用。单孔腹腔镜粪便改道术对于标准腹腔镜手术来说，是一种既可行又安全的替代，具有相似的手术效果，同时还有单一切口、不留瘢痕的优点。手术可以在全腹腔镜下进行，如果需要的话，通过安放额外的穿刺套管可以很容易转变为标准腹腔镜手术。近年来出现了几种方法，在使用改良技术的小样本病例中进行了报道，在所有病例中，造口位置都是术前在造口治疗师帮助下选定的操作部位。通过单孔技术，造口疝和造口脱出的概率大大降低，且没有额外的伤口感染和切口疝的发生，此外造口装置的安放也更为容易。基于一些小样本病例的满意结果，比较单孔腹腔镜和标准腹腔镜造口术的大样本研究将会进一步阐明 SILS 的作用。

三、手术室布置和患者体位

两台显示器在患者肩部水平成角度摆放，患者一般取仰卧位，但也可以采用改良截石位。如果使用改良截石位，髋部和膝部轻度屈曲，角度不超过 15°，以避免患者的大腿妨碍手术器械的操作。截石位对于确定肠管远端很有帮助，同样也可以通过术中直肠乙状结肠镜检查或注入空气的方法进行判断。

四、手术步骤（表 24.1）

表 24.1　手术步骤

手术步骤	技术难度等级（1 ～ 10 级）
1. 选择穿刺孔位置和腹腔镜探查	3
2. 识别和游离肠管	4
3. 外置肠管	2
4. 造口形成	1

（一）穿刺孔位置的选择和腹腔镜探查

在右下象限预定的回肠造口部位做一个 2.5cm 的切口，切口深达腹直肌前鞘，然后十字切开，圆锥形切除皮肤和皮下脂肪直至腹直肌前鞘（见图 24.1）。沿纤维走行方向撑开腹直肌，暴露腹直肌后鞘和腹膜（见图 24.2），做一个超过 2.5cm 的十字切口，宽度足以容纳两指，然后将单孔腹腔镜装置（见图 24.3 和图 24.4）经此切口插入，用 15mmHg CO_2 建立气腹。用具有灵活可控头端的 5mm 腹腔镜探查腹腔，术中可以使用单孔腹腔镜

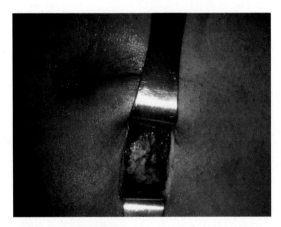

图 24.1　腹直肌前鞘

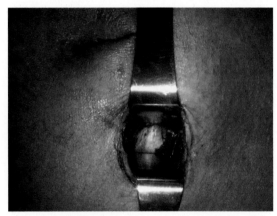

图 24.2　腹直肌后鞘

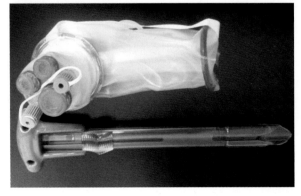

图 24.3　穿刺套管

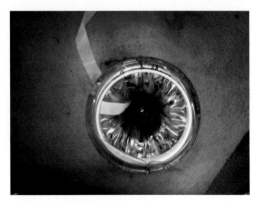

图 24.4　放置穿刺套管

设备，但大部分情况下标准腹腔镜设备也同样适用。

（二）肠管的识别和游离

定位回肠末端，腔镜下确定邻近回盲瓣15～20cm的小肠位置。观察位于靠近回盲瓣的回肠末端对系膜缘处的Treves韧带，这也有助于识别相关解剖结构（见图24.5）。检查回肠末端有无病理改变，同时评估用于袢式造口的肠系膜长度。用腹腔镜电凝术对这部分小肠的近端（一个浆膜热灼伤点）和远端（三个浆膜热灼伤点）进行标记（见图24.6），行永久性造口，肠道标记处应靠近回盲瓣。但如果是临时性造口，标记处应距回盲瓣至少15cm，有助于后续关闭造口的操作。另一种选择是用不同颜色的缝线标记回肠造口部位以进行定位，如果操作涉及

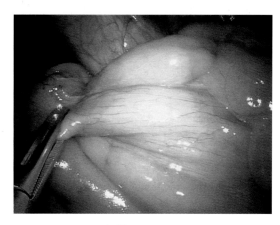

图 24.5　Treves 韧带

腹腔镜乙状结肠造口术，那么根据需要游离 Toldt 白线。当行末端造口时，需要用止血夹或腹腔镜下血管切割闭合器对肠系膜进行离断。

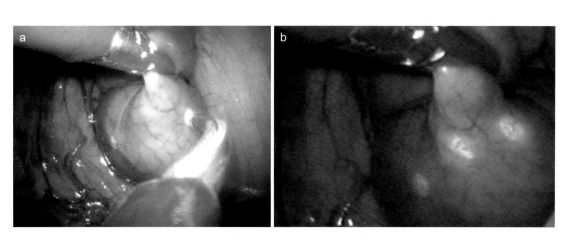

图 24.6　（a）一个浆膜热灼伤点，（b）三个浆膜热灼伤点

（三）肠管外置

用腹腔镜肠钳（如 Babcock 钳）经回肠造口术切口提出肠管并外置，这一步需要注意保持正确的方向。因为升结肠经常在右下腹牵拉回结肠血管，最佳的造口布局是将近端肠管沿造口部位下方放置（见图24.7）。

（四）造口形成

移除单孔腹腔镜装置，用常规方法完成回肠造口术（见图24.8）。术者沿着造口侧面

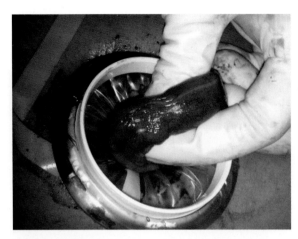

图 24.7　确定造口方向

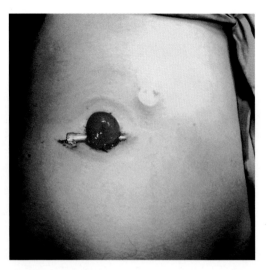

图 24.8　形成造口

向下至筋膜以及造口内和腹膜下放入示指，以确保筋膜开口不会过紧且造口没有成角。

五、其他可供选择的手术方法

Hellinger 等描述的技术本质上来说是腹腔镜和开腹操作的混合。在预定的造口部位做一个圆形皮肤切口，圆锥形切除皮肤和皮下脂肪直至腹直肌前鞘。十字切开腹直肌前筋膜，沿纤维走行方向撑开腹直肌，显露腹直肌后鞘。腹直肌后鞘和腹膜十字形分离，宽度足以容纳两指。为了改善观察视野，手术台向远离造口部位一侧旋转大约 30°，呈头低足高位。在切口的两端放置直角牵开器抬高腹壁，使用 0°腹腔镜找到恰当的肠管，确定好肠袢后在腹腔镜旁放入一个非腹腔镜夹钳（如 Babcock 钳），夹住所选肠管并外置。通过海绵棒的辅助观察并处理肠管，必要时可以用 Metzenbaum 长剪剪开 Toldt 白线并用手指钝性分离。用腹腔镜确定肠管处于正确的方向，验证肠袢是否处于无张力状态，直肠乙状结肠镜检查或末端注入空气的方法有助于乙状结肠造口术中远端肠管的确定。之后用常规方法完成回肠或结肠造口术，术者沿着造口侧面向下至筋膜以及造口内和腹膜下放入示指，以确保筋膜开口不会过紧且造口没有成角。

六、特殊注意事项和并发症

（一）再次腹部手术

腹腔广泛粘连的患者实施单孔腹腔镜手术是受限的，可供选择的方法是继续使用标准的两孔或三孔腹腔镜手术，或者中转换为常规的开腹手术。

（二）病态肥胖

为了行末端结肠造口术，有必要对肠系膜和结肠进行离断，如果在体内离断肠管可以使用腹腔镜切割闭合器，或者外置游离的乙状结肠肠袢，在体外用切割闭合器进行离断。

（三）克罗恩病

克罗恩病患者的肠系膜不但特别脆弱，而且可能有挛缩，这对于要通过腹壁将造口外置是一种挑战。在这种情况下，如果肠系膜不能充分拉伸，则不能将末端造口进行外置，而袢式造口术则需行无张力造口。用于造口的肠管必须进行检查确保无严重疾病。造口形成这一步需要熟练、谨慎的操作，要避免皮肤全层缝合，因其可能引起肠瘘。

七、小结

单孔腹腔镜造口术为增加切口美观度提供了可能，实现了全腹腔可视化，通过腹腔内操作能够适当游离肠管，并注意保护外置肠管的血供。单孔腹腔镜粪便改道手术在技术上是可行的，同时失血较少，手术时间也在可接受范围。在使用腹腔镜处理肠管时需要注意校正肠管方向、保证筋膜开口充分，这对于避免血管闭塞和造口局部缺血十分重要。广泛腹腔粘连或者有全身麻醉禁忌证的患者不宜进行该项手术。此外，还应考虑单孔腹腔镜手术产生的额外费用问题。

八、参考文献

1. Zaghiyan KN, Murrell Z, Fleshner PR. Scarless single-incision laparoscopic loop ileostomy: a novel technique. Dis Colon Rectum. 2011;54(12):1542-6.

2. Lee S. Laparoscopic colorectal surgery. 2nd ed. New York: Springer Science + Business Media; 2006. p. 304-13. Chapter 10, Laparoscopic Stoma Formation.

3. Hollyoak MA, Lumley J, Stitz RW. Laparoscopic stoma formation for faecal diversion. Br J Surg. 1998;85(2):226-8.

4. Hellinger MD, Martinez SA, Parra-Davila E, Yeguez J, Sands LR. Gasless laparoscopic-assisted intestinal stoma creation through a single incision. Dis Colon Rectum. 1999;42(9):1228-31.

5. Oliveira L, Reissman P, Nogueras J, Wexner SD. Laparoscopic creation of stomas. Surg Endosc. 1997;11(1):19-23.

6. Stephenson Jr ER, Ilahi O, Koltun WA. Stoma creation through the stoma site: a rapid, safe technique. Dis Colon Rectum. 1997;40(1):112-5.

第 7 部分

经肛门内镜手术

第25章 经肛门内镜手术

Joseph E. Bornstein，Patricia Sylla

一、历史与发展

结直肠癌在美国常见癌症中位居第4位，2012年估计有40 290例新发病例。筛查和治疗方法的进展有希望使结直肠癌死亡率减少35%。

在过去30年间，外科治疗良恶性肿瘤的发展举世瞩目，微创技术与设备的发展使结直肠手术领域有了显著的进步。直肠癌开腹手术导致的并发症和死亡在很大程度上影响着患者的生活质量，这其中包括尿失禁、性功能障碍、大便失禁、临时性或永久性造口和切口并发症等功能障碍。全直肠系膜切除（TME）后，患者大小便失禁发生率高达33.7%和38.8%。此外，盆腔窄且深的手术区域使得直肠癌手术操作十分困难，因此，作为一种可供选择的方法，大家对微创治疗早期直肠癌有很高的期望值。腹腔镜TME因其成功降低直肠癌手术的并发症，因此已经得到普及。相较于开腹TME，腹腔镜TME具有失血量少、住院时间短和麻醉药需要量少的特点，重要的是，二者在技术上（如：吻合口瘘，标本切缘，淋巴清扫范围）和肿瘤预后（无病生存期，局部复发）方面都相似。尽管有了这些改进，外科医生仍在持续寻找微创和低并发症的治疗方法。

经肛门直肠癌手术习惯上限于可用肛门镜检查的直肠远端病变的少数患者。肛管及直肠手术可采用技术包括经肛门切除术（TAE），Kraske术，经括约肌分离术。每项技术仅对少数患者可行，因此并没有一种方法能够替代经腹手术。TAE对于直肠远端病灶治疗效果好，但在中部和近端直肠治疗中效果有限，因为肛门镜在此处视野和操作都不理想。Kraske术是另一种可选方法，它需要进行尾骨切除术以接近直肠，除了尾骨切除的并发症外，瘘的发生率也很高。在过去30年，经肛门内镜手术（TES）平台的出现和发展为外科医生提供了一种更灵活的方法，已广泛应用于良性和恶性疾病。1983年，Dr. Gerhard Buess研发了经肛门内镜显微手术（TEM），这是第一个TES平台。发展该技术的最初驱动力是切除对标准内镜来说过大的和对经肛门切除来说距肛门过近的直肠腺瘤，在这些情况下，腹会阴切除术（APR）、低位前切除术（LAR）或标准后入路的方法会出现过多的并发症。1985年，包含12例TES手术有效性和安全性的研究首次发表，此后，TES的适应证大幅增加（表25.1）。

表 25.1　经肛门内镜手术（TES）应用现状

腺瘤
类癌
吻合口狭窄
吻合口瘘
直肠阴道和直肠尿道瘘修补
直肠后肿瘤
盆腔脓肿引流
直肠异物切除
低危 T1 期直肠癌
晚期直肠肿瘤的姑息治疗
经肛门自然腔道内镜手术（NOTES）

从 TES 初始研发以来，其设备和操作通道逐步改进，在技术不断进步的同时被越来越多地使用。最初的硬金属平台（Richard Wolf Medical Instruments Corporation，Illinois，USA）包括一个有斜面的硬质直肠镜（40mm 宽），CO_2 气腹侧孔，密封面板，立体镜头，三个放入设备的 Trocar 孔，以及定制的手术工具。另一种可选择的平台是 TEO 平台（KARL STORZ GmbH & Co. KG，Tuttlingen）。从它出现后，大家对经肛门微创手术（TAMIS）的极大兴趣推动了新平台的发展。新的操作平台采用标准的腹腔镜设备，更易为已使用单孔腹腔镜平台的外科医生所接受。

二、适应证

（一）直肠腺瘤

目前，对无法通过内镜切除的直肠腺瘤，TES 是一种可选的手术方法。TES 最初的适应证是帮助切除无法通过内镜来切除的腺瘤，这部分腺瘤位于直肠中部到近端，常规的肛门镜距离不够，而需行直肠前切除术。相对于标准经肛门切除，TES 已被证实有更好的预后。2008 年，Moore 等比较了 TEM 和标准经肛门直肠肿瘤切除术，大多数为腺瘤或 pT1 期癌。TEM 在所有的标本类型中更容易获得阴性切缘（90% vs. 71%），以及有着较低的复发率（5% vs. 27%），特别是对于腺瘤患者来说更是如此。总体而言，TES 术后腺瘤的局部复发率因特定的研究人群而异，但据报道为 4% ~ 12%。有关腺瘤体积较大（ > 3cm）的患者复发风险是否增加已被评估，仅有阳性切缘是复发的独立预测因素。

直肠腺瘤的切除也可采用内镜下黏膜切除术（EMR）。Barendse 等回顾了距齿状线平均 6.9cm，大小至少 2cm 的腺瘤切除的复发和并发症。多次内镜检查对于完成肿瘤切除常常是必要的，因为不完全切除，EMR 组的早期复发率明显高于 TES 组（31% vs. 10.2 %）。

TES 在切除较大腺瘤（ > 5cm）中取得了显著的成功。最初，由于直肠镜尺寸的限制以及直肠壁术后缺口较大，巨大的无蒂腺瘤（ > 5cm）应避免进行切除。2006 年，Schafer 等纳入了病灶最大直径在 5 ~ 13cm 的 33 例患者，说明了切除这些大腺瘤是安全的。

这些患者通过直肠镜检查密切随访，关注可能出现的缝线裂开，15% 的患者存在缝合线缺陷，均进行了保守治疗，此外，研究组中也没有败血症的发生。15 例患者中有 1 例需要通过再行 TEM 手术以缝合修补，且最终行了粪便改道术。因为直肠壁被完整切除，TES 的一大优势是能够获得更完整和准确的病理诊断，从而治疗包含早期癌变的巨大腺癌（图 25.1）。

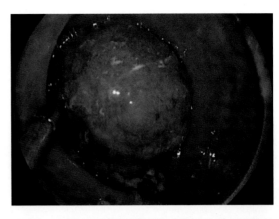

图 25.1 经肛门内镜切除直肠上段巨大绒毛状病灶

（二）直肠癌

选择经活检证实的早期直肠癌患者进行 TES 治疗是具有挑战性的，准确分期的目的是排除那些不适合局部切除的患者。病理可以确诊从黏膜肌层侵犯至黏膜下层的恶性息肉。最新的 NCCN 指南认为，经肛门切除适合治疗 cT1N0 期肿瘤（表 25.2）。同时，对于影像学 T2N0 期肿瘤或伴有累及淋巴结及复发风险等危险因素的 T1 期肿瘤，没有充分的证据能够表明常规局部切除是有效的。预后不良的 T1 期直肠癌，淋巴结阳性的发生率达到 13%。在报道的案例中，TES 术后 pT2 期肿瘤的复发风险高达 29.3%。2008 年，Serra-Aracil 等对 2 年存活率为 100% 的 pT1N0 期肿瘤进行了报道，其复发率和长期存活率相似。在 Memorial Sloan Kettering 的一篇回顾性综述中提到，pT1 期癌症患者经肛门切除和根治性直肠切除的 5 年疾病相关生存率分别为 87% 和 96%。

表 25.2 直肠癌经肛门切除美国国家综合癌症网络（NCCN）指南标准（2012）

侵犯肠周径 < 30%
肿瘤大小 < 3cm
切缘阴性（距离肿瘤 > 3mm）
活动、不固定
距肛缘 8cm 以内（采用 TES 操作平台除外）
仅适用于 T1 期肿瘤
内镜下切除的息肉，伴癌浸润，或病理学不确定
无血管淋巴管浸润或神经浸润
高～中分化
治疗前影像学检查无淋巴结肿大的证据

对 pT1 期肿瘤局部切除后局部复发的危险因素已经进行了广泛评估。肿瘤大小、黏膜下浸润深度，肿瘤出芽，淋巴血管侵犯以及组织低分化是 TEM 术后 T1 期癌局部复发的重要预测因素（图 25.2）。

为了使更多患者受益，外科医生开始对更晚期肿瘤应用 TES 治疗，尤其是联合新辅助治疗的 T2 期肿瘤。最近有报道，70 例患者接受腹腔镜 TME 和 TES 治疗 T2N0 直肠癌，并联合新辅助治疗方法，TES 和腹腔镜 TME 术后 84 个月的局部复发率为 5.7% 和 2.8%，无显著差异，存活率和并发症发生率也无统计学意义。

一些临床试验正在评估 TES 治疗新辅助直肠癌的预后，包括接受新辅助治疗降期的 T2 和 T3 期直肠癌。最近，Garcia-Aguilar J 等报道了接受新辅助治疗的 77 例

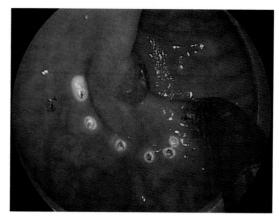

图 25.2　经肛门内镜切除直肠中部 T1 期直肠癌

T2 期直肠癌患者，这些患者在进行新辅助治疗后又进行 TES 治疗，手术标本显示 44% 患者实现病理完全缓解。Kundel 等进行了局部晚期直肠癌病理完全缓解患者的小样本研究，回顾性分析了根治性手术和局部切除术的结果。根治性切除组的局部患病率为 3%，由此表明对很多患者来讲，局部切除已足够。Callender 等发表了关于 26 例 T3 期直肠癌患者在新辅助治疗后行局部切除术（Kraske or TAE）的结果，经过将近 4 年的随访，局部切除和 TME 治疗在疾病相关生存率或局部复发率方面无差异。

根据疾病程度对局部复发采取不同的处理办法，有一些研究表明，那些在最初接受了 TES 切除的 pT1 直肠肿瘤患者，在其局部复发后行补救性根治性切除的患者与前期接受根治性手术的患者总体存活率并没有差异。这表明将局部切除作为一线治疗方案几乎没有缺点，然而，为早期发现局部复发，足够的术后随访和监测是十分必要的。TES 术后局部复发应接受补救性根治性切除，根治性切除的肿瘤预后要好于再次行 TES 切除。

（三）直肠癌的姑息性治疗

局部晚期和有症状的直肠癌姑息性治疗策略包括粪便改道、支架植入术、减瘤或冷冻治疗、栓塞术和放疗。TES 为减轻出血及减少不能切除的终末期直肠癌梗阻并发症发生提供了另外的一种替代方法。1997 年，Turler 等报道了 29 例 TES 直肠癌姑息性治疗，TES 的主要适应证是直肠出血和肠梗阻，所有患者的症状均得到缓解，只有一例发生穿孔。因此，TES 用于姑息性治疗是一种可行的选择，当然这也有赖于针对患者的特殊治疗目标（图 25.3）。

（四）类癌

由于内镜筛查检测的发展，过去 40 年间，胃肠道神经内分泌肿瘤（NETs）的发病率大幅增加。直肠类癌 5 年疾病相关生存率为 90.3%。SEER 数据库共有 19 669 例胃肠道 NETs，其中 6796 例位于直肠，多发于 40 ~ 59 岁年龄段，且男女比例几乎均等。直肠类癌的首选治疗方法为手术切除，一项关于直肠类癌预后的多中心研究共纳入 202 例患者，101 例患者进行局部切除，其中 6 人采用 TES 治疗。不良的组织学特征包括淋巴血管侵犯、固有肌层浸润、肿瘤大于 1cm 需要切除直肠系膜相关淋巴组织。淋巴结阴性的 T1 期肿瘤

患者存活率为 100%。淋巴结阴性的小肿瘤可通过内镜切除或经肛门手术治疗。与标准内镜息肉切除术相比，内镜黏膜下切除能够实现更完整的组织切除，但是并没有与 TES 进行比较（图 25.4）。

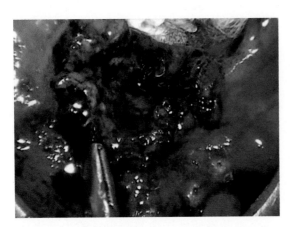

图 25.3　T2 期中段直肠癌患者（伴有大量合并症无法行根治性切除）的 TES 姑息性切除

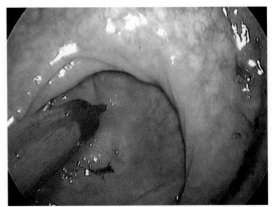

图 25.4　利用 TES 切除位于直肠上段 0.2cm 的残余类癌

（五）直肠后肿瘤

近期，很多研究组已将 TES 的应用扩展到包括直肠后肿瘤的切除。直肠后肿瘤往往是先天性来源，较罕见。标准的手术方法为经腹或经尾骨入路，直肠后病灶切除术需要在直肠后壁建立一个缺口以进入直肠后间隙。目前，TES 是一种微创的替代方法。

（六）直肠阴道和直肠尿道瘘

TES 最近被应用于直肠阴道瘘的修补。D'Ambrosio 等回顾了 13 例使用 TES 平台进行直肠阴道瘘修补术的患者，包括 7 例经阴道子宫切除术后患者，5 例 LAR 术后患者以及 1 例放疗患者。瘘口距离肛缘的中位距离为 7cm（4 ~ 10cm）。组内有 9 例经会阴修补失败患者，还有 4 例患者通过经腹，直接缝合或经会阴联合方法进行了多次修补。全部 13 例患者之前均进行了改道手术，TES 修补后随访期仅 1 例复发。进行这项特殊操作需要注意的一点是进行阴道填塞以防 CO_2 泄漏。此外，为保证病变位于理想的手术视野中以方便操作，作者推荐患者取俯卧位。重要的是，TES 能够在可视化下完成瘘管纤维化组织的完整切除和皮瓣覆盖。这项研究和在尝试保守治疗失败患者中取得的成功，证明了 TES 修补术的可行性。

直肠尿道瘘（发生于前列腺根治性切除术后），通常需要进行大的手术，而 TES 已成为一种微创的替代方法。到目前为止，只有一些直肠尿道瘘修补的病例报道。与直肠阴道瘘修补相似，手术需要切除瘘道和完成直肠壁的皮瓣关闭。

（七）吻合口瘘

吻合口瘘是结直肠切除术的一种严重并发症，通常需要粪便改道和腹腔冲洗。二次手术、造口术和随后的造口还纳术相关并发症的累计发生率显著升高。接受 TES 术切除病变的患者在术后早期发生缝合线裂开相关并发症时，采用 TES 进行处理。这种方法在技术熟练且临床条件合适时，对于标准直肠手术患者似乎比较理想。到目前为止，关于此应用的报道较少。2008 年，Beunis 等报道了一例因治疗憩室病行腹腔镜直肠乙状结肠切除及端端吻合后形成的吻合口瘘，主要采用 TES 对 CT 下可见的 1.5cm 吻合瘘进行了关闭，患者不需要进行粪便改道及二次手术。此方法需要进一步研究，确定技术是否安全，以便更广泛地应用于吻合口瘘的处理。

（八）盆腔脓肿

在结直肠手术中，盆腔脓肿是一个比较棘手的问题，常规盆腔引流的效果仍存在争议。由于并发症发生率较低，通过介入放射行经皮穿刺引流较外科引流更受欢迎。TES 经直肠引流盆腔低位脓肿，已经成为一种微创的替代方法。

2011 年，Martins 等报道了因直肠癌穿孔行 Hartmann 手术后，应用 TES 从直肠残端引流盆腔积液。每个病例都通过直肠壁缺口放置引流管，已被成功应用于各种原因引起的脓肿引流。

（九）良性狭窄

采用 TES 行狭窄成形术已成功用于治疗直肠良性狭窄。直肠良性狭窄最常见的原因是前期的结肠直肠吻合，其他引起狭窄的病因还包括肛门给药或腐蚀性灌肠。Baatrup 等报道了接受全部纤维化组织切除的 6 例病例，其中 5 例患者得到了临床改善。

三、高级应用（高级切除技术和 NOTES）

经肛门自然腔道内镜手术（NOTES）在过去几年中已成为研究的热点。TES 平台已被证明是使内镜进入腹腔的通用方法，特别是治疗结直肠病变。此外，随着 TES 技术的应用，腹腔镜结直肠切除术中经肛门标本取出已经得到了再次推广。经肛门切除潜在的好处源于其较小的腹部切口，从而减少术后疼痛，降低伤口感染和切口疝的发生率。有关利用直肠作为标本取出孔会引起手术部位深部感染的问题，在文献中没有得到证实。

经肛门 NOTES 结直肠切除的可行性和安全性处于临床评估的早期阶段。一些病例报告和一系列腹腔镜辅助完成的 TES 的 TME 手术在相关文献中已有报道。在这里腹腔镜起到了两个作用，①通过对高危盆腔结构的牵引和可视化提高经肛门 TME 的安全性；②完成结肠脾曲的游离和肠系膜的分离。可想而知的优势包括保证肿瘤远端肠管切缘阴性，与经腹手术相比在狭窄的骨盆中有着更好的手术视野。最后，技术和设备的改进有望消除腹部切口，从而降低并发症发生率。此新方法的功能学和肿瘤学的长期预后还需进一步研究。

四、患者的选择和术前检查

TES 可以成功地应用于多种直肠病灶。全部 ASA 分级的患者均可以接受 TES 治疗，BMI 指数高达 66 的患者进行 TES 治疗在最近也被证明是有效和安全的。完整的病史采集和包括直肠指检的体格检查对评估病灶及其特征是必需的，病灶位置，病灶距离肛缘的距离和活动度应详细记录。同时需要行全结肠镜检查，确定病变位置并取活检。

作为局部切除的一种替代方法，在需要切除的局部晚期直肠癌治疗中，TES 治疗不能替代直肠癌根治性切除。对于早期直肠肿瘤，应根据术前分期慎重选择，以确定 TES 是否是恰当的治疗方法，还需要对局部和远处的病情进行评估。CT 扫描和直肠超声内镜（ERUS）和（或）盆腔 MRI 可用于肿瘤分期。

TES 几乎没有绝对禁忌证，除非不能将肛门扩大到直肠镜或入路 Trocar 孔合适的尺寸（对于 TES 平台需 40mm），将使手术无法完成。尽管测肛压不常规应用于那些肛门括约肌静息张力良好和直肠指检能受到挤压的无症状患者，但可以选择性应用于肛门括约肌功能障碍的有症状患者。之前没有括约肌功能障碍的患者术后几个月会出现肛门最大静止压减小，然而，在 1 年的随访中，所有患者均恢复到基线值，生活质量未受影响。此外，由于担心大便失禁加重，对于术前肛门括约肌功能障碍的患者不推荐使用这项操作。其他禁忌证取决于特定的病变。

五、基本的手术步骤和使用器械

为了完成 TES，需优化手术操作步骤。术前，为减少经肛门手术期间的大便污染，患者要进行彻底的机械性肠道准备或灌肠。手术是在全身麻醉下进行的，全麻有助于维持充足的直肠充气。留置导尿管，围术期应用抗生素需符合 SCIP 指南要求。

患者的体位取决于病灶的位置和使用的 TES 平台。使用硬质直肠镜进行检查，评估病灶在直肠壁的准确位置及距肛缘的距离。硬质平台包括 TEM 或 TEO 平台，包含了角度范围和斜面平台，参照于术者操作位置，使患者目标病灶处于 6 点钟位置。因此，依据患者病灶位于直肠的后壁、前壁或侧壁可分别采用截石位、俯卧或侧卧位，对于 TAMIS 平台，通常使用截石位即可。传统的截石位在操作舒适度和麻醉管理方面最具优势。如果需要，可通过分腿手术台或蹬具使患者处于合适的体位，如果使用蹬具（图 25.5），下肢必须外展并屈曲，以充分显露手术部位并为手术操作提供足够的空间。可采用头低足高位，需要为患者仔细垫好各部位。

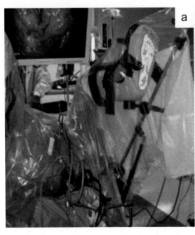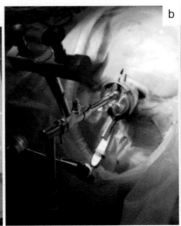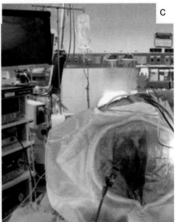

图 25.5 使用硬质经肛门平台行肛门内镜手术（TES）中患者的体位

（a）经肛门内镜切除直肠后中线肿瘤中利用蹬具使患者呈截石位；（b）经肛门内镜切除右侧直肠中段腺瘤中利用分腿手术台使患者呈右侧卧位；（c）经肛门内镜切除前位直肠肿瘤中利用分腿手术台使患者呈俯卧位

在放入直肠镜前，肛门必须润滑和扩张以容纳平台。通常使用手指扩张术，为防止直肠损伤，直肠镜或操作通道借助锥状物放入肛门。对于硬金属 TES 平台（TEM 和 TEO），面板与直肠镜连接，一个固定支撑臂保证设备在适当的位置。面板被设计为有多个 Trocar 孔，用橡胶帽防止 CO_2 泄漏，管腔内 CO_2 压力维持在 9 ~ 15mmHg，这样可使手术视野得到足够的显露。TEM 立体镜头和双目镜的使用实现了直肠解剖完美的 3D 视野。为了在合适的角度接近病变位置，TEM 平台还需要特殊的能够调节角度的设备。

市面销售的 TAMIS 平台包括 SILS Port（Covidie），TriPort（Olympus KeyMed）和 Gelpoint Path（Applied Medical）。这些平台的主要优点之一是使熟悉标准腹腔镜设备的外科医生能够熟练地使用。对于这些柔软、可弯曲的操作平台，没有必要提前进行肛门括约肌扩张。此外，TAMIS 操作可采用截石位（图 25.6）。

虽然没有严格的评估，这些平台可能有助于减轻术后不适及减少大便失禁的发生（表 25.3）。使用时，应用缝线将设备固定于皮肤防止脱落。与硬质平台相比，TAMIS 平台的其他优点还包括平台搭建比

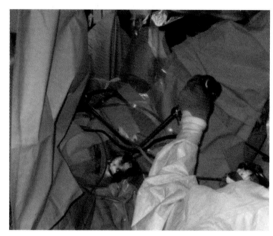

图 25.6　经肛门微创手术（TAMIS）截石位操作方式

较快速。鉴于灵活的 TAMIS 平台是一项新技术，有关其应用于直肠病变的验证近期才逐渐报道，结果表明它能够安全地替代已得到充分研究的硬质平台。

表 25.3　经肛门内镜手术（TES）平台的比较

平台名称	类型	半径	长度	Trocar 孔数量	光学器件	特殊设备
TEM (Richard Wolf)	硬质	40mm	12 ~ 13.7cm 和 20cm	3	3D 立体	需要
TEO (KARL STORZ)	硬质	40mm	7.5cm，15cm（在美国没有 20cm）	3	望远镜	需要
SILS (Covidien)	可弯曲	20mm	12cm 和 15mm	2	腹腔镜	不需要
Gelpoint Path Applied Medical)	可弯曲	40mm	4.5cm	2	腹腔镜	不需要
Triport+ (Olympus)	可弯曲	48mm	12.5cm	3	腹腔镜	不需要

六、操作技巧

这里只对操作步骤进行一个简要概述，将在下一章进行更详细的描述。平台搭建完成

后，扩张直肠实现可视化，根据不同的病变，用电凝刀首先在直肠病灶周围进行标记，划出 0.5 ~ 1cm 切缘的轮廓（图 25.7a）。用单极或双极电凝进行黏膜下或直肠全层分离，以减少通过直肠壁分离时引起的出血(图 25.7b，c)。在标本取出之前，留置缝线可以帮助定位。全层切除病灶之后，直肠壁全层缺口通常进行缝合关闭（图 25.7d）。在 TES 治疗中，特制的弧形持针器有助于完成关闭，其他特制的缝合设备也可以使用，自动缝合设备和自锁缝合线，极大方便了狭窄手术空间的缝合关闭，避免了在直肠内进行打结等困难操作。当遇到出血时，通常采用单极或双极电凝处理，也可以使用腹腔镜夹和缝线缝合。

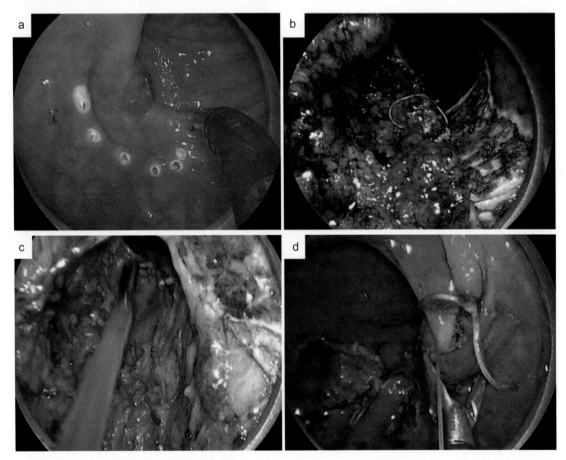

图 25.7　经肛门内镜手术（TES）操作步骤

（a）用电凝刀在病灶周围进行标记，以得到阴性切缘；（b）黏膜下切除巨大的绒毛状腺瘤；（c）全层切除伴有高度不典型增生的巨大绒毛状腺瘤；（d）缝合关闭直肠癌 TES 切除后直肠壁的全层缺口

七、术后护理及并发症

　　虽然手术技术和围术期方案有显著的变化，但大多数医生仍建议在医院观察一晚，尤其是直肠全层切除术后。如果只进行局部切除而没有进入腹膜，患者可在手术当天安全出院回家。饮食可采用标准的普食，大便软化剂有助于防止便秘。如果术后给予抗生素，除非考虑有额外感染的发生，应在 24 小时内停用。内镜检查和其他影像学检查对分析病理

结果和评估复发风险是必要的。

在过去的十年中，有关 TES 的经验一直在逐渐积累，TES 治疗对各种适应证十分安全有效。与开腹手术相比 TES 的并发症发生率低，但仍很普遍（表 25.4）。

表 25.4 经肛门内镜手术（TES）的并发症

复杂的腹膜损伤
尿潴留
大便失禁
大出血
缝合线裂开、吻合口瘘
直肠周围脓肿、盆腔脓肿
邻近器官损伤（尿道、前列腺、阴道、膀胱、肠道）
瘘管（直肠阴道瘘、直肠尿道瘘）
狭窄

结肠及直肠术后早期并发症包括尿潴留和大便失禁。TES 术后尿潴留的发生率通常在 5% ~ 10%，TEM 术后短时间内大便失禁或遗粪发生率可达 4%。灵活的操作平台似乎对括约肌的损伤较小，但对其大小便控制能力没有显著的影响。

由于对腹腔脏器损伤及腹膜炎的关注，腹膜意外损伤已成为一个特殊的研究主题。在 TES 手术长期和短期预后中，腹膜损伤的影响被广泛评估，其与更长的手术时间和住院时间密切相关，而到目前为止的研究中，肿瘤预后似乎并不受腹膜损伤的影响。早期 TES 经验中，腹膜意外损伤被认为是一种并发症，导致需要中转为开腹手术。然而，腹膜通常可以通过内镜修补，而没有产生额外的并发症。腹膜损伤的患者应当进行一系列的腹部检查并在医院留观。可以预期的是，由于更接近腹膜反折，腹膜损伤更容易在直肠前切除术中发生。

当切除巨大病灶时，缝合线裂开是一个值得关注的问题，作者已经介绍了许多实例，至今没有最佳的处理方法。但是，一般情况下大多数缝合线裂开是可以按预期处理的，缝合线漏洞可通过再次 TES 缝合修补。严重情况下，需要进行粪便改道。2006 年，Geurrieri 等报道了在意大利的一项大规模研究，该研究评估了 588 例接受 TEM 的直肠腺瘤患者的疗效。研究组中只有 3 例（0.5%）发生了术中并发症，最常见的并发症是缝合线裂开，在大多数情况下，可进行保守治疗。

大出血十分罕见，在大多数研究报告中发生率低于 4%。Kreissler-Haag 等报道了位于直肠侧壁的病灶有较多的出血，这并不奇怪，因为这与解剖学上已知的侧方血供相一致。

尽管最初的愿望是进行微创手术，但必须注意的是，如果有需要应中转为标准的开腹手术。这些情况包括技术上无法完成相关操作，无法关闭直肠缺口，发现意外的病变，担心腹腔内脏器损伤，如小肠损伤。中转为开腹手术的发生率多数取决于病灶的位置及特征以及术者的经验，同时在直肠近端，乙状结肠远端或环周病灶中更容易发生。在目前的病例报道中，中转开腹手术的概率为 0 ~ 5.3%。

八、小结

随着微创技术和设备的发展，TES 的价值在持续升高。由于具有优越的手术视野和更好的设备，TES 已成功应用于切除各种结直肠病变。进一步的培训和研究将阐明这一技术的适用范围，使其逐步成为结直肠手术的一种重要方法。

九、参考文献

1. Siegel R, Naishadham D, Jemal A. Cancer statistics, 2012. CA Cancer J Clin. 2012;62(1):10-29.

2. Cheng L, et al. Trends in colorectal cancer incidence by anatomic site and disease stage in the United States from 1976 to 2005. Am J Clin Oncol. 2011;34(6):573-80.

3. Wallner C, et al. Causes of fecal and urinary incontinence after total mesorectal excision for rectal cancer based on cadaveric surgery: a study from the Cooperative Clinical Investigators of the Dutch total mesorectal excision trial. J Clin Oncol. 2008;26(27): 4466-72.

4. Lujan J, et al. Randomized clinical trial comparing laparoscopic and open surgery in patients with rectal cancer. Br J Surg. 2009;96(9):982-9.

5. Breukink S, Pierie J, Wiggers T. Laparoscopic versus open total mesorectal excision for rectal cancer. Cochrane Database Syst Rev. 2006;4:CD005200.

6. Onaitis M, et al. The Kraske procedure: a critical analysis of a surgical approach for mid-rectal lesions. J Surg Oncol. 2006;94(3): 194-202.

7. Buess G, et al. Endoscopic surgery in the rectum. Endoscopy. 1985;17(1):31-5.

8. Lorenz C, Nimmesgern T, Langwieler TE. Transanal endoscopic surgery using different single-port devices. Surg Technol Int. 2011; XXI:107-11.

9. Moore JS, et al. Transanal endoscopic microsurgery is more effective than traditional transanal excision for resection of rectal masses. Dis Colon Rectum. 2008;51(7):1026-30; discussion 1030-1.

10. Schafer H, Baldus SE, Holscher AH. Giant adenomas of the rectum: complete resection by transanal endoscopic microsurgery (TEM). Int J Color Dis. 2006;21(6):533-7.

11. Leonard D, et al. Transanal endoscopic microsurgery: long-term experience, indication expansion, and technical improvements. Surg Endosc. 2012;26(2):312-22.

12. Guerrieri M, et al. Treatment of rectal adenomas by transanal endoscopic microsurgery: 15 years' experience. Surg Endosc. 2010;24(2):445-9.

13. de Graaf EJ, et al. Transanal endoscopic microsurgery is feasible for adenomas throughout the entire rectum: a prospective study. Dis Colon Rectum. 2009;52(6):1107-13.

14. Allaix ME, et al. Recurrence after transanal endoscopic microsurgery for large rectal adenomas. Surg Endosc. 2012;26(9): 2594-600.

15. Barendse RM, et al. Endoscopic mucosal resection vs transanal endoscopic microsurgery for the treatment of large rectal adenomas. Color Dis. 2012;14(4):e191-6.

16. Engstrom PF, et al. NCCN Clinical Practice Guidelines in Oncology: rectal cancer. J Natl Compr Canc Netw. 2009;7(8):838-81.

17. Nascimbeni R, et al. Risk of lymph node metastasis in T1 carcinoma of the colon and rectum. Dis Colon Rectum. 2002;45(2): 200-6.

18. Bach SP, et al. A predictive model for local recurrence after transanal endoscopic microsurgery for rectal cancer. Br J Surg. 2009;96(3):280-90.

19. Serra-Aracil X, et al. Long-term follow-up of local rectal cancer surgery by transanal endoscopic

microsurgery. World J Surg. 2008;32(6):1162-7.

20. Nash GM, et al. Long-term survival after transanal excision of T1 rectal cancer. Dis Colon Rectum. 2009;52(4):577-82.

21. Doornebosch PG, et al. Transanal endoscopic microsurgery for T1 rectal cancer: size matters! Surg Endosc. 2012;26(2):551-7.

22. Lezoche G, et al. A prospective randomized study with a 5-year minimum follow-up evaluation of transanal endoscopic microsurgery versus laparoscopic total mesorectal excision after neoadjuvant therapy. Surg Endosc. 2008;22(2):352-8.

23. Garcia-Aguilar J, et al. A phase II trial of neoadjuvant chemoradiation and local excision for T2N0 rectal cancer: preliminary results of the ACOSOG Z6041 trial. Ann Surg Oncol. 2012;19(2):384-91.

24. Kundel Y, et al. Is local excision after complete pathological response to neoadjuvant chemoradiation for rectal cancer an acceptable treatment option? Dis Colon Rectum. 2010;53(12):1624-31.

25. Callender GG, et al. Local excision after preoperative chemoradiation results in an equivalent outcome to total mesorectal excision in selected patients with T3 rectal cancer. Ann Surg Oncol. 2010;17(2):441-7.

26. Stipa F, Giaccaglia V, Burza A. Management and outcome of local recurrence following transanal endoscopic microsurgery for rectal cancer. Dis Colon Rectum. 2012;55(3):262-9.

27. Turler A, Schafer H, Pichlmaier H. Role of transanal endoscopic microsurgery in the palliative treatment of rectal cancer. Scand J Gastroenterol. 1997;32(1):58-61.

28. Tsikitis VL, Wertheim BC, Guerrero MA. Trends of incidence and survival of gastrointestinal neuroendocrine tumors in the United States: a seer analysis. J Cancer. 2012;3:292-302.

29. Shields CJ, et al. Carcinoid tumors of the rectum: a multiinstitutional international collaboration. Ann Surg. 2010;252(5): 750-5.

30. Zoller S, et al. Retrorectal tumors: excision by transanal endoscopic microsurgery. Rev Esp Enferm Dig. 2007;99(9):547-50.

31. Serra Aracil X, et al. Surgical excision of retrorectal tumour using transanal endoscopic microsurgery. Color Dis. 2010;12(6):594-5.

32. D'Ambrosio G, et al. Minimally invasive treatment of rectovaginal fi stula. Surg Endosc. 2012;26(2):546-50.

33. Quinlan M, et al. Transanal endoscopic microsurgical repair of iatrogenic recto-urethral fistula. Surgeon. 2005;3(6):416-7.

34. Beunis A, Pauli S, Van Cleemput M. Anastomotic leakage of a colorectal anastomosis treated by transanal endoscopic microsurgery. Acta Chir Belg. 2008;108(4):474-6.

35. Martins BC, et al. A novel approach for the treatment of pelvic abscess: transrectal endoscopic drainage facilitated by transanal endoscopic microsurgery access. Surg Endosc. 2012;26(9):2667-70.

36. Baatrup G, Svensen R, Ellensen VS. Benign rectal strictures managed with transanal resection-a novel application for transanal endoscopic microsurgery. Color Dis. 2010;12(2):144-6.

37. Franklin Jr ME, Liang S, Russek K. Integration of transanal specimen extraction into laparoscopic anterior resection with total mesorectal excision for rectal cancer: a consecutive series of 179 patients. Surg Endosc. 2013;27(1):127-32.

38. Choi GS, et al. A novel approach of robotic-assisted anterior resection with transanal or transvaginal retrieval of the specimen for colorectal cancer. Surg Endosc. 2009;23(12):2831-5.

39. Choi BJ, Lee SC, Kang WK. Single-port laparoscopic total mesorectal excision with transanal resection (transabdominal transanal resection) for low rectal cancer: initial experience with 22 cases. Int J Surg. 2013;11(9):858-63.

40. Leung AL, et al. Prospective randomized trial of hybrid NOTES colectomy versus conventional laparoscopic colectomy for leftsided colonic tumors. World J Surg. 2013;37(11):2678-82.

41. Leroy J, et al. Laparoscopic resection with transanal specimen extraction for sigmoid diverticulitis. Br J Surg. 2011;98(9): 1327-34.

42. Velthuis S, et al. Feasibility study of transanal total mesorectal excision. Br J Surg. 2013;100(6):828-31; discussion 831.

43. Sylla P, et al. A pilot study of natural orifi ce transanal endoscopic total mesorectal excision with laparoscopic assistance for rectal cancer. Surg Endosc. 2013;27(9):3396-405.

44. Rouanet P, et al. Transanal endoscopic proctectomy: an innovative procedure for difficult resection of rectal tumors in men with narrow pelvis. Dis Colon Rectum. 2013;56(4):408-15.

45. Lacy AM, Adelsdorfer C. Totally transrectal endoscopic total mesorectal excision (TME). Color Dis. 2011;13 Suppl 7:43-6.

46. de Lacy AM, et al. Transanal natural orifice transluminal endoscopic surgery (NOTES) rectal resection: "down-to-up" total mesorectal excision (TME)-short-term outcomes in the first 20 cases.Surg Endosc. 2013;27(9):3165-72.

47. Kumar AS, et al. Transanal endoscopic microsurgery: safe for midrectal lesions in morbidly obese patients. Am J Surg. 2012;204(3):402-5.

48. Muthusamy VR, Chang KJ. Optimal methods for staging rectal cancer. Clin Cancer Res. 2007;13(22 Pt 2):6877s-84s.

49. Allaix ME, et al. Long-term functional results and quality of life after transanal endoscopic microsurgery. Br J Surg. 2011; 98(11):1635-43.

50. Albert MR, et al. Transanal minimally invasive surgery (TAMIS) for local excision of benign neoplasms and early-stage rectal cancer: efficacy and outcomes in the first 50 patients. Dis Colon Rectum. 2013;56(3):301-7.

51. Maslekar S, Pillinger SH, Monson JR. Transanal endoscopic microsurgery for carcinoma of the rectum. Surg Endosc. 2007;21(1):97-102.

52. Kumar AS, et al. Complications of transanal endoscopic microsurgery are rare and minor: a single institution' s analysis and comparison to existing data. Dis Colon Rectum. 2013;56(3):295-300.

53. Tsai BM, et al. Transanal endoscopic microsurgery resection of rectal tumors: outcomes and recommendations. Dis Colon Rectum. 2010;53(1):16-23.

54. Morino M, et al. Does peritoneal perforation affect short- and longterm outcomes after transanal endoscopic microsurgery? Surg Endosc. 2013;27(1):181-8.

55. Baatrup G, et al. Perforation into the peritoneal cavity during transanal endoscopic microsurgery for rectal cancer is not associated with major complications or oncological compromise. Surg Endosc.2009;23(12):2680-3.

56. Gavagan JA, Whiteford MH, Swanstrom LL. Full-thickness intraperitoneal excision by transanal endoscopic microsurgery does not increase short-term complications. Am J Surg. 2004;187(5):630-4.

57. Guerrieri M, et al. Transanal endoscopic microsurgery in rectal adenomas: experience of six Italian centres. Dig Liver Dis. 2006;38(3):202-7.

58. Kreissler-Haag D, et al. Complications after transanal endoscopic microsurgical resection correlate with location of rectal neoplasms. Surg Endosc. 2008;22(3):612-6.

59. Cocilovo C, et al. Transanal endoscopic excision of rectal adenomas. Surg Endosc. 2003;17(9):1461-3.

第26章　经肛门内镜显微手术

Lee L. Swanstrom，Eran Shlomovitz

一、简介

经肛门内镜显微手术（TEM）技术在将近三十年前由 Buess 首次报道，现在越来越多的结直肠和微创外科医生接受了这种术式，并将这种微创操作逐步融入他们的日常手术实践中。目前主要有两种 TEM 手术平台：Richard Wolf 系统（Richard Wolf GmbH，Knittlingen，Germany）和 Karl Storz（Karl Storz GmbH, Tuttlingen，Germany）经肛门内镜手术(TEO)系统。为了帮助暴露和切除常规经直肠手术无法处理的直肠中段和上段病灶，在腹腔镜技术在普通外科领域广泛应用之前，上述两种系统就已出现。本章将详细回顾经肛门内镜显微手术技术，此外对适应证、患者准备和设备的安装设置等进行简要介绍。

二、背景

内镜无法切除的良性病灶和原位癌（T0-1; N-0）是 TEM 术式的最佳适应证，用此术式全层或黏膜下切除距肛缘 24cm 内的病灶均有报道。SM2、SM3 或更深层的病灶，以及有淋巴血管侵犯的病变会增加淋巴结转移的风险，这些患者选择治疗方法时必须进行仔细地分析判断和评估，以确定采用根治性切除术、TEM 联合新辅助放化疗或是 TEM 治疗。使用超声内镜或 MRI 进行完善的术前评估非常重要。TEM 其他手术适应证还包括瘘管关闭、经肛门标本取出、直肠脱垂袖状切除术，以及经直肠造口术。

三、患者准备

在完成可弯曲内镜诊断检查或组织活检及病灶部分切除检查后，可以推荐患者接受 TEM 治疗。术前的所有检查资料都应进行仔细评估，如果需要，实施手术的医生可对患者再次进行内镜检查。为了确定经肛门切除手术是否合适，病灶的大小、位置（如前壁、后壁或侧壁）、距肛缘的距离等都需进行仔细地评估。硬质乙状结肠镜检查可更精确地估计病变距肛缘的距离，特别适用于那些由于直肠弯曲而对软质内镜检查精确估计距离的患者。

一旦确定患者适合进行经肛门切除，应嘱其在 TEM 手术前一周开始进行低纤维饮食，患者通常会在手术前进行全肠道准备。我们的经验是，如果患者只是单纯进行直肠灌肠，排泄物偶尔会向下流到手术区域从而干扰手术进程。手术开始之前，在手术台上可选择对患者进行碘伏灌肠，或者在切除术后给予消除脱落肿瘤细胞处理。最后，术前还应常规给予患者使用抗生素并预防深静脉血栓的形成。

四、手术室布置和患者体位

手术医生必须参与患者的体位摆放，并且应该熟悉复杂仪器设备的设置和调试。不适当的手术体位或设备故障会显著增加手术时长和难度，并导致并发症的发生。充分的训练、熟悉设备和手术流程、与手术室人员的默契配合对具有挑战性的经肛门手术是非常重要的。

患者的体位摆放主要取决于要切除病灶的位置，目标是尽可能使病灶处于6点钟的位置，这一位置最便于操作。

如果可能的话，处理直肠前壁和前侧壁的病灶时，患者最好取俯卧位，使患者双腿呈折刀位，会阴部显露于手术台边缘，这种体位更符合人体工程学的要求。双膝用腿垫来支撑，并且需要有充分的保护。对于位于直肠腔后壁的病灶，患者最好呈截石位，这样可以使病灶尽量靠近相关操作部位。如前所述，患者的双腿必须有适当的垫料保护并固定在蹬具上。经肛门手术时间相对较长，术中尽力避免医源性神经损伤，这一点尤为重要。

对于病灶位于直肠侧壁的患者，截石位相较于俯卧折刀位和高位截石位更符合人体工程学的要求，总之，很少会用到侧卧位。

最后，直肠环周病灶的患者通常可采取仰卧位或高截石位。仰卧位摆放简单并且更符合人体工程学的要求，除此之外，在一些并不少见的术中穿孔的病例中，仰卧位有助于阻止小肠下降进入手术视野，因此这种体位更有助于缝合关闭。有时若病灶范围很大，术中需要改变患者的体位。

五、手术平台的布置和仪器设备

（一）固定设备

术中使用由多种装置连接而成的U形固定设备（见图26.1）。通过标准手术台边缘的插孔，固定设备的垂直杆被牢牢地固定。支撑臂上的两个硬质直角允许从底部与直肠镜相连，这对手术的干扰是最小的。固定设备有足够活动度，因此增加了术中直肠镜操作的灵活性。通过一个简单的主机械卡钳，将5个机械连接关节固定起来。

（二）手术直肠镜

手术直肠镜标准直径为4cm，长度有多种规格（如7.5cm、15cm和20cm），通常根据病灶的位置进行选择。直肠镜的头端可分为直面和斜面，借助适当大小的密闭装置放入直

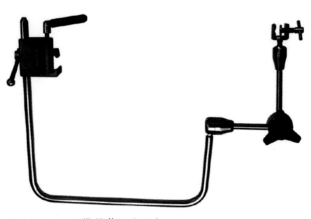

图26.1 U形带关节固定设备

肠，直肠镜操作柄固定在固定设备上。设备操作面板（见图 26.2）上包含镜头孔的附着点和 3 个 Trocar 孔，其中包括 2 个用于放置 5mm 器械的较小 Trocar 孔和 1 个最大容纳 12mm 器械的较大 Trocar 孔。如果需要，可通过大 Trocar 孔放入一个闭合器。自动密闭阀门可防止手术操作和器械更换过程中气腹的泄露。直肠镜也有一个附加的连接装置可用来建立 CO_2 气腹和排气。通过直肠镜建立的 CO_2 气腹一般初始压力为 8mmHg，如果需要可增加至 16mmHg。

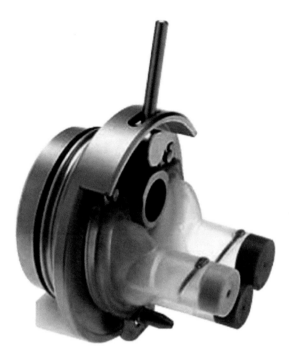

（三）光学器件

TEM 成像有两种方式，最初的设计利用一个 30°双目镜系统来成像（见图 26.3）。通过一个附加的目镜来实现可视化，双目镜系统可以为术者提供 3D 视野，但助手却不能看到 3D 效果。双目镜系统也可以用 10mm 的腹腔镜代替，腹腔镜系统外壳可附带用于冲

图 26.2 一次性使用操作面板 - 硅胶密闭的 3 个带密封帽的 Trocar 孔连接在金属面板上

洗和建立气腹的装置，这样就可以在屏幕上获得与腹腔镜检查相似的视野。望远镜通过合适

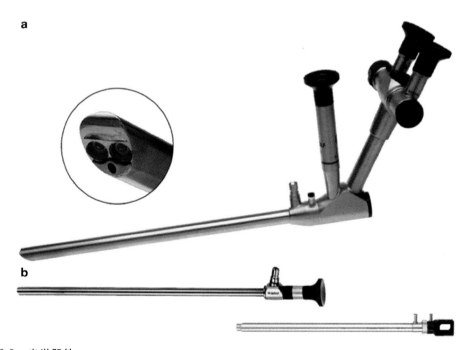

图 26.3 光学器件

（a）30°双目镜，带有可调节目镜的 3D 立体腔镜；（b）10mm 带有相应外壳的成角腹腔镜

的光学孔道插入，并贯穿直肠镜全长。手术过程中，通过 LuerLoK 连接装置，可用缓缓灌注的液体对镜头进行冲洗和清洁。

（四）手术器械

经肛门手术平台包括各种很长的手术操作器械（见图 26.4），如直的或头端向下的各种 5mm 手术钳和手术剪。这些操作器械有 36cm 和 43cm 两种长度，并装配有可调换的操作手柄，可选择连接或不连接单极电凝系统。此外，还可以使用各种双曲型或直型电凝设备及吸引 / 电凝两用设备。5mm 的 Trocar 孔可使用标准持针器和电刀，较大的 12mm Trocar 孔可用于闭合器及 10mm 施夹钳的使用。

病灶切除通常用单极电凝设备完成，如果手术医生有偏好，也可使用常规的腹腔镜超声刀或双极电凝血管闭合系统。

六、部分切除

部分切除（如黏膜下切除）在处理良性疾病时可作为全层切除的一种替换。在一些手术部位，全层切除会增加穿孔和相关并发症的风险，或者

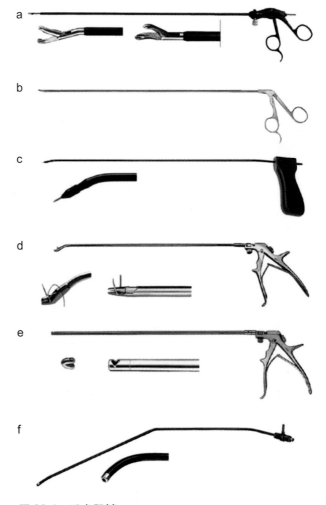

图 26.4　手术器械

（a）带单极电凝的抓钳，可见成角和非成角的头端；（b）手术剪；（c）针状头端的单极电刀；（d）持针器，可见成角和非成角的头端；（e）缝合夹镊，靠近放大的镊子头端可见银制缝合夹；（f）成角的电凝 / 吸引管

可能会出现并发症，此时部分切除对患者是更好的选择。这些部位包括：①直肠近端前壁，尽管不会使并发症发生率增加，但可能会导致穿孔；②女性患者直肠下段前壁，会增加阴道损伤和直肠阴道瘘的风险；③直肠远端，有损伤肛门括约肌的潜在风险，特别是对于女性患者。

需要注意的是，由于会产生不能完整切除的风险，并增加局部复发的概率，经肛门黏膜下切除并不适用于直肠恶性肿瘤或恶性息肉。但是，这种术式特别适合处理较大的、良性的、地毯状的、固着的病灶，因为全层切除会产生管腔狭窄的风险，并且在高张力下难以缝合关闭，从而使切除变得困难。

对于恶性概率比较低的病例，鉴于最终病理还存在预料不到的恶性风险，部分切除可以作为一种保留的术式。这些情况包括组织活检证明为良性的病变，并且外观上无恶性特

征如溃疡，同时直肠内超声及其他影像学检查无黏膜下浸润的证据。然而，当最终病理证实是恶性的时候，仍然要选择 TEM 全层切除或常规经腹切除，但本质上来讲 TEM 手术并未受到干扰。

七、手术步骤（表 26.1）

表 26.1　手术步骤

手术步骤	技术难度等级（1 ～ 10 级）
1. 建立操作通路和直肠充气	2
2. 标记	3
3. 分离和切除	6
4. 标本取出	2
5. 缝合关闭	8

（一）操作通路的建立和直肠充气

在将 TEM 平台插入肛门之前，先用 3 根手指进行扩肛，将 Bullitt 密闭装置与直肠镜锁定，并进行充分润滑。经肛门插入设备，越深越好，之后去除密闭装置。连有充气装置和光缆的面板用于确定切除的病灶，并对病灶进行复查，确保能够采用 TEM 切除。然后将直肠镜与固定设备的支撑臂连接，固定多 Trocar 孔面板。TEM 套管的斜面应尽可能面向病灶的中央。

（二）标记

在距离病灶周围 1cm 切缘用电凝设备做一个标记圈，电凝设备应设置在"柔和电凝"的档位（见图 26.5）。将含有生理盐水、亚甲基蓝或者靛胭脂及肾上腺素（可选择是否加入）的混合溶液注射到黏膜下层。精确注射到黏膜下层很重要，其目的是尽量抬升黏膜病灶，从而易于黏膜下分离。为了得到足够的隆起，针头一刺破黏膜就应该开始注射。与深层组织不同，这样可以增加在黏膜下适当的部位混合液渗入的概率。应当对病灶隆起的情况进行评估，因为病灶没有隆起的部分可能意味着局部有深层浸润，说明需要进行全层切除。术前的组织活检和对病灶的标记也会引起黏膜下的反应，同样会表现出局部注射后的不隆起，这点应该被考虑到。对于朝向皱襞反面的病变，或者在视野范围切线位置的病变，为了使病变朝镜头倾斜，先进行注射使邻近的边缘隆起。

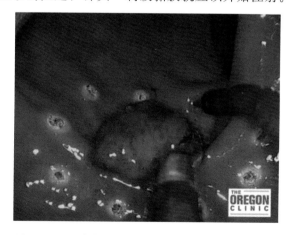

图 26.5　用电凝设备沿病灶周围标记的 1cm 切缘
（摘自 Oregon Clinic）

（三）分离和切除

分离和切除开始于沿标记边缘环形切除黏膜，如果可能的话，通常从近端开始。黏膜下层平面建立后，将要切除的病灶前缘部分夹住并提起，使其与下面的环状肌层分离（见图 26.6）。这种牵拉有助于沿环状肌层在黏膜下深层圈定恰当的分离平面，黏膜下分离也从近端开始。

（四）标本的取出

病灶切除之后，将标本取出并恰当地固定在软木板或蜡盘上，并送病理检查（见图 26.7）。

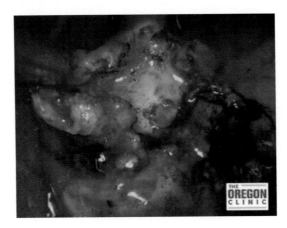

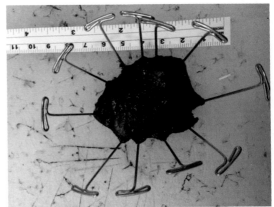

图 26.6　在黏膜下层进行分离　　　　图 26.7　固定标本并送病理检查

（摘自 Oregon Clinic）

（五）缝合关闭

病灶被切除之后，应检查出血或者全层切除的区域。因为黏膜下层有少量脂肪组织，所以在缺口处可以看见黄色组织。这并不一定表示有全层的穿孔。全层切除区域可缝合关闭，黏膜切除区域可以根据缺口的大小和预计的出血风险，由术者决定进行缝合关闭或保留开口。

八、全层切除

全层切除是 TEM 手术中最为常用的技术，适用于已知的或怀疑的恶性病灶。事实上全层切除也可以用于治疗良性病灶，如果最终病理证实为潜在的恶性病变或假定的良性病灶，全层切除可避免需进行的进一步切除。已经证实了，如果具有很好的腔内缝合关闭技术，进入和关闭腹膜的切除术是可以接受的并且耐受良好。

患者的体位摆放和 TEM 平台的搭建与部分切除的操作方法相同。如果 TEM 在局部切除或者息肉切除术之后进行，确定残余病灶和瘢痕非常困难，在这些情况下，在搭建 TEM 平台之前进行可弯曲内镜检查结合色素内镜检查或窄带成像和后屈实验是十分有用的。

九、手术步骤

（一）标记

获得正常组织 1cm 切缘应给予足够的重视，用电凝设备"柔和电凝"档位在病灶周围标记一环形切缘，在全层切除中不需要注射混合液。

（二）分离和切除

同样的，分离开始于沿标记的边缘切开黏膜，从近端切缘开始分离有助于避免随后对肠管近端的过度切割。分离的深度根据情况而有所不同，在良性病灶中从直肠周围浅表脂肪组织到更深层进行分离，在恶性或高度怀疑恶性的病灶中，要全层切除直肠周围浅表脂肪组织直至 TEM 平面。这样可以根据病灶周围肠系膜淋巴结的情况对病情进行分期和确定可能的治疗方案。如果病灶位于前壁，男性患者分离的范围向下应至前列腺包膜，女性患者应至阴道隔膜，以上情况对女性患者应特别注意，因为有直肠阴道瘘的风险。直肠阴道隔膜分离时应轻轻地进行钝性分离，限制电凝设备的使用。术者的手指或探头可置于患者阴道，以帮助进行精确分离。如果术中发现阴道损伤，应及时缝合关闭。直肠表面的缺口因应单独进行缝合，缝线应该相互错开，以防止缝线交织在一起。与部分切除方法类似，分离应从远端至近端进行（见图 26.8），在直肠上段，可以进入腹膜内平面进行分离。由于直肠充气的减少，之后可视化可能变得更为困难。让患者呈头低足高位能够帮助阻止小肠进入直肠腔内，同时有助于分离的顺利完成（见图 26.9）。将直肠镜推至切除部位的上方有助于保持肠壁开口并使用缝线进行修补。

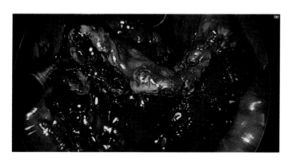

图 26.8 向上牵拉切缘前缘，从远端至近端进行分离

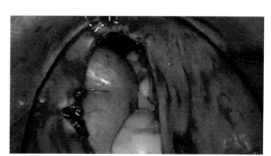

图 26.9 全层切除，腹腔器官清晰可见。头低足高位能帮助防止小肠进入直肠腔内，同时有助于分离的顺利完成

在整个分离过程中都需小心进行止血，因为出血会很快使手术视野和组织平面变得模糊不清。止血过程中会用到各种器械，包括为 TEM 平台特别设计的电凝针，以及现成的腹腔镜设备（如超声刀）。

（三）标本的取出

病灶切除之后，将标本取出并恰当地固定在软木板上，并送病理检查（见图 26.10）。

(四)缝合关闭

切除完成之后，为防止管腔狭窄，需采用横向的连续缝合，一般使用 2-0 或者 3-0 的可吸收缝线。缝合可采用特殊设计的成角度 TEM 持针器，标准的腹腔镜针持，甚至是腹腔镜缝合设备进行缝合，如 Endo stitch™ 缝合设备（Covidien surgical, Mansfield, MA）。作为起始步骤，在切口中部留置缝线，以对齐切口并减轻切口的张力（见图 26.11）。接下来，向两侧进行横向的连续缝合，如果需要，减小 CO_2 充气压力，以提高管腔的顺从性并且更容易接近切口边缘。小银夹可以放置在缝线的两端，降低腔内打结的困难程度（见图 26.12）。习惯用右手的外科医生会发现在切口的右半部分从近端至远端进行缝合更容易一些。相反，关闭左侧时，从远端至近端进行穿针更容易。当全层切除延伸至腹膜内平面时，必须更加仔细地缝合关闭。在整个操作完成时，应进行复查，确保留有足够的管腔直径（见图 26.13）。对于比较大的病灶或环周病灶，缝合关闭后管腔直径容易变窄，在这种情况下上述注意事项显得特别重要。

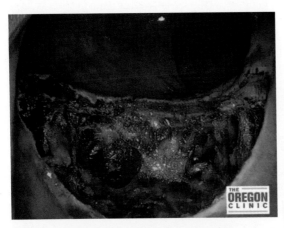

图 26.10　全层切除标本取出后的腔内视野。切除后，直肠周围脂肪组织上的一些变色污点是由于切除术后使用碘溶液作为局部杀肿瘤剂
（摘自 Oregon Clinic）

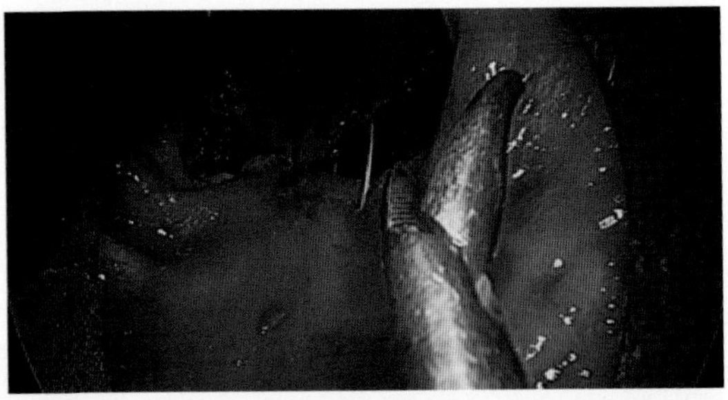

图 26.11　先在切口中部留置缝线，以对齐切口并减轻切口张力

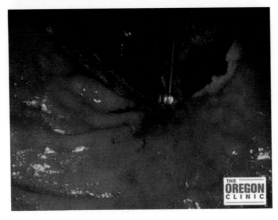

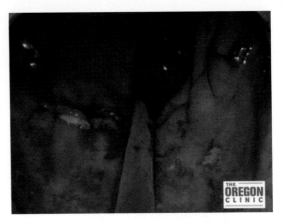

图 26.12　在缝线的两端放置小银夹进行锚定，降低腔内打结的困难程度
（摘自 Oregon Clinic）

图 26.13　复查关闭的切口，确保留有足够的管腔直径
（摘自 Oregon Clinic）

十、袖状切除

利用 TEM 平台进行袖状切除，代表了技术的复杂性已延伸到常规全层切除术之外的新高度。直肠狭窄的操作空间，连同手术器械操作角度受限及有限的视野均影响着手术操作，这对手术操作是极大的挑战。对这些更为先进的手术技术感兴趣的外科医生，应当能够轻松并熟练使用 TEM 平台进行非环形全层切除术。此外，因为中转为腹腔镜手术甚至是开腹手术的需求一直在增加，所以先进的腹腔镜技术特别是缝合技术的舒适性怎么强调都不为过。外科手术的整个团队，特别是器械护士和辅助人员，应当熟练地使用 TEM 平台并能处理平台一些较为复杂的故障。腹腔镜手术和（或）开腹手术的设备应准备好，以备中转手术时使用。

通过 TEM 平台进行直肠袖状切除对于环周直肠息肉是可行的技术，同时也可以治疗直肠阴道瘘。环形直肠息肉相对少见，而非环形的直肠大息肉比较常见，在这些情况时保留 1cm 切缘的息肉切除实际上需要袖状切除。

手术技巧

患者最常采用截石位，因为这种体位摆放最为简单，对外科医生来说也最容易操作。有时由于进行环形袖状切除，术中需要重新调整患者体位。扩肛和手术平台的安放与之前描述的方式相同。近端和远端的切缘都需用电凝设备进行标记。和其他全层切除一样，切缘距病灶至少保证有 1cm。有些外科医生可能会将稀释的肾上腺素溶液注射到黏膜下或者直肠周围深部组织以加强止血的效果。此外，为了术后帮助对齐和吻合切口，结肠近端和远端的相应部位会用亚甲基蓝进行标记。环形切除从近端切缘开始，垂直于管腔将直肠进行全层切割。为了牵引和对齐管腔，沿着结肠近端的游离缘，在四个象限分别留置缝线。银夹可以预先放置在缝线末端，在手术视野之外的结肠近端进针。沿远端切缘全层分离直肠，然后沿直肠周围平面切开切除的部分，并从肛门取出，仔细检查切除创面确保没有出血。在直肠近端游离缘用之前放置好的可吸收缝线进行重建吻合，确保吻合口缝线没有过大的张力是很重要的。在进行吻合之前，通过给予之前放置的缝线一些牵拉，对近端部分的活动性进行评估，如果需要，对近端部分可以进一步地游离，以获得更大的松弛度。用每根缝线连续缝合关闭各个象限完成吻合操作，应留心不要造成无意识的吻合口扭转。如果切除之前对近端和远端部分进行过标记，那么现在就可以用来对齐切口。每个象限缝合关闭后，将第二个银夹放置在缝线上，确保缝线在相应的位置，从而代替了腔内打结。如果对直肠脱垂进行袖状切除，结肠切除的部分应当足够长，以便吻合口可以稍微向头侧回缩。与常规全层切除类似，应仔细检查吻合口以确保维持足够的管腔直径。

十一、自然孔道的标本取出

TEM 直肠镜提供了一个稳定的可视化经肛门手术平台，这个平台的好处是能够很容易将腹腔镜切除的标本经自然孔道取出，对于低位前切除和乙状结肠切除特别有优势，可以省去对标本取出切口的需要。利用 TEM 平台取出标本有很多优势，换句话说，手术直肠镜可以轻微扩张肛门并在标本取出过程中很稳定。此外，它可以保护直肠的边缘，并减少在标本取出过程中造成的肛管损伤。

手术技巧

此项技术采用标准的腹腔镜切除，远端切除可用标准方法钉合，这种情况下当 TEM

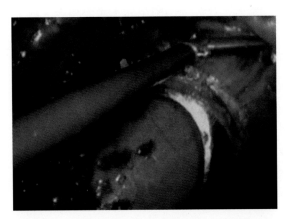

系统放入后，钉合线残端将会打开。或者，可以用临时设备将结肠远端封闭，如腹腔镜下用全棉脐带线结扎。结肠可以用能量设备从远端进行离断，残端保持开放，以使手术直肠镜容易进入。无论选择什么特别的方法，都要通过直肠残端放入 TEM 直肠镜和导引器（见图 26.14）。在腹腔镜辅助下，通过直肠镜抓住结肠并进行恢复，双吻合器的钉座通过直肠镜送入并放置和固定在近端切缘。如果是直肠低位吻合，可以将肠管近端拉出肛门外，用手对钉座进行荷包缝合，然后再送回腹腔。如果是高位吻合，可在钉座上洗系上聚丙烯缝合

图 26.14　低位前切除中腹腔镜视野，说明经直肠残端放入 TEM 直肠镜有助于标本的取出

线，将其放入腹腔，在对钉合线切割之后，可以钉座插入结肠近端。结肠开口部分可以重新钉合，进行封闭。极低位直肠吻合，最好用新型 5mm 吻合器（Cardica，Redwood，CA）进行钉合，这种吻合器可以旋转 80°，因此能够靠近盆底进行横切。

切割闭合器不能切断聚丙烯缝线，因此可以找到缝线并穿过钉合线牵拉钉座。然后取出直肠镜，用闭合器封闭残端，经直肠放入双吻合器，以标准方法用双吻合器完成吻合。

十二、小结

TEM 提供了一个通用的平台，可以完成各种经肛门操作。从它开始问世，TEM 手术便得到迅速普及，并作为主流的微创操作越来越多地被使用。高超的腹腔镜操作和腔内缝合对于希望将 TEM 技术应用到自己手术实践中的外科医生是十分重要的技能。随着外科医生逐渐熟悉 TEM 平台和技术，更具挑战性的操作，如袖状切除术，会被逐渐攻克。虽然在临床广泛应用之前，NOTES 在这些令人兴奋的操作中的应用还需要进一步的发展，但这一平台目前已应用在腹腔镜下标本的取出，从而更大限度地减轻患者的不适及减少伤口并发症的发生。

十三、参考文献

1. Buess G. A system for a transanal endoscopic rectum operation. Chirurg. 1984;55(10):677-80.

2. Morino M, Arezzo A, Allaix ME. Transanal endoscopic microsurgery. Tech Coloproctol. 2013;17 Suppl 1:S55-61.

3. Sengupta S, Tjandra JJ. Local excision of rectal cancer: what is the evidence? Dis Colon Rectum. 2001;44(9):1345-61.

4. Kennelly RP, et al. A prospective analysis of patient outcome following treatment of T3 rectal cancer with neo-adjuvant chemoradiotherapy and transanal excision. Int J Colorectal Dis.2012;27(6):759-64.

5. Perez RO, et al. Transanal endoscopic microsurgery for residual rectal cancer (ypT0-2) following neoadjuvant chemoradiation therapy: another word of caution. Dis Colon Rectum. 2013;56(1): 6-13.

6. Lezoche G, et al. Transanal endoscopic microsurgery for 135 patients with small nonadvanced low rectal cancer (iT1-iT2, iN0): short- and long-term results. Surg Endosc. 2011;25(4): 1222-9.

7. Bochove-Overgaauw DM, et al. Transanal endoscopic microsurgery for correction of rectourethral fistulae. J Endourol. 2006; 20(12):1087-90.

8. Andrews EJ, Royce P, Farmer KC. Transanal endoscopic microsurgery repair of rectourethral fistula after high-intensity focused ultrasound ablation of prostate cancer. Colorectal Dis. 2011;13(3):342-3.

9. Makris KI, et al. Video. Transanal specimen retrieval using the transanal endoscopic microsurgery (TEM) system in minimally invasive colon resection. Surg Endosc. 2012;26(4):1161-2.

10. Serra-Aracil X, et al. Rectal prolapse repair using transanal endoscopic surgery. Cir Esp. 2012;90(8):525-8.

11. Sylla P, et al. NOTES transanal rectal cancer resection using transanal endoscopic microsurgery and laparoscopic assistance. Surg Endosc. 2010;24(5):1205-10.

12. Denk PM, Swanstrom LL, Whiteford MH. Transanal endoscopic microsurgical platform for natural orifice surgery. Gastrointest Endosc. 2008;68(5):954-9.

13. Dunaway MT, Webb WR, Rodning CB. Intraluminal measurement of distance in the colorectal region employing rigid and flexible endoscopes. Surg Endosc. 1988;2(2):81-3.

14. Warner MA, et al. Lower extremity neuropathies associated with lithotomy positions. Anesthesiology. 2000;93(4):938-42.

15. Swanstrom LL, et al. Video endoscopic transanal-rectal tumor excision. Am J Surg. 1997;173(5):383-5.

16. Ramwell A, et al. The creation of a peritoneal defect in transanal endoscopic microsurgery does not increase complications. Colorectal Dis. 2009;11(9):964-6.

17. Leonard D, et al. Transanal endoscopic microsurgery: long-term experience, indication expansion, and technical improvements. Surg Endosc. 2012;26(2):312-22.

18. Gavagan JA, Whiteford MH, Swanstrom LL. Full-thickness intraperitoneal excision by transanal endoscopic microsurgery does not increase short-term complications. Am J Surg. 2004;187(5):630-4.

19. Diana M, Wall J, Constantino F, D'Agostino J, Leroy J, Marescaux J. Transanal extraction of the specimen during laparoscopic colectomy. Colorectal Dis. 2011;13 Suppl 7:23-7.

第 *27* 章 经肛门微创手术

Sergio W. Larach，Harsha V. Polavarapu

一、简介

从传统切除术到微创切除术，外科方法处理直肠肿瘤取得了很大进展。如 19 世纪 Jacques Lisfranc，Paul Kraske 和 Sir William Ernest Miles 所描述的那样，历史上对于直肠肿物的外科处理采用的是根治术。由于这些根治手术会引起相关的并发症，外科医生开始寻找更完善的方法来处理直肠肿物。1983 年，Gerhard Buess 教授研发了经肛门内镜显微手术（TEM）平台，这一平台有助于更精确地切除甚至位于直肠中部和上段的病灶，并且降低了并发症的发生率。在 19 世纪 80 年代末，随着腹腔镜的出现，使用的器械变得越来越好，切口也变得更小。为了突破腹腔镜的限制，外科医生发明了单孔腹腔镜，所有的器械都要通过这个切口进入。只要外科医生掌握了单孔腹腔镜技术，应用这一技术和设备切除直肠肿物只是时间的问题。2010 年，Larach，Albert 和 Atallah 首次研发和报道了单孔切除直肠肿物的技术，也被称为经肛门微创手术（TAMIS）。

尽管 TEM 系统已经发展了 30 年，但它依然只被少数的外科医生使用。初始成本高，仪器复杂，学习曲线陡峭，需要特殊培训，仍然是阻止 TEM 被广泛采用的巨大障碍。而另一方面由于 TAMIS 成本低，操作简单，并且使用传统的腹腔镜设备，因而很快得到普及。TAMIS 是一种通用的平台，除了局部切除之外，还有很多种应用，其中最重要的应用之一就是经肛门全肠系膜切除，被称为 TAMIS-TME。这是一种有前途的新方法，可以帮助进行直肠末端的游离，因此代表了直肠癌手术的一个新纪元。TAMIS 平台也可与机器人手术结合完成直肠肿物的局部切除及直肠癌的根治性切除。本章将会回顾 TAMIS 手术技术以及与先前章节中介绍的 TEM 平台的不同之处。

二、背景

TAMIS 平台可用于良性直肠肿物和组织学特性良好且淋巴结转移风险低的 T1 期癌症的治疗。TAMIS 的适应证可以拓展到新辅助治疗后病灶为 cT0 期的直肠癌患者，用于确定是否达到病理完全缓解（ypT0）。正如在前言中提及的，TAMIS 技术已经被用于一些非肿瘤的治疗，比如直肠尿道瘘、异物去除和完成直肠切除术。随着 TAMIS-TME 应用于直肠根治性切除，TAMIS 技术的充分使用目前正在进行临床研究。

三、术前准备

所有接受 TAMIS 治疗的患者都应进行充分的术前评估，行结肠镜检查以排除结肠多原发病灶。对于恶性病灶，应该做完整的分期诊断和仔细的门诊肠镜检查，以确定肿瘤的高度和确切的位置。由于病灶位于比想象中更近端的部位，因此，无法观察到病灶，这就提示需要考虑其他的治疗方法。选择合适的患者是这项技术成功的关键，病灶如果位于太近端的地方，会加大腹膜损伤的风险，同时增加完全缝合关闭的困难。相反，由于受到设备角度的限制，病灶位置太低在切除时会增加技术上的困难，这可以通过手术医生术前对病灶进行临床检查来避免。推荐进行完全机械性肠道准备以及静脉使用抗生素。

四、手术室布置和患者体位

（一）高背侧膀胱截石位

术者和助手坐在患者两腿之间，观看位于腹部上的显示器。这个体位的优点是如果术者需要进行混合操作，可以进入腹部，同时容易进入患者的直肠腔内，易于操作。虽然不是全部，但大部分病灶可以采用这种体位（见图 27.1）。

（二）俯卧折刀位

术者和助手站在患者的两侧，一些外科医生对于前壁的病灶倾向采用这种体位。俯卧位的最大缺点之一就是气道处理困难，这意味着要在担架上对患者进行气管插管，然后将患者移到手术台上，这需要更多的手术人员和更长的手术准备时间（见图 27.2）。

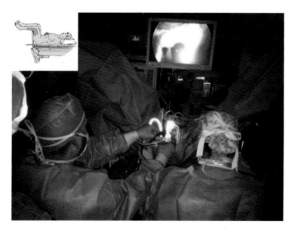

图 27.1　高背侧膀胱截石位，术者和助手坐在患者两腿之间，观看显示器

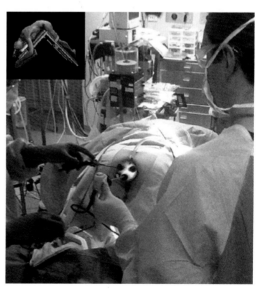

图 27.2　俯卧折刀位，术者和助手站在患者的两侧

五、Trocar 孔位置和使用器械

（一）Trocar 孔系统

被美国食品药品管理局（FDA）批准的经肛门入路的平台是 GelPOINT® Path Port（Applied Medical, Rancho Santa Margarita, CA）和 SILS ™ Port（Covidien, Mansfield, MA）。其他使用的操作平台还有 TriPort ™系统（Olympus, Wicklow, Ireland）、单孔腹腔镜（SSL）操作系统（Ethicon Endo-Surgery, Cincinnati, OH）和自制"手套孔"装置（见图 27.3 和图 27.4）

GelPOINT® Path 有三个操作孔，一个为镜头孔，两个为 Trocar 孔，如果需要，任何一个 Trocar 孔都可以扩大到 12mm。这个设备的优点是术者可以将 Trocar 孔分开为器械提供足够的角度。如果需要，可直接刺穿胶帽，放入第四个 Trocar 孔。

SILS ™ Port 也包含三个 Trocar 孔，这个操作平台特别适合肛管狭窄的患者。这个平台的缺点是由于使用柔软的材料，会增加直肠充气的泄漏，以及 Trocar 孔的滑脱。Trocar 孔位置更接近，使设备呈三角形，操作更为困难。

Olympus TriPort ™有三个 Trocar 孔，如果需要增加一个 Trocar 孔，操作平台顶部可

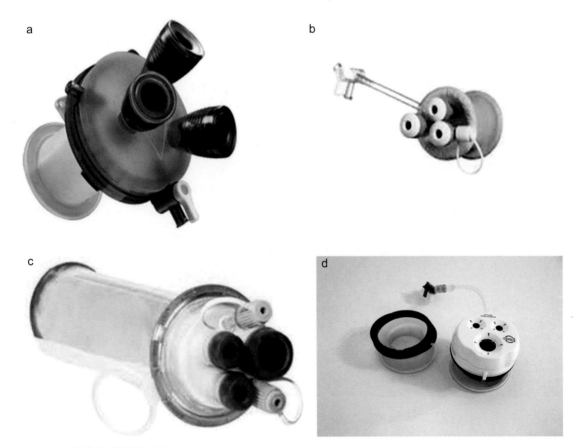

图 27.3　市售的 TAMIS 平台

（a）SSL 操作系统；（b）SILS Port；（c）GelPOINT Path；（d）TriPort

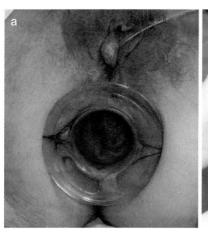
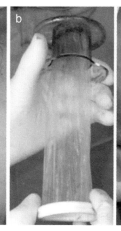
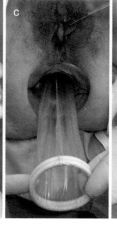
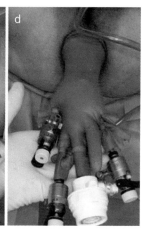

| Anal dilator in position | Wound protector after insertion | Wound protector in position | Glove port with trocar sleeves |

图27.4　"手套孔"装置

（a）肛门扩张器的位置；（b）插入切口保护器；（c）切口保护器位置；（d）带穿刺套管的"手套孔"装置

更换为4通道。Trocar孔的长度是可以调整的，以适应患者肛管的长度，从而提供一个更好的操作配合及更加密闭的直肠充气效果。

单孔腹腔镜（SSL）操作系统可容纳两个5mm的器械和一个15mm的器械，密封帽被设计成可以将器械直接插入直肠而不需要穿刺套管。

一些学者已经成功报道自制"手套孔"装置。一次性的环形牵开器固定在皮肤上，之后将切口保护器放入肛门牵开器中，一个外科手套密闭地套在切口保护器上。穿刺套管通过手套的指套插入，这个Trocar孔对上述所有平台来说是一种低成本的选择，每次器械插入和取出时需要额外的人工辅助，使其成为一个非固定平台。

（二）手术器械

一个5mm的镜头带有成角的头端，允许360°观察整个直肠壁环周。使用标准腹腔镜的缺点之一就是光缆会干扰操作仪器设备，可以使用5mm可弯曲头端的电视腹腔镜EndoEYE™（Olympus，Wicklow，Ireland）进行替代，这是一个低端系统，用来预防器械在外部及在直肠腔内的碰撞（见图27.5）。标准腹腔镜CO_2充气装置可用于建立直肠充气，压力设定为7～12mmHg。

一个Trocar孔用来放置抓钳，其他孔放入能量设备。使用5mm Maryland钳能有力而精确地抓住标本，电刀可以是超声刀和单极或双极电凝。双极电凝和超声刀止血效果好，但是也增加了花费。单极电凝头端可以是钩状、铲状、剪刀或针尖状，单极电凝的优点是可以在一个5mm抽吸冲洗装置内使用，可同时辅助排烟，提供了更精确的分离平面。

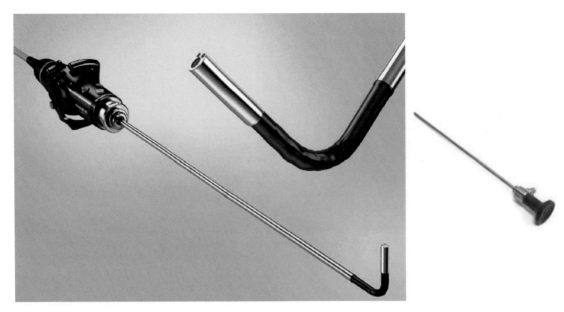

图 27.5　标准腹腔镜和 Olympus EndoEYE

六、手术步骤（表 27.1）

表 27.1　手术步骤

手术步骤	技术难度等级（1 ~ 10 级）
1. 建立操作通路和直肠充气	2
2. 标记	2
3. 分离和切除	5
4. 取出标本	2
5. 缝合关闭	7

（一）操作通路的建立和直肠充气

　　肛管需要充分润滑，扩张到三指宽，将选择的操作平台经肛管插入。用缝线将操作平台固定到皮肤上，这一步非常重要，能够为直肠充气提供足够的密闭并防止 Trocar 孔滑脱。Trocar 孔插入通道内，对于 GelPOINT® Path Port 来说，在将 Gel 帽与通道固定前，Trocar 孔应插入 Gel 帽中。器械的手柄应位于水平位，相互离开以减少器械间的碰撞。与腹腔镜检查相似，在整个手术过程中镜头和器械的位置是不断变化的，这取决于病灶的位置和分离地区域。用标准腹腔镜 CO_2 充气装置建立直肠充气，压力设定为 7 ~ 12mmHg，这个压力可以增加到 20mmHg 来实现足够的扩张。此时患者应处于全麻状态下，无任何自主呼吸阻止直肠的蠕动，通过瞬间吸烟将其排除以避免直肠充气的泄漏。

（二）标记

病灶应该用电凝设备进行环形标记来确定切缘的范围，目前并没有资料证明 5mm 和 1cm 切缘哪个更有优势（见图 27.6）。

（三）分离和切除

病灶的术前评估将会指示分离的平面，黏膜下、全层或是部分肠系膜切除。无论如何应避免直接用抓钳抓住肿瘤或息肉，以防止肿瘤破裂。应该抓住牵拉病灶周围正常黏膜，分离从病灶下缘开始，而后从相邻的地方继续操作。处理女性患者的前壁病灶时应该小心，避免阴道损伤。操作过程中应进行充分的止血以保证分离平面良好的视野，出现出血情况时，镜头的视野应该一直对准出血部位，用最小的吸力吸走出血。术者应保持对出血点的监视，钳夹制住出血点，适当地处理出血。

（四）标本的取出

对最佳的肿瘤预后来说，取出具有足够切缘的完整标本是非常重要的。对良性病灶来说，黏膜下切除就足够了，但对恶性病灶来说，相较于以往通过简单的全层切口进入直肠周围脂肪组织，Lezoche 等推荐使用锥形切除，可以获得含有直肠周围脂肪组织的标本（见图 27.7）。

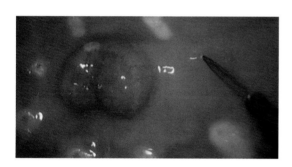

图 27.6　标记目标病灶

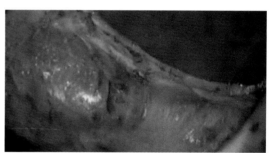

图 27.7　直肠全层包括直肠周围脂肪组织切除后的直肠缺口

（五）缝合关闭

如果可能的话，所有病例中产生的直肠壁缺口应进行一期缝合，在经过放疗部位的手术会导致切口愈合不良，术者应该考虑到这个因素，关注伤口可能延迟愈合。这可能是整个操作中最困难的一步，因此，有几个选择来完成缝合关闭，体内打结可以用标准的腹腔镜器械来完成，但是在狭窄的直肠腔内操作很有挑战性，或者可以使用 Endo Stitch ™设备（Covidien，Mansfield，MA）。缝线可以是常规缝线，V-lock ™缝线或带钩的 V-lock ™缝线（Covidien，Mansfield，MA），也可以通过 5mm 操作孔放入 Running Device RD180 ™（LSI Solutions，Victor，NY）缝合缺口。在这个方案中，体外打结和推结器可以作为第三种选择（见图 27.8 和图 27.9）。

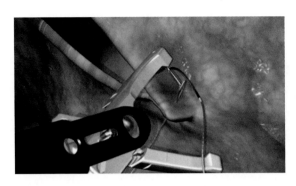

图 27.8　带有 V-Lock 缝线的 Endo Stitch 设备

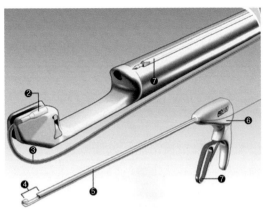

图 27.9　LSI 连续缝合设备和推结器：1. 针；2. 套圈；3. 缝线；4. 设备头端；5. 5mm 轴（可选择：10mm&SP）；6. 手柄；7. 激发杠杆

七、小结

　　因为直肠位置特殊，毗邻重要的结构，以及独有的不可复制或代替的功能，处理任何的直肠病变都会额外增加复杂性。随着技术不断地提高和适应证不断地扩大，TAMIS 平台将成为外科医生非常重要的工具。

八、参考文献

1. Corman ML. Classic articles in colonic and rectal surgery (Jacques Lisfranc 1790-1847. Observation on a cancerous condition of the rectum treated by excision). Dis Colon Rectum. 1983;26:694-5.

2. Arnaud A, Fretes IR, Joly A, et al. Posterior approach to the rectum for treatment of selected benign lesions. Int J Colorectal Dis.1991;6:100-2.

3. Miles EW. A method of performing abdominoperineal excision for carcinoma of the rectum and of the terminal portion of the pelvic column. Lancet. 1908;2:1812-3.

4. Buess G, et al. A system for a transanal endoscopic rectum operation. Chirurg. 1984;55(10):677-80.

5. Atallah S, Albert M, Larach S. Transanal minimally invasive surgery: a giant leap forward. Surg Endosc. 2010;24:2200-5.

6. Cataldo PA. Transanal endoscopic microsurgery. Surg Clin North Am. 2006;86:915-25.

7. Maslekar S, Pillinger SH, Sharma A, et al. Cost analysis of transanal endoscopic microsurgery for rectal tumours. Colorectal Dis. 2007;9:229-34.

8. Koebrugge B, Bosscha K, Ernst MF. Transanal endoscopic microsurgery for local excision of rectal lesions: is there a learning curve? Dig Surg. 2009;26:372-7.

9. Albert MR, Atallah SB, Debeche-Adams TC, Izfar S, Larach SW. Transanal Minimally Invasive Surgery (TAMIS) for local excision of benign neoplasms and early-stage rectal cancer: efficacy and outcomes in the first 50 patients. Dis Colon Rectum. 2013;56(3):301-7.

10. Atallah S, Albert M, Debeche-Adams T, Larach S. Transanal minimally invasive surgery (TAMIS): applications beyond local excision. Tech Coloproctol. 2012;17:239-43.

11. Atallah S, Albert M, DeBeche-Adams T, Nassif G, Polavarapu H, Larach S. Transanal minimally invasive surgery for total mesorectal excision (TAMIS-TME): a stepwise description of the surgical technique with video demonstration. Tech Coloproctol. 2013;17(3):321-5.

12. Atallah S, Martin-Perez B, Albert M, Debeche-Adams T, Nassif G, Hunter L, Larach S. Transanal minimally invasive surgery for total mesorectal excision (TAMIS-TME): results and experience with the first 20 patients undergoing curative-intent rectal cancer surgery at a single institution. Tech Coloproctol. 2013;18:473-80. [Epub ahead of print].

13. Atallah SB, Albert MR, deBeche-Adams TH, Larach SW. Robotic transanal minimally invasive surgery in a cadaveric model. Tech Coloproctol. 2011;15:461-4.

14. Atallah S, Parra-Davilla E, DeBeche-Adams T, Albert M, Larach S. Excision of a rectal neoplasm using robotic transanal surgery (RTS): a description of the technique. Tech Coloproctol. 2012; 16:389-92.

15. Bardakcioglu O. Robotic transanal access surgery. Surg Endosc. 2013;27(4):1407.

16. Atallah S, Nassif G, Polavarapu H, deBeche-Adams T, Ouyang J, Albert M, Larach S. Robotic-assisted transanal surgery for total mesorectal excision (RATS-TME): a description of a novel surgical approach with video demonstration. Tech Coloproctol. 2013;17(4): 441-7.

17. Hayashi M, Asakuma M, Komeda K, Miyamoto Y, Hirokawa F, Tanigawa N. Effectiveness of a surgical glove port for single port surgery. World J Surg. 2010;34:2487-9.

18. Hompes R, Ris F, Cunningham C, Mortensen NJ, Cahill RA. Transanal glove port is a safe and cost-effective alternative for transanal endoscopic microsurgery. Br J Surg. 2012;99(10): 1429-35.

19. Lezoche E, Guerrieri M, Paganini AM, et al. Long-term results in patients with T2-3 N0 distal rectal cancer undergoing radiotherapy before transanal endoscopic microsurgery. Br J Surg. 2005;92:1546-52.